黄仕沛

经方亦步亦趋录

黄仕沛　何莉娜　著

续

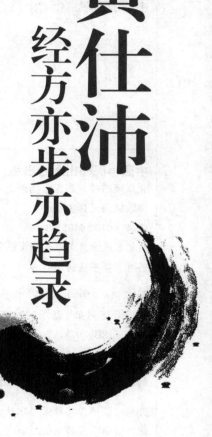

中国中医药出版社

·北京·

图书在版编目（CIP）数据

黄仕沛经方亦步亦趋录：续 / 黄仕沛，何莉娜著 . —北京：
中国中医药出版社，2017.5（2021.11重印）
ISBN 978 – 7 – 5132 – 4061 – 1

Ⅰ . ①黄… Ⅱ . ①黄… ②何… Ⅲ . ①经方—临床应用
Ⅳ . ① R289.2

中国版本图书馆 CIP 数据核字（2017）第 048454 号

中国中医药出版社出版

北京经济技术开发区科创十三街 31 号院二区 8 号楼
邮政编码 100176
传真 010 64405721
河北省武强县画业有限责任公司印刷
各地新华书店经销

开本 710×1000 1/16 印张 26.5 字数 326 千字
2017 年 5 月第 1 版 2021 年 11 月第 3 次印刷
书号 ISBN 978 – 7 – 5132 – 4061 – 1

定价 89.00 元
网址 www.cptcm.com

服务热线 010 64405510
购书热线 010 64065415 010 64065413
微信服务号 zgzyycbs

书店网址 csln.net/qksd/
官方微博 http：//e.weibo.com/cptcm

淘宝天猫网址 http：//zgzyycbs.tmall.com

《黄仕沛经方亦步亦趋录（续）》简介

《黄仕沛经方亦步亦趋录（续）》作为 2011 年出版的《黄仕沛经方亦步亦趋录》的续集，基本沿用了原书的风格。所谓"亦步亦趋"，一则为忠实仲景原意，践行"方证对应"的意思；一则为师徒合作，师亦步、徒亦步的意思。

此书以介绍黄仕沛老师的 54 则经方验案为主，并载录了黄师的经方医话，以及外出查房的记录。宋后医书，唯案可读，通过临床的事实，诠释"方证对应"之理，不尚空谈，是此书最大的特点。此续集有别于前一部的地方在于，在师父的讲解之后，作为徒弟的我发表了自己的学习感悟，形成一种良性的反馈，诚为中医师承方式的有益探索。

黄仕沛，1945 年出生，广东南海县人，祖辈五世业医，其父黄继祖为广州市名老中医，精于温病。20 世纪 60 年代就读于广州市中医学徒班，并随父侍诊学医。1965 年获得中医医师资格。1983 年起连任广州市越秀区中医医院副院长、院长。2000 年被广州市政府命名为"广州市名中医"。2004 年调任至广州市越秀区政协，任专职副主席。20 世纪 90 年代起"觉今是而昨非"，转而专攻仲景之学。临床上独尊经方，推崇"方证对应"，以大剂著称。近年来先后在国内外多个经方论坛授课，深受学员的欢迎。

黄仕沛简介

经方亦步亦趋
进入
仲圣之门

祝

黄仕沛经方亦步亦趋
而临百岁更邵毅泉

邵蔼嵘

经方立圭臬

验案度金针

仕沛教授新著问世谨庆

丙申仲冬 孙光荣 题贺於京

冯世纶　序

5 年前曾拜读何莉娜《黄仕沛经方亦步亦趋录》并请作序，今又推出续集赠余，先睹为快，感慨良多。

何莉娜医师孜孜不倦师承工作精神可嘉，老师的临床经验、认证经验、医论经验、用药经验……悉加记录整理，并进一步效仿，体悟经方，所谓亦步亦趋，叙说着两代人对经方事业的效力，对中医学术的追求，对中医事业做出的贡献。

本书有一突出特点，即重点论述了"方证对应"，出版家刘观涛看完本著，给予高度评价，大呼："若想领略'方证对应'经方临床家的风采和神韵，请读者诸君凝神细读著名经方临床家黄仕沛先生的这本《黄仕沛经方亦步亦趋录（续）》！"

亦步亦趋亦影示了经方发展史，即经方起源于上古神农时代，始用单方治病，那时用八纲辨证和辨药，治病有效，但上古时代没有文字，只能口传心授，其经验亦步亦趋代代相传，直至殷商以后有了文字，才集单方经验成书，其代表著作即《神农本草经》。后来发展为复方治病，积累了复方方证治病的经验，其代表著作即《汤液经法》《伤寒论》，这些经方著作，皆是以积累历代医家亦步亦趋通过历史循证产生的经验而成，这些经验是历代经方家以方证对应治愈疾病的经验，并且由于这些经验的积累，产生了六经辨证科学理论体系，即形成了经方医学体系。这里亦说明，《伤寒论》是经方代表著作，并非先有理论后有方证而成书，更绝非根据《黄帝内经》撰写而成书。经方医学和《伤寒论》是临床医学，是一代一代人亦步亦趋地用方证治病，最后经总结而形成的治病理论体系。经方是我们祖辈亦步亦趋总结创建的医学体系，今后仍须我们亦步亦趋地继承和弘扬。

冯世纶

2016 年 11 月 21 日

黄 煌 序

　　时隔 6 年，黄仕沛先生的《黄仕沛经方亦步亦趋录》又出版续集了！风格依然如故——质朴无华的文字，具有现场感的案例，承接经典与临床的思考以及鲜活独到的经验。让我读后不忍掩卷。

　　我和黄仕沛先生的经历相仿，都是中医学徒出身，都坚持多年的临床，都先学温病后入经方，都有过"今是而昨非"的感觉，现在都主张"仲景书必跳出旁门方可读"。所以，读黄仕沛先生的书，听他的讲座，看他的帖子，我都会会心地赞赏，有一种寻到知音的满足感。

　　中医难学，难就难在不规范。但是，中医学流传数千年，不可能没有规范。规范在哪里？在经典。开方，不读《伤寒论》《金匮要略》不行。读《伤寒论》《金匮要略》，不专注经方不行。经方是一个独特的医学体系，系统性规律性特别强，必须严格执行，方能取效。这就是黄仕沛先生反复强调"仲景步亦步，仲景趋亦趋"的原因。这句话，只有临床久了，才能体悟其中深刻的含义。

　　如何理解经典原文？如何正确应用经方？我们可以从黄仕沛先生的治学体会和临床经验中寻得答案。他对《伤寒论》原文的认识，他对方证相应学说的理解，他对《温病条辨》学术价值的分析和批评，有理有据，思想深刻，促人深思。他应用续命汤、甘草泻心汤、炙甘草汤、乌梅丸、风引汤、防己地黄汤等经方，思路独到，指证明确，经验实用，没有虚言。他的医案，从方证识别到治疗经过及体会，从处方用药剂量到煎服法，都交代得清清楚楚，毫无保留。当今中医界，如此的著作不多，如此的名中医也不多。

　　此书是黄仕沛先生与爱徒何莉娜医师合作写就，有案有论，观点鲜明，犹如当年曹颖甫先生与姜佐景先生合作编著的《经方实验录》。当年曹颖甫先生在江南振臂高呼"仲师之法，今古咸宜"，今朝黄仕沛先生在岭南精究经方，用临床实绩告诉世人"仲景之道，至平至易；仲景之门，人人可入"。《经方实验录》唤醒了一代又一代的中医人，《黄仕沛经方亦步亦趋录》（续）则用临床实绩给中医人以自信，给后学者以学习经方的途径与方法。我坚信，《黄仕沛经方亦步亦趋录》（续）的出版发行，一定能为这几年中国大地上的经方热再加一把火，为经方医学的传承助一把力！

黄 煌

2016 年 11 月 20 日于南京仙林

李赛美 序

黄仕沛老是当今经方界的翘楚，与我亦师亦友。记得5年前《黄仕沛经方亦步亦趋录》成书后，经方同仁、经方铁杆乃至无数中医爱好者争相购买，在经方界掀起了不小的轰动。其生动而神奇的医案、大刀阔斧的用量、衷于仲景的理念令人叫绝，爱不释手！

几日前闻黄老此作再出续集，邀余写序，欣然允诺。拜读书稿，54个病案，个个精彩，用方简练、霸道，绝大多数医案不离仲景理法，读之如饮醇酒，如见故人！其医话、随想更是跳出伤寒学者以经解经之框架，从临床实战出发，单刀直入，毫无赘言，实为黄老又一力作！

晚清医家曹颖甫在其《经方实验录》中将仲景之方分为三类，第一类为和平之方，如桂枝汤、小柴胡汤、理中汤、当归芍药散等；第二类为次峻方，如麻黄汤、大承气汤、桃核承气汤、麻杏石甘汤等；第三类方为峻方，如大陷胸汤、十枣汤、三物白散、乌头汤、抵当汤等。并言医家多用第一类、第二类方，而少用第三类方。且未闻有能用第三类方，而不能用第一类、第二类方者。而是书中，黄老以大陷胸丸合葶苈大枣泻肺汤治疗5个月大男婴喘息案，尤显其技艺高超，霹雳手段。

书中方药用量之大亦为黄老一大特色，泽泻120克，石膏150克，麦冬120克，北芪120克……更是随处可见，确为亦步亦趋仲景之法。仲景泽泻入汤剂用量最大见于泽泻汤，用量五两，相当于现今75克，而黄老起手120克，甚于仲景，然疗效之卓然，令人信服！

自古以降，经方家众多，然临证方药多有加减。是书秉承《黄仕沛经方亦步亦趋录》风格，尊仲景之意，多用经方之原方或合方，极少加减，实为研究仲景学说之良书！

何医莉娜，乃黄老亲传弟子，资质聪颖，尽得师传。尤为可贵者乃为，于黄师案后，均有自己甚深体悟，正合黄老"亦步亦趋"之意，是书的完成体现了弟子对师父的传承与发挥，是师徒"并肩作战"的结晶！斯情斯景，竟了然在目，堪为杏林之佳话！后生可畏！黄老之学后继有人，仲景之学后继有人，吾甚欣慰！

谨以为序。

李赛美

2016年11月16日于羊城

自 序

《黄仕沛经方亦步亦趋录》出版至今已经 6 年，当年的青涩与激扬早已随时光流逝而渐行渐远。犹记得当年的耳提面命，"仲景书必跳出旁门方可读，犹乎段师琵琶，须不近乐器十年乃可授"。首先，要学好"方证对应"，便不能被固有思维所囿；其次，虽说"仲景之道，至平至易，仲景之门，人人可入"，但要学好"方证对应"，不可能一蹴而就。正因为"方证对应"是辨证的"尖端"，所以要学好更需耐得住寂寞，下得起功夫，这就像国医大师邓铁涛所说："一个中医没有十年的'默默无闻'是成不了气候的。"

作为一个从正规院校走出来的中医，也作为师承学习的受益者，感慨良多。要做到"仲景步亦步，仲景趋亦趋"，诚如经方大师刘渡舟所说，要分两步走："第一步叫继承，首先要记住张仲景的原话，做到脱口而出，背诵如流。第二步叫灵活应用。"要做到"灵活应用"，则需要在临床反复磨炼，没有捷径。

师徒结缘近十载，在我毕业之后，能遇到这样一位"明师"，每当我迷茫无助的时候，总有人拉我一把，实属幸运。经过 6 年的沉淀和思考，重新整理黄师医案数十则，记录下求索路上的点点感悟，依旧是师徒合作，亦步亦趋。

何莉娜

2016 年 11 月 10 日于羊城

目 录

第四部分　"亦步亦趋"随想

第一部分

黄仕沛经方医话

一、"伤寒论"不能读作"寒伤论"

岭南伤寒"四大金刚"之首陈伯坛认为读《伤寒论》，不能将"伤寒"二字倒读作"寒伤"。"中风""伤寒"，并不像我们想象的那样界限分明。对麻黄汤、桂枝汤、大青龙汤等方剂的使用，其实无须拘于后世划定的"三纲鼎立"的条条框框。伤寒方并不是只能用作风寒的方，伤寒方证覆盖了大部分发热的情况，这是不能将"伤寒"二字倒读作"寒伤"的又一层意思。温病并非独立于伤寒之外，吴鞠通也认为温病只是"羽翼伤寒"而已。

很多医家畏于"夏月无伤寒""南方无伤寒"，或是只要见到传染病，便认为是温病，认为不能用伤寒方；或是畏麻桂如鸩鸩，不敢用伤寒方；或是未认真读仲景书，而不会用伤寒方，可悲可叹！

细观黄师以下十案，各有特点，但求"观其脉证，知犯何逆"便可见桴鼓之效。发热恶寒，全身骨节疼痛，可选用麻桂类方；低热、汗出、恶风选桂枝汤；高热、无汗可选麻黄汤、葛根汤；不汗出而烦躁可予大青龙汤；往来寒热，伴呕吐、口苦咽干、口腔溃疡，或是体虚、瘥后发热，便应选小柴胡汤；阳浮于外的真寒假热，则应选用麻黄附子细辛汤；至于越婢汤、柴胡桂枝干姜汤、桃核承气汤、茵陈汤、竹叶石膏汤、黄连阿胶汤在发热治疗中亦均有其可应用的空间。

（一）外感必见"恶寒"，治法不离一个"汗"字
——恶寒高热骨节痛案

丁某，乃友人之子，在外地工作。丁某每有咳嗽、发热、腹泻等小恙，便会来电索方，辄愈。

2013年1月11日下午3点，丁某又来短信云，因昨晚洗澡时水温太低，今早开始发热恶寒，体温38℃，即自服"幸福伤风素"，至刻下已服2次，发热仍未退。发短信前测的体温为38.6℃。自诉无咳嗽、流涕、咽痛等不适，唯全身肌肉酸痛，腰骶部疼痛为甚，口稍干。即处以大青龙汤原方，处方如下：

| 麻 黄 20克（先煎） | 桂 枝 20克 | 北 杏 15克 | 甘 草 20克 |
| 石 膏 60克（包煎） | 大 枣 12克 | 生 姜 15克 | |

嘱先服1剂，热饮，饮后盖被取汗，3小时后复渣再煎，再服1次。

当晚21点51分，丁某来短信云："因下午家里无人为其配药，故10分钟前才服药。服药后，现正盖被休息，但未见汗出，体温仍是38.7℃，可否再服幸福伤风素？"答曰："无须再加药，如汗不出，2小时后服第2次药。"

22点56分再来短信："已服药，半小时前已汗出，现在体温仍是38.6℃。"答曰："可服第2次药，服药后随之饮一杯热开水或食一碗热粥，保证继续出汗。"

次晨9点55分，来短信云："昨晚服完第二次药后，继续汗出，今早醒来，发热已退，精神好多了，想吃东西。"

沛按： 该患者常因发热来电索方，吾或以葛根汤或以小柴胡汤，均一药而愈。不外"观其脉证，知犯何逆，随证治之"。此次用大青龙汤亦如是，本毋庸多费笔墨。然世人视辛温解表如虎狼，视大青龙汤更如鸩鸠，由是录之以揭蔽振聋也。

"有一分恶寒，便有一分表证""其在皮毛者汗而发之""体若燔炭，汗出而散"，此千古不易之理。观麻黄汤、大青龙汤、葛根汤、小柴胡汤、桂枝汤诸方，其证均不离"恶寒"两字，治法均不出一个"汗"字。各方自有其适应之证，随证选用，自可一药而愈。当然"汗法"能否取效，关键还在于掌握"汗"之程度。

《伤寒论》第38条曰："太阳中风，脉浮紧，发热恶寒，身疼痛，不汗出而烦躁者，大青龙汤主之。若脉微弱，汗出恶风者，不可服之，服之则厥逆，筋惕肉瞤，此为逆也。"第39条曰："伤寒脉浮缓，身不疼，但重，乍有轻时，无少阴证者，大青龙汤发之。"

条文提及"汗出恶风"及"少阴证者"主要为了鉴别。"汗出恶风"自是桂枝汤证，"少阴证者"自有麻黄附子细辛汤。发热无汗是麻黄汤类方的方证，若"不汗出而烦躁者"便可用大青龙汤，原不拘于"脉浮紧""脉浮缓"也。

大青龙汤是麻黄汤之重剂，用六两麻黄，重麻黄汤之一倍，一服量折合约今31克有余，此例仅用20克并不为过。

其实麻黄汤、桂枝汤之取汗，仍然有赖啜热粥温覆之助，所以仲景将息法中有桂枝汤啜粥温覆，麻黄汤温覆不啜粥。大青龙汤是麻黄用量最大的，可见是诸方中发汗力最强的，所以大青龙汤方后云："一服汗者，停后服。"而大青龙汤、越婢汤的煎服法也是不啜粥、不温覆。临床中其实未必尽然，须视病情而定，总要以病退为度。所以本例患者仍仿桂枝汤将息法，温覆取汗。患者温覆半小时方见汗出，故又嘱其"后服小促其间"并饮热开水，务求汗出而解，除寇务尽，不拘于方后云者也。

后世吴鞠通之桑菊饮、银翘散往往不能"一剂知，两剂已"者，盖其"汗"之不力故也。其实，所谓"温病忌汗"有待商榷，吴氏制桑菊饮只称之为"辛凉轻剂"，银翘散亦只称之为"辛凉平剂"。吴氏于银翘散条下已自注："今人亦间有用辛凉法者，多不见效，盖病重药轻之故。"奈何世人视若无睹，以二方通治"感冒"，故其效平平。至有岭南伤寒"四大金刚"之一易巨荪，发出"银翘散陋方也"之慨。

先师广州市名老中医陈群益仿世医刘之永"芦紫汤"，创"黄芩紫草汤"，吾承之制"加减黄芩紫草汤"。方中青蒿、香薷并用，治流感高热，热象明显者，亦一药而热退，屡应屡验，仍然是在"汗"字上下功夫。

莉娜按："汗法"是中医治疗疾病的"八法"之首。《素问·生气通天论》云："体若燔炭，汗出而散。"王冰注曰："此重明可汗之理也。为体若燔炭之炎热者，何以救之？必以汗出，乃热气施散。"所以说，外感的治法不离一个"汗"字。"汗法"能否取效，关键在于"汗"的程度。必须掌握好汗出透彻，祛邪务尽，而又汗而毋伤正的度。

曹颖甫在《经方实验录》中曾说："世人相传麻黄多用亡阳，而悬为厉禁，然则病太阳伤寒者，将何自而愈乎？"如果大家都怕汗出亡阳，而不敢用麻黄发汗，表证如何得愈？少阴病，阳虚兼有表证，仲景仍用麻黄。第301条："少阴病，始得之，反发热，脉沉者，麻黄附子细辛汤主之。"第302条："少阴病，得之二三日，麻黄附子甘草汤微发汗。以二三日无里证，故微发汗也。"此两方，就是很多医家所说的"太少两感"。这两个方证，有阳气不足是肯定的，但仲景依然要"微发汗"，并不惧汗出亡阳。如果怕汗出伤津，其实可以一边喝水，或者喝口服补液盐，甚至一边补液，维持有效血容量，一边用发汗药。

经方大师刘渡舟的《伤寒论十四讲》在论述大青龙汤时，讲了这样一个故事，足见大青龙汤并不像我们想象的那么可怕："有一位姓邱的医生，在我院旁听《伤寒论》课，当讲到大青龙汤证时，他介绍了用本方的验案一例：他家乡一壮年社员，在抗旱打井时，于遍身汗出如洗的情况下缝绳下井。井底寒气逼人，顿时汗消，随之即病。证见发热、恶寒，一身疼痛，烦躁难耐等。邱认为属大青龙汤证，但考虑时值暑夏，又不敢贸然进药。后在其他医生的鼓励与协助下，他给病人开了一张大青龙汤方。仅服1煎，病人即遍身汗出，热退身凉而神安。"这个故事证明，暑夏，汗出后，仍有使用大青龙汤之机。

莉娜又按：谈及恶寒，一般认为"恶风"和"恶寒"是类似症，两者区别在于"恶风"症状较轻，"恶寒"症状较重。从第12条："啬啬恶寒""渐渐恶风"看，似乎也是如此的。"啬啬恶寒"是冷得发抖，"渐渐恶风"是轻微怕冷。

《伤寒论》第2条："太阳病，发热，汗出，恶风，脉缓者，名为中风。"第3条："太阳病，或已发热，或未发热，必恶寒，体痛，呕逆，脉阴阳俱紧者，名为伤寒。"所以很多医家认为"恶风"是"太阳中风"的表现，"恶寒"是"太阳伤寒"的表现。

第31条"太阳病，项背强几几，无汗恶风，葛根汤主之"，葛根汤用麻黄三两，与麻黄汤相仿，以方测证，葛根汤证应该表证很明显，而且是无汗出，是否当属"太阳伤寒"？是否应该表现为"恶寒"，而不是"恶风"？第35条麻黄汤证却也是"恶风，无汗而喘"。麻黄汤证绝对是"太阳伤寒"的代表证，而第35条描述的又是麻黄汤的主症无疑，为什么也是"恶风"？所以，我便猜想，其实仲景用"恶风""恶寒"这两个词，有时候并没有作严格区分的。

恶寒与畏寒都是病人自觉怕冷，如何区别？恶寒的特点是，患者得衣被、近火取暖，其寒不解，多与发热并见或交替出现。畏寒的特点与恶寒相反，患者得衣被、近火取暖，其寒可缓解或消失，不与发热并见，亦非寒热往来。一般恶寒为表证，畏寒则是阳虚。

第20条："太阳病，发汗，遂漏不止，其人恶风，小便难，四肢微急，难以屈伸者，桂枝加附子汤主之。"此证明显是阳虚的，仲景却用"恶风"一词来描述。第22条："若微恶寒者，桂枝去芍药加附子汤主之。"这条也是阳虚，仲景用的是"微恶寒"。第155条："心下痞，而复恶寒汗出者，附子泻心汤主之。"第304条："少阴病，得之一二日，口中和，其背恶寒者，当灸之，附子汤主之。"第317条，通脉四逆汤证则是"身反不恶寒"，都是用"恶寒"表述。可见仲景时还没有"畏寒"一词，所以时而用"恶风"，时而用"恶寒"代替。如此说来，这可能也是"恶寒""恶风"两个词，于《伤寒论》来说，没有完全区分开来的佐证吧。

同理，我们是不是非要纠结于"太阳中风""太阳伤寒"？其实前面几条，"中风"和"伤寒"已经有混用的情况。

再看看五苓散证，第73条"伤寒，汗出而渴"，第74条"中风发热，六七日不解而烦"。五苓散既可治"中风"，又可治"伤寒"？那是否第73条汗出的是"中风"，第74条无汗的是"伤寒"？五苓散证主要还是水液代谢障碍，其表证并不会太明显。当然服用五苓散后，也可能会有汗出，那是因为水液代谢重新输布的同时，可能通过出汗的方式把多余的水液排出体外。也可能是如唐容川所说"五苓散重桂枝以发汗，发汗即所以利水也"，故第74条后会注有"汗出愈"之说，但并不代表五苓散证兼有表证。

所以我进一步大胆地推断，其实我们也不必拘泥于"太阳伤寒"还是"太阳中风"，只要"有是证，用是方"便可。

讲到这里，我不禁又想起"三纲鼎立"的问题。此说影响也是相当深远的。成无己、许叔微、方有执皆是支持者，当然也有强烈反对的，如柯琴和曹颖甫。

如果像刚才所说，我们不必纠结于"恶风""恶寒"，也不必纠结于"中风""伤寒"，那么纠结于"三纲鼎立"就更没有必要了。

试看柯琴《伤寒来苏集》的自序："独怪大青龙汤，仲景为伤寒中风无汗兼烦躁者而设，即加味麻黄汤耳。而谓其伤寒见风，又谓之伤风见寒，因以麻黄主寒伤营，治营病而卫不病；桂枝汤主风伤卫，治卫病而营不病，大青龙汤风寒两伤营卫，治营卫俱病。三方割据瓜分。太阳之主寒多风少、风多寒少，种种蛇足，羽翼青龙，曲成三纲鼎立之说，巧舌如簧，洋洋盈耳，此郑声所为乱雅乐也。夫仲景之道，至平至易，仲景之门，人人可入，而使之茅塞如此，令学人如夜行歧路，莫之所归，不深可悯耶？"

"既云麻黄汤治寒，桂枝汤治风，而中风见寒，伤寒见风者，曷不用桂枝麻黄各半汤，而更用大青龙汤主治耶？"确实，如果是伤寒见风，伤风见寒，为何不用桂麻各半汤，而用大青龙汤？

从药物组成看，大青龙汤是麻黄汤倍麻黄加石膏，与麻黄汤一脉相承，因为麻黄加量，所以发汗力更强，大青龙汤证与麻黄汤证最主要的区别是"烦躁"，说明正邪交争更厉害。而且大青龙汤取名青龙，说明"行水"力更强。

（二）经验教训：汗出透彻，方能邪从汗解
——皮疹高热身肿痛案

本院财务胡女士，2013年2月6日晚（春节前夕）臀部出现成片红疹，次晨回院诊治，医生予口服抗过敏药，并静脉注射葡萄糖酸钙，但疹点越来越多，遍及两侧大腿，后予静脉滴注地塞米松，连续用药3天，皮疹续出不减。2月9日（除夕），加服中药清热解毒、通下之剂2天，大便泻下1次，然症状不减。

遂于2月11日（年初二）下午来诊，见其躯干及四肢皮肤密布细碎红疹，疹色红活，面部微肿，双手指微胀，屈伸不易，恶风无汗，舌苔薄白。处以麻桂各半汤加石膏，处方如下：

| 麻 黄 15克（先煎） | 桂 枝 12克 | 北 杏 15克 | 赤 芍 30克 |
| 石 膏 60克（包煎） | 大 枣 12克 | 甘 草 15克 | 生 姜 10克 |

复渣再煎，日服2次，服后啜热稀粥，温覆取汗。

2月12日（年初三）清晨，胡某来电云昨晚开始发热，体温39.5℃，今晨发热仍未退，恶寒明显，全身骨节疼痛，面目浮肿。诉昨日煎药忘了放生姜，服药后来温覆取汗。嘱加麻黄、桂枝各5克，生姜1块。并再三叮嘱，务必温覆取汗。

晚上 8 点又来电云，已按法服药 2 次，每次服药后通身微汗出，发热渐退，皮疹仅剩下肢少许，无瘙痒。唯全身关节痛楚难耐，屈伸不利，下床要人搀扶，面目浮肿更明显，咽喉干，口渴，小便不利。恐是肾病，故又来电咨询。因节日检验不便，只好嘱其将药渣第 3 次再煎，如前法再服 1 次，明天视情况再作打算。

2 月 13 日（年初四），清晨致电患者，获悉其昨晚已无发热，咽仍干，欲饮水，面部浮肿减少，双手臂红疹又似有些许，仍全身关节疼痛。处以越婢加术汤，处方如下：

麻 黄 24克（先煎）	生 姜 15克	大 枣 15克	甘 草 15克
石 膏 90克（包煎）	白 术 30克		

嘱煎服如前法。

晚上 8 点致电知悉，中午 12 点、下午 3 点服药各 1 次。汗出颇畅，小便如常，现已关节疼痛全无，面部浮肿全消，已经下床行走如初矣。唯手指仍微胀，口干渴。嘱多饮水，调以稀粥。

沛按： 桂麻各半汤仲景原文曰："面色反有热色者，未欲解也，以其不能得小汗出，身必痒。"我临床常加入石膏，芍药用赤芍，以治风疹有表证者，疗效满意。

前案已经讲过，麻黄、桂枝之取汗，仍然有赖啜热粥温覆之助。此例病家开始用麻黄 15 克，且煎药时忘了放生姜，服药又未按医嘱温覆取汗，至汗出不彻，"阳气怫郁在表"，故由恶风无汗发展为发热，更增骨节疼痛，面目浮肿，疹色更赤。当时本应更方，但适逢节日，配药不易，只好原方增麻黄、桂枝之量，叮嘱加姜并温覆。麻黄用量加至 20 克，并啜热稀粥、温覆后，病从汗而解，体温降至正常。可见，桂麻各半汤原为麻黄汤、桂枝汤之半，原文中有求其"得小汗出"之说，亦未必尽然，临床中还是当以病退为度。

次日再用越婢加术汤，越婢汤为治水气之剂："风水恶风，一身悉肿，脉浮不渴，续自汗出，无大热，越婢汤主之。"实即首诊方去桂、杏、芍，重用麻黄。原方用麻黄六两，是大青龙汤之量，不用桂枝是恐桂枝之热。由此，从越婢汤的组方，我们还可以看出麻黄之发汗与否，并非取决于是否与桂枝之合用。

莉娜按：谈及越婢汤，可以先看经方大家胡希恕的一则医案："佟某，男，63 岁，初诊 1965 年 7 月 6 日。因慢性肾炎住某医院，治疗 3 个月效果不佳，尿蛋白波动在（＋）～（＋＋＋），无奈要求服中药治疗。近症：四肢及颜面皆肿，皮肤灰黑，腹大脐平，纳差，小便量少，汗出不恶寒，舌苔白腻，脉沉细。此属水饮内停，外邪郁表，郁久化热，予越婢汤方：麻黄 12 克，生姜 10 克，大枣 4 枚，炙甘草 6 克，生石膏 45 克。结果：上药服 1 剂，小便即增多，喜进饮食，继服 20 余剂，浮肿、腹水消，尿蛋白（－），病愈出院。"

胡老此案，以"浮肿""汗出"为主要表现，"腰以上肿，当发汗乃愈"，此证虽不"恶寒"，表证不明显，但发汗力度仍需很强，因其有汗出，且疾病日久化热，故选用越婢汤，石膏用至 45 克。

越婢汤的条文中仲景早已明确指出是有"自汗出"的，但仍然用麻黄六两，为各方中用量最大，与大青龙汤相仿。此方用于消肿，发汗力应该还是很强的。

说到这里，很自然引出了几个问题：

第一，有汗出，仍可用麻黄，除了越婢汤，还有一首含麻黄的方也是有汗出的，那就是麻杏石甘汤。

第二，麻黄和桂枝合用，麻黄和石膏合用的问题。

我们可以试比较以下几个方剂：

麻黄汤	麻黄三两 桂枝二两
葛根汤	麻黄三两 桂枝二两
小青龙汤	麻黄三两 桂枝三两
桂枝汤	桂枝三两
大青龙汤	麻黄六两 桂枝二两 石膏如鸡子大
麻杏石甘汤	麻黄四两 石膏半斤
越婢汤	麻黄六两 石膏半斤

首先，如前面黄师所说，"麻黄之发汗与否，并非取决于是否与桂枝之合用"，仲景麻桂合用，是因为桂枝能监制麻黄心悸的副反应，如第64条所说："发汗过多，其人叉手自冒心，心下悸，欲得按者，桂枝甘草汤主之。""发汗过多"指的就是使用麻黄汤后，所以第64条应该就是仲景自己对麻黄汤用桂枝的解释。

其次，如果说麻黄与石膏合用，是因为石膏可以监制麻黄发汗的作用，我觉得并不是这样的。如果说，石膏可以制约麻黄发汗的作用，而保留麻黄平喘的作用，小青龙汤为何不用石膏？

越婢汤、麻杏石甘汤用麻黄的量都是相当大的，比麻黄汤还大，如果不需要这么大的发汗作用，麻黄大可以少用一点，而不必多加石膏。虽说这两个方证都是"无大热"，但是所谓"大热"指的是有热象而不明显，并不是讲体温的高低。如果热象明显而无表证，则要用白虎汤了（石膏用一斤）。越婢汤证有表证是必然的，麻杏石甘汤证其实也是应该有表证的，所以要用麻黄发汗，用石膏只是因为有热象，这也是这两方不用桂枝的原因。

但是，从组方看，有汗出的时候，石膏的用量会更大，麻杏石甘汤和越婢汤就用石膏半斤，比大青龙汤的石膏如鸡子大用量要大。《金匮要略·肺痿肺痈咳嗽上气病脉证治》又有"肺胀，咳而上气，烦躁而喘，脉浮者，心下有水，小青龙加石膏汤主之"。小青龙加石膏汤为小青龙汤加石膏二两，加石膏是因为"烦躁"。由此可见，烦躁、汗出，是仲景用石膏的定律。当然，石膏证的"烦躁"，和大青龙汤"不汗出"、邪气闭郁的"烦躁"是不一样的，是指烦热，口干舌燥的表现。越婢汤和麻杏石甘汤的"汗出"与桂枝汤的"汗出"也是不同的。方证对应所谓"但见一证便是"，并不是机械的，"烦躁"和"烦躁"，"汗出"和"汗出"其实并不一样。

莉娜又按：此案与上一案，还有一个问题是值得讨论的，那就是药物的煎服法。对于1剂中药，辨证处方固然重要，针对每一味药材特点的精心处理以及煎煮，也是至关重要的。

发汗解表药物的服法，是仲景所有方剂中最为讲究的。细看《伤寒论》，不难发现仲景在其他方剂的煎煮方面，描述也是很细致的，对于东汉那个古远的年代确实难能可贵。

首先，在仲景的煎煮法中，往往会把用水量说清楚，用水量是根据药物的体积和所需煎煮的时间决定的。如小柴胡汤，柴胡半斤，体积大，所以是用水一斗二升；大承气汤四味药，其中大黄和芒硝是后下的，但因为用厚朴半斤，所以用水也要用到一斗；相比之下，小承气汤厚朴只有二两，所以只用四升的水；通脉四逆汤、白通汤、白通加猪胆汁汤、四逆加人参汤、通脉四逆加猪胆汁汤都是用水三升的，这几个方剂都是用作急救回阳，要急煎急服，所以用水量就比较少。

仲景还会反复提到要去滓，去滓后的药液才易于入口，不致因细小的药物残渣影响口感，或造成对口咽黏膜的刺激，可见他对煎煮的每个步骤都是很仔细的。

其次，仲景在对单味药材的处理中，也是相当有针对性的，最特别的莫过于柴胡、地黄，这个后面会讲到。而对于其他药，仲景也是精心处理的，如麻黄是去节，先煮一二沸，后去上沫，为的是减少麻黄碱的副反应；生姜是切片；附子是去皮，破八片；大枣、栀子是擘，为的是把药材弄碎后煮的时候有效成分更好释出；水蛭、虻虫、牡蛎、葶苈子、杏仁、巴豆、芫花是熬，熬是用水久煎的意思，这些药物都比较坚硬，需要久煮软化；大黄是去皮，清酒洗，和芒硝一样，都是等其他药物先煮去滓后，再纳入煮沸，因为这两味药都不能久煎。

仲景用石膏是生用，但是要打碎、绵裹，打碎为了和水充分接触，为什么要绵裹？其实就和我们煮咖啡要用滤纸一个道理，为了减少药液里面的沉淀，可见仲景还是很细致的。除了石膏，像辛夷花这样有毛的，葶苈子之类颗粒细小的，也可以选择包煎。又如吴茱萸汤用吴茱萸一升，折合现代 200mL，约 70 克，吴茱萸是一味苦而且燥的药，因为用大量吴茱萸，所以仲景用 12 枚大枣消除苦味，而且吴茱萸是要洗，这里的洗可以理解成我们现在的"飞水"，也就是用热水先烫一下，去掉腥臊的味道。

仲景用石膏是生用的，不似后世医家恐石膏寒凉，非煅不可。第一，如《神农本草经》所说石膏的药性是微寒，非大寒。第二，如张锡纯所说："石膏经煅与石灰相近，益见煅石膏之不可内服也。"煅石膏其实已经药性全无了。

仲景用药往往不会过度炮制，如地黄、龙骨、牡蛎、石膏等，他都是生用的，半夏也只是洗后就用，甘草所谓炙，只是蒸一下而已。要说仲景用药都不炮制，附子他却又往往用炮附子，只有急救回阳才用生附子，可见如何炮制和药性有着莫大关系，仲景是深谙此道的。

再次，仲景组方往往不离甘草、大枣，用甘草的超过 70 方，用大枣的超过 40 方，大枣与甘草同用《伤寒论》是 35 方，《金匮要略》是 36 方。其用意主要在于调节其他药物的辛燥之性，使药液容易下咽。续命汤在大队辛温之品中加用石膏，也是为了防止药物过于温热，温经汤中的麦冬也是此意。桂枝芍药知母汤治"诸肢节疼痛，身体尪羸，脚肿如脱，头眩短气，温温欲吐"，此方一派温药，故组方原意可能就是借寒润以制温燥。《伤寒论》是源于伊尹的《汤液经》，伊尹本是厨师，厨师重调味，所以注意到这些细节，以大枣、甘草调药，不足为怪。

还有，对于作用于咽喉的药物，仲景还提出含咽，如苦酒汤、半夏散都是含咽的。因为药物通过咽喉的过程，会对咽喉有所刺激而取效。所以我治疗咽喉炎，一般建议病人一口一口慢慢喝，保证药液与咽喉部黏膜充分接触。

又如大黄黄连泻心汤，黄连只用一两，大黄用二两，大黄是不能久煎的，否则具泻下作用的成分就会被破坏。为了减少煎煮对药物的破坏，保持良好的清热效果，仲景此方是以麻沸汤二升渍之须臾（时间很短，可能10分钟左右），绞去滓，分温再服（分 2 次温服）。

这就类似于"泡茶"的一种煎煮法。对于一些不耐久煎的药，如一些利咽药，薄荷、山豆根、甘草之类，也可以用这种"泡茶"的办法。但是这样泡的话，药量要小，药味最多两三味。否则药一多，就很难用水泡出来了。

用大黄、芒硝、番泻叶之类的药，我一般会等其他药煎好，再加入其中，放在微波炉加热 2～3 分钟以后服用，因为加热的时间能够准确控制，所以泻下作用更好。

（三）恶寒发热皆当用麻桂乎
——恶寒发热口糜案

罗女士，25 岁，省医院 ICU 麦医生之夫人。

2013 年 2 月 19 日来诊。当日广州天气暖和，气温 22℃左右，但见其穿着羽绒大衣，仍自诉恶寒，缘发热已经 4 天。并胸闷、口渴，伴舌面溃疡，饮水食粥也觉疼痛，无头痛及骨节疼痛。曾服西药未效，故欲中西并进。察其舌面，见舌尖糜烂成片，唇红，脉弦数。遂处以小柴胡汤加石膏合甘草泻心汤，处方如下：

柴 胡 45克	黄 芩 20克	党 参 15克	法半夏 24克
干 姜 6克	大 枣 12克	甘 草 30克	石 膏 60克（包煎）
黄 连 6克			

嘱温服，服后啜热稀粥 1 碗，盖被取汗，复渣再煎，日服 2 次。

问曰："可否再服西药？"吾答曰："无须矣。"

当晚 9 点 10 分，麦医生来电谓："已经服药 2 次，口腔情况有所改善，但仍发热 38.8℃，并见寒战。"余问："有否汗出？有否啜热稀粥？"答曰："未有汗出，因口腔溃疡，不能热食。"嘱其立即再煎 1 剂，尽量热服，置暖水袋于被窝中，务求取汗。并告知其病在少阳阳明，"少阳病欲解时，从寅至辰上"，退热当在下半夜。

翌日晨早来电谓："昨晚午夜一时许汗出，渐渐热退，今晨已无热，仍熟睡未醒。"嘱今天再煎 1 剂，务清尽其余邪。

下午 4 点 30 分来电谓："今天没有再发热，恶寒已罢，精神好，未有大便。"嘱明天按原方去柴胡，加大黄 10 克。

沛按：虽注家多认为小柴胡汤非发汗之剂，但如《伤寒论》第 148 条所说，少阳为"半在里半在外"，在外当然宜以汗解之，第 101 条又有"若柴胡汤证不罢者，复与柴胡汤，必蒸蒸而振，却发热汗出而解"，第 149 条亦有同样论述，愚总觉此方仍应是发汗之剂，此方将息之法仍仿桂枝汤，所谓"少阳不可发汗"又当活看。

记此案时，适一加拿大张姓中医，好经方，回穗过春节，其父患肾衰，在广州市第一人民医院透析治疗。当日（20 日）傍晚突然寒战高热，怀疑造瘘口感染。张生曾阅《黄仕沛经方亦步亦趋录》，托友人联系到我。电云其父恶寒发热，是否病属太阳未敢妄断，恳余即往定夺。遂搁笔，至医院诊视病人。刻诊患者神清，左手桡动脉为透析用瘘口，高热未退，傍晚时曾寒战，现虽盖厚被仍觉冷，面稍赤，口苦口干，无汗，无咽痛，也无头痛骨痛，右脉弦数。遂处小柴胡汤加石膏、连翘，柴胡用 50 克。张生问："无汗何以不用麻黄汤？"余曰："麻黄汤证当有骨节疼痛。大青龙汤证更有烦躁。今患者口干苦而无骨痛，与《伤寒论》第 263 条'少阳之为病，口苦，咽干，目眩也'之证相符，故宜小柴胡汤。"

张医生次晨来电，诉患者服药后午夜汗出，恶寒罢，热渐退。

莉娜按：《伤寒论》第 149 条，"伤寒五六日，呕而发热者，柴胡汤证具，而以他药下之，柴胡证仍在者，复与柴胡汤，此虽已下之，不为逆，必蒸蒸而振，却发热汗出而解……但满而不痛者，此为痞，柴胡不中与之，宜半夏泻心汤"。从第 149 条可见，半夏泻心汤证是小柴胡汤证的变证。

半夏泻心汤本是小柴胡汤的变方，小柴胡汤去柴胡加黄连，去生姜易干姜，便是半夏泻心汤。当然小柴胡汤的基方是柴胡甘草，没了柴胡就不复再是小柴胡汤了。柯琴《伤寒附翼》提到："泻心汤方，即小柴胡去柴胡加黄连干姜汤也。不往来寒热，是无半表半里证，故不用柴胡。痞因寒热之气互结而成，用黄连干姜的大寒大热者，为之两解，且取苦先入心，辛以散邪耳。此痞本于呕，故君以半夏。生姜能散水气，干姜善散寒气，凡呕后痞硬，是上焦津液已干，寒气留滞可知，故去生姜而倍干姜。痛本于心火内郁，故仍用黄芩佐黄连以泻心也。干姜助半夏之辛，黄芩协黄连之苦，痞硬自散。用参甘大枣者，调既伤之脾胃，助以壮少阳之枢也。"充分说明了从小柴胡汤到半夏泻心汤的演变。

甘草泻心汤是半夏泻心汤基础上，甘草由三两加至四两。仲景炙甘草汤、桂枝人参汤也是用四两甘草，这个量相比其他方是比较大的。

此方原是治疗"下利"的，在《金匮要略》还有一条是用来治"狐惑病"的，也就是现代的白塞氏病，口腔溃疡是白塞氏病的主要表现之一。此方治疗口腔溃疡，主要靠甘草，甘草有抗炎和黏膜修复作用，《验方新编》治疗脱疽的主方四妙勇安汤就用大量甘草。

此案发热伴口腔溃疡，而且没有麻黄类方的骨节疼痛症状，所以用小柴胡汤加石膏合甘草泻心汤。

（四）"双峰热"是"往来寒热"的又一表现
——登革热余话

2015 年广州登革热疫情颇为严峻，8 月中旬已发现 400 多例，广东省 9 月 20 日报载已发现 4800 多例。疾控部门从利于监控疫情的角度出发，要求所有发热病人，都要引导到发热门诊就诊，并向卫生监管部门报告疫情。

2015 年 8 ～ 9 月，我也接诊了 5 例发热并已经门诊确诊或高度疑似的登革热患者。有 3 例正处于高热阶段，有两例高热已退 1 周，均是用经方辨治，以小柴胡汤类方为主，缩短了病程，收到满意的效果。

登革热为伊蚊传播，此病起病突然，体温迅速达 39℃ 以上，伴有恶寒，一般持续 2 ～ 7 日，热型多不规则，部分病例于第 3 ～ 5 日体温降至正常，1 日后又再升高，呈双峰热。同时胃肠道症状较突出，常有呕吐恶心，腹痛腹泻。发病后 2 ～ 5 日多出现皮疹。严重病例还可出现出血倾向、肝肾功能损害等。此病患者患病后常感虚弱无力，完全恢复常需数周。登革热患者的白细胞总数及血小板起病时即有可能减少，至出疹期最为明显。

个人认为，此病病机和症状颇似小柴胡汤方证。《伤寒论》第 97 条："血弱气尽，腠理开，邪气因入，与正气相搏，结于胁下，正邪交争，往来寒热，休作有时，嘿嘿不欲饮食……"病者出现"双峰热"，这正是小柴胡汤的"往来寒热"。我认为所谓"往来寒热"临床除了表现一会儿冷一会儿热，发热时不恶寒，恶寒时不发热之"交替热"外，也可能表现为"双峰热"，即发热恶寒退了之后，又重复发热。

我所见登革热患者，均有恶心、呕吐、胸闷症状，符合《伤寒论》第 379 条："呕而发热者，小柴胡汤主之。"及第 96 条："往来寒热，胸胁苦满，嘿嘿不欲饮食，心烦喜呕。"当然病者还可能见《伤寒论》第 230 条"舌上白苔"的症状。

患此病者常可见头痛、骨节疼痛，颇似麻黄汤证及大青龙汤证。但此两方证，除无呕吐外，也无虚弱感（因患登革热会出现白细胞显著降低，血小板减少，病人常有虚弱感，所谓"血弱气尽"），所以不要和麻黄汤证、大青龙汤证混淆。患者发热恶寒时多无汗出，故同样不适用桂枝汤。《伤寒论》第16条有："若其人脉浮紧，发热汗不出者，不可与之，常须识此，勿令误也。"

发热期间，病人如果有口渴，这就是少阳阳明合病了。只要有"口渴"，便可加石膏。《伤寒论》第97条："服柴胡汤已，渴者，属阳明，以法治之。"所谓"以法治之"即按治阳明的治法。如果更有"便秘"等症，则应考虑承气了，不过，登革热者多是伴腹泻，而非便秘。

如果发热期间出现腹泻（"利遂不止"《伤寒论》第34条）等，则可以用小柴胡汤合葛根芩连汤（即小柴胡汤加葛根黄连）。

如果发热已退，病人腹泻不止（我的病人中有3个是严重的腹泻、脘痞腹胀的），那么便是半夏泻心汤证了。半夏泻心汤其实是小柴胡汤的变方，柯韵伯说此方："稍变少阳半表之治，推重少阳半里之意。"即小柴胡去柴胡、生姜，加黄连、干姜。《伤寒论》第149条："伤寒五六日，呕而发热者，柴胡汤证具，而以他药下之，柴胡证仍在者，复与柴胡汤。此虽已下之，不为逆，必蒸蒸而振，却发热汗出而解……但满而不痛者，此为痞，柴胡不中与之，宜半夏泻心汤。"当然，如果"腹中雷鸣，下利者"（《伤寒论》第157条）又应用生姜泻心汤主之了，即半夏泻心汤加生姜。

很多人认为高热病人多属温病范畴，采用温病治疗，动不动就银翘散，这就有违"辨证施治"的思维了。吴鞠通《温病条辨》第5条银翘散条，姑不论他这条条文是否合乎逻辑，但他也说了银翘散是无恶寒的。"太阴温病，恶风寒，服桂枝汤已，恶寒解，余病不解"才用"银翘散主之"。第 4 条："但恶热，不恶寒而渴者，辛凉平剂，银翘散主之。"

《伤寒论》第 6 条："发热而渴，不恶寒者，为温病。"第 3 条也说："太阳病，或已发热，或未发热，必恶寒。"我的病例中都是有"恶寒"的，所以即使口渴，加石膏便是。

我的几个病人，用小柴胡汤后都是一两天内退热，当然柴胡的用量可是要参考仲景原量的，仲景是用柴胡半斤的。现在由于受世俗的影响，不敢重用柴胡，这又是不相信仲景的一种表现。现将几首治发热方如桂枝汤、麻黄汤、大青龙汤、小柴胡汤等的主药比较一下：桂枝汤中桂枝不过是三两，麻黄汤中麻黄不过是三两，大青龙汤是峻剂才用麻黄六两，但小柴胡汤用柴胡却是半斤！可见柴胡不重用不足为功。半斤即八两，汉代之八两即近代 120 克多，1 剂分 3 服，每服约 40 克。我常用 45 ～ 50 克，古人 120 克是 1 日量，我们虽用 50 克，也是 1 日 1 剂 1 服量（最多是复渣服 2 次）。所以仍未达仲景的原量，何惧之有？

小柴胡汤的煎煮法很特殊，"去滓再煎"。医家以为有什么玄机，其实是因为柴胡质轻用量重，导致固体饮片体积大，故用多水煎（一斗二升），为煎煮方便，只好去滓再浓缩。仲景书是从实际出发，并无虚言，读仲景书不宜臆度。

发热病人，用小柴胡汤，应参考桂枝汤法将息："服已须臾，啜热稀粥一升余，以助药力，温覆令一时许，遍身漐漐微似有汗者益佳。"

发热病人，用小柴胡汤，可以加石膏，如果用石膏的话，我都是用 90 ～ 120 克，其实也不算重。仲景白虎汤是用一斤的，吴鞠通却在《温病条辨》白虎汤中用一两，误导世人，畏石膏如虎矣。

下面给大家介绍几个登革热病例：

第一例：我的中医同学，十余天前高热，高度疑似登革热。高热退了，但十多天来仍恶风，汗出，倦怠乏力，此却是桂枝汤证了。

第二例：热退后出现皮疹，瘙痒，又要观其脉证，知犯何逆，随证治之。《伤寒论》第23条："面色反有热色者，未欲解也，以其不能得小汗出，身必痒，宜桂枝麻黄各半汤。""面色反有热色者"可作两种理解：①皮疹色红。②阳邪不能发越，故面潮红。桂麻各半汤芍药用赤芍，并加石膏、牡丹皮。

第三例：高热40℃，小柴胡汤加石膏、连翘后，次日热减，体温38.5℃。腹泻1天七八次。合葛根芩连汤。

第四例：75岁老太，柴胡用45克，1剂热退。

第五例：大学生，高热退后四五天仍腹泻，用的是半夏泻心汤。

这几例中最后一例是高热后仍腹泻，所以只用半夏泻心汤，不用石膏。另一例75岁老太婆，没有用石膏。

综上观之，此次治疗登革热，每一步都是按《伤寒论》走的。仲景方何其实用！"方证对应"是看得见、摸得着的。怎么会有"古方不宜今病"之说？怎么会有"守其法不泥其方"之说？怎么会天天喊"辨证论治"，却一见高热就只往温病中考虑？

莉娜按：小柴胡汤用于登革热辨证关键在于热型，其"双峰热"的特点，是"往来寒热"的另一个表现。谈及"往来寒热"，曹颖甫在《经方实验录》中，对麻桂二汤合用与小柴胡汤独用，有这样一段论述："固知有寒有热，一日之中循环不已者为太阳病，寒热日发，有间隙如不病之人者为少阳病，此麻桂二汤合用与小柴胡汤独用之别也。"

这里也提到了往来寒热的两种表现形式，但是，如果说单凭热型来断定是当麻桂二汤合用，还是当小柴胡汤单用，其实并不全面。

除了以热型辨别两类方证之外，主要还是看并发症的情况。麻桂二汤合用当兼有头痛、项强、骨节痛等麻黄类方的疼痛症状；小柴胡汤独用则应兼有呕、胸胁满闷、嘿嘿不欲饮食等症状，或是瘥后发热、热入血室等情况。黄师将小柴胡汤用于登革热的第二个辨证的关键点，就在于有"呕"和虚弱感。

诸多医家认为，小柴胡汤的作用是和解少阳半表半里之枢机。

我们可以讨论一下"和法"，在小柴胡汤的 19 条条文中，从未提及"和法"。

桂枝汤的第 387 条："吐利止而身痛不休者，当消息和解其外，宜桂枝汤小和之。"吐利至虚后，用"桂枝汤小和之"，这里的和，其实也可以理解成一种比较温和的治法。

小承气汤的第 208 条也提到"可与小承气汤微和胃气"，第 209 条"以小承气汤和之"，第 250 条"与小承气汤和之愈"，第 251 条"以小承气汤少少与，微和之"，对于小承气汤来说，所谓"和法"可能是"和胃气"的意思。第 70 条"发汗后，恶寒者，虚故也；不恶寒，但热者，实也。当和胃气，与调胃承气汤"，其实也是如此。

相对大承气汤证，小承气汤证是比较虚的，第 250 条是"若吐、若下、若发汗"，误治后，有虚的表现，所以要"和之愈"。

小承气汤、调胃承气汤的服法是相当灵活的，一边服药，一边观察。

第 214 条："阳明病，谵语，发潮热，脉滑而疾者，小承气汤主之。因与承气汤一升，腹中转气者，更服一升。"此证热实还是比较明显的，服一升，只是有转气，所以马上乘胜追击，希望能把热实泄下来。"若不转气者，勿更与之"，服药后无转气，证明药不对症，所以马上就停服。

第251条："得病二三日，脉弱，无太阳柴胡证，烦躁，心下硬；至四五日，虽能食，以小承气汤少少与微和之，令小安；至六日，与承气汤一升。"这条体质是比较弱的，所以一日一服，而且是"少少与"，即一点点的喝。

从小承气汤看，随时观察、随时调整可能也是"和法"的一大特点。

在很多情况下，我们用泻药也应该用这种"少少与"的办法，一边用一边观察，得泻止后服。

莉娜又按：小柴胡汤并非只用作少阳证。柯琴在《伤寒论翼·六经正义》中说："仲景之六经，是经界之经，而非经络之经。"柯琴还指出："六经各有主治之方，而他经有互相通用之妙。"

其实太阳病篇中就有小柴胡汤的条文12条，第37、96、97、98、99、100、101、103、104、144、148、149条。论述小柴胡汤主症"往来寒热，胸胁苦满，嘿嘿不欲饮食，心烦喜呕"的第96条也在太阳病篇。而柴胡的类方大柴胡汤、柴胡加芒硝汤、柴胡加龙骨牡蛎汤、柴胡桂枝汤、柴胡桂枝干姜汤，甚至其变证三泻心汤证均在太阳病篇。阳明病篇也有小柴胡汤的条文3条，第229、230、231条。在厥阴病篇、瘥后劳复病篇也均有1条小柴胡汤的条文，第379和第394条。少阳病篇其实只有小柴胡汤的条文2条，第266和第267条。

"半表半里"首见于金元·成无己，《注解伤寒论》中有："病有在表者，有在里者，有在表里之间者，此邪气在表里之间，谓之半表半里。"他用半表半里的学说解释第96条的病机。成无己还将第264条少阳中风注解为

"邪在少阳，为半表半里"，第265条注解为"邪克少阳，为半在表，半在里"，于是形成了少阳病位为半表半里的学说。其实《伤寒论》通篇并未提及"半表半里"，只是第148条提到"必有表，复有里""半在里，半在外"，也就是有表证，也有里证，并不是说有一个"半表半里"的病位。

看第148条，就是有"微恶寒"的表证，又有"口不欲食""大便硬"的里证，所以才用小柴胡汤。所谓"半在表"，指小柴胡汤证的"往来寒热"，这就是表证，而且还是一种很有代表性的热型。第101条"必蒸蒸而振，却复发热汗出而解"，此语第149条又再次提到，可见小柴胡汤应该还是有解表发汗作用的，当然这里的汗出也可能是因为"上焦得通，津液得下，胃气因和"，气机调畅，正气卫外抗邪引起的汗出。

为什么会说"半在里"？第一，相比麻黄汤证和桂枝汤证，小柴胡汤证的症状更为复杂，第96条"胸胁苦满，嘿嘿不欲饮食，心烦喜呕"，第100条的"腹痛"，第148条"大便硬"，第149条"呕"，第230条"舌上白苔"，说明小柴胡汤证有明显的消化道症状，"嘿嘿不欲饮食""心烦"说明此方证还有一些神经精神症状。第二，小柴胡汤证有"血弱气尽""瘥后"复发的虚弱表现。

服用小柴胡汤后，邪一般有两个出路，第一个是汗出，第二个如第230条所说"上焦得通，津液得下，胃气因和"，通过大便排出使邪有出路。

第148条"设不了了者，得屎而解"，此为用了小柴胡汤还不行的，可以用大柴胡汤，大柴胡汤既有小柴胡汤解外之意，又可通下，"得屎而解"。

（五）瘥后劳复有专方

——持续发热一月余案

澳洲墨尔本友人 2012 年 1 月 12 日来电诉其 16 岁女儿，发热不退 1 月余，初期体温 37.5℃左右，1 周后升至 39.5℃以上，经西医检查，排除肺炎、心肌炎、白血病等。也曾血液培养，找不出病源。西医说只作对症治疗，中途也曾服中药（不详），发热持续 1 月后方退。退热 1 周后，又复发热，现在已第 6 日。6 天来上午如常人，下午 4 点开始，先恶寒继则发热，体温 39℃。头痛无汗（平时也很少汗出），口不渴，舌苔黄，稍红。大便基本如常，今天未下。我处以小柴胡汤合葛根汤，处方如下：

柴　胡 45克	黄　芩 20克	法半夏 24克	党　参 30克
大　枣 12克	葛　根 30克	桂　枝 10克	麻　黄 15克（先煎）
甘　草 15克	石　膏 60克（包煎）		

温覆取汗，啜热稀粥，3 小时后复渣再服如前法。

1 月 22 日（除夕），来电诉说配药不方便，断断续续只服了 3 剂，且澳洲药肆不肯多配麻黄，只能配 6 克，服药后无汗出，但发热已减至 37.5℃。无奈去麻黄再服 3 剂。

1 月 27 日（年初五）来电，初一、初二药店关门，配不到药，体温又略有升高，每于发热之前必先恶寒。初三起服药，至今 3 天来药后无汗出，但已无发热。嘱按上方再服 3 剂。

1 月 29 日（年初七）晚来电，再配 3 剂已经服完，已无发热。食欲二便如常，问是否再服几剂以巩固？答曰：初三至今已 5 天未再发热，料邪已退胃气来复，唯慎风寒，多食粥，不用服药了。

沛按：本案持续发热 1 月余，退热 1 周后又复发热，乃瘥后劳复。而恶寒后发热，无汗，是仍有在表之邪。仲景开章明义第 3 条所谓"或已发热，或未发热，必恶寒，体痛，呕逆，脉阴阳俱紧者，名为伤寒"，第 394 条曰"伤寒差已后，更发热者，小柴胡汤主之。脉浮者，以汗解之；脉沉实者，以下解之"，故以小柴胡合葛根汤欲发其汗。奈何麻黄难觅，仅以小柴胡加石膏汤而愈。

莉娜按：岭南经方大家陈伯坛的弟子程祖培先生《红杏草堂医案》中有一则《似疟非疟》案，转载如下：

新会区茂延翁乃郎，年仅十七，春夏之交，患太阳伤寒，缠绵数月，寒热交作，时发时愈。区公闻余名，苦无介绍，适胡来偶居河口街岐生堂药店为佣，极力推谷，即携乃郎来访，备道所苦。其脉浮弦，搏指有力，此本太阳病已入少阳，前医误认为久疟。屡投青蒿、鳖甲、知母、尖槟、草果、常山，一派劫烈之药，虽偶用柴胡，但谈言微中，无甚实际。余乃疏小柴胡汤 1 剂（柴胡重用八钱，生党、生姜、法半夏、黄芩、炙甘草各三钱，大枣八枚），服后病体轻快，寒热已除。

程祖培先生此案，患者首先是恶寒与发热并见的，"有一分恶寒便有一分表证"，可见其表证未罢。而其"缠绵数月""时发时愈"的发病特点，又与小柴胡汤证的"往来寒热"、瘥后发热相一致，故使用小柴胡汤后"病体轻快，寒热已除"。

（六）寒温统一，温病源于伤寒
——高热伤阴案

患者，男性，61岁，安徽人，既往糖尿病史十余年，坚持服药，血糖控制可，并有嗜酒史。

2015年12月底开始精神逐渐转差，不能进食。2016年1月3日突然晕倒，被家属送至当地医院住院。当时患者夜间烦躁，日间喜睡，并见头晕，乏力不能站立，口腔多发溃疡，口苦，咽干，渴喜冷饮，咳嗽脓痰，痰中带血，血色暗红，心率110次/分，不吸氧的情况下，氧饱和度91%左右，二便尚可。CT：肝肺多发占位病变。初步诊断：①肝癌肺转移，②电解质紊乱——低钾、低钠、低氯血症。

1月7日晚上，开始出现发热，体温：37.5℃，考虑"脓毒血症"可能性大，予泰能静脉滴注以抗感染。澳洲王医生根据《伤寒论》第263条"少阳之为病，口苦，咽干，目眩也"予小柴胡汤加减，服药后泻下3次，症状稍好转，可进食少许鱼汤。1月9日凌晨1点，出现寒战，高热，体温：39.1℃，躁动不安，不能入睡。日间体温38℃，口苦咽干，渴欲饮冷，饮水不多，咯脓血痰，烦躁，口腔溃疡，疼痛难忍，舌质紫暗，裂纹舌，舌面少津，有出血点。

1月10日，王医生转家属电，告黄师。黄师考虑"热入营血"，予犀角地黄汤，并见明显津液耗伤，且有口腔溃疡，烦躁不能入眠，故用黄连阿胶汤，加青蒿透热转气，因烦热口渴故予石膏，处方如下：

川黄连 10克	黄 芩 15克	青 蒿 10克（后下）
阿 胶 15克（烊化，兑）	生地黄 30克	赤 芍 15克
犀 角 6克（磨，冲）	石 膏 60克（包煎）	

上药复渣，日饮2次。犀角用水牛角60克替代。嘱服紫雪丹1支，分早、午、晚3次冲服。

服药后，当天下午病人食欲好转，喝了1碗小米粥。次日已无发热，但仍面部潮红，口渴，烦躁，不得眠，大便日5次。

1月11日发热已退，黄师依《伤寒论》第397条"伤寒解后，虚羸少气，气逆欲吐"，予竹叶石膏汤加减，处方如下：

竹 叶 15克	法半夏 20克	麦 冬 30克	花旗参 15克（另炖，兑）
甘 草 10克	黄 连 6克	五味子 10克	大 米 1汤匙
石 膏 60克（包煎）（家属煎药时忘记放石膏）			

1月12日凌晨，患者再度发热，体温：39.3℃，舌红绛，口干苦，烦躁，嘱其先服紫雪丹和犀黄丸。日间发热已退，仍烦躁，口干苦。西医维持泰能静脉滴注抗感染。黄师考虑此证如叶天士所云"炉烟虽熄，灰中有火"，复予黄连阿胶汤合犀角地黄汤，处方如下：

川黄连 20克	黄 芩 20克	赤 芍 15克	阿 胶 15克（烊化，兑）
生地黄 60克	青 蒿 10克（后下）	水牛角 60克（先煎）	石 膏 60克（包煎）

药复渣饮2次。并嘱服犀黄丸、紫雪丹各1支，分早、午、晚3次，冲服。

1月13日，患者仍发热，体温：37～38℃，烦躁，夜不能眠，心悸，口渴，口苦，仍有口腔溃疡，大便溏，昨日1次。

黄师嘱生地黄加至90克，并拟泻心汤意，加大黄15克，大黄不用煎，用药汁泡。仍用紫雪丹和犀黄丸，1日3次。服药后大便2次，质烂，量多。

1月14日，患者精神有所好转，口干，咳黄脓痰，无发热，无口苦，烦躁症状改善，舌已无红绛，但仍少津，有裂纹，但无出血点。处方基本同前，生地黄加至120克，仍用大黄，加花旗参、花粉救津，处方如下：

生地黄 120克	水牛角 60克（先煎）	赤 芍 15克
石 膏 60克（包）	川黄连 20克	黄 芩 20克
阿 胶 15克（烊化，兑）	青 蒿 10克（后下）	花旗参 30克（另炖，兑）
花 粉 30克	甘 草 15克	大 黄 15克（泡）

紫雪丹，犀黄丸如昨日用。本来应用鲜生地黄绞汁更好，但由于没有鲜生地黄，只能作罢。

1月15日，解烂便11次，但精神、纳食均可，无发热。1月16日，精神可，无发热、烦躁，夜间可入睡，口腔溃疡已基本好转，但仍咯黄脓痰，稍觉口干苦。黄师根据卢正平老师意见，予泻白散合麦门冬汤加入千金苇茎汤，处方如下：

桑白皮 25克	地骨皮 25克	知 母 15克	麦 冬 15克
苇 茎 30克	薏苡仁 60克	法半夏 25克	花旗参 30克（另炖，兑）
桔 梗 30克	山 药 15克	甘 草 15克	大 米 1汤匙
另服犀黄丸，1日3次			

1月19日，患者再次出现发热，最高体温38.7℃，胸部少许皮疹，次日已无发热，皮疹消退。诸症同前，针对脓痰，予千金苇茎汤合排脓散，处方如下：

苇　茎 60克	桃　仁 30克	薏苡仁 60克	瓜蒌仁 25克
桔　梗 30克	枳　实 20克	赤　芍 30克	川黄连 15克
甘　草 30克			

　　1月21日，患者无发热，脓痰减少，复查CT提示，可基本排除肿瘤占位，考虑肺脓肿、肝脓肿可能性大，目前肝脏及肺部脓肿已液化，西医诊疗方案同前。黄师针对肝肺脓肿，在原方基础上加败酱草，更加穿山甲10克、皂角刺25克，另犀黄丸，1日3次。

　　1月26日，患者精神好转，可下地走动，痰液较前减少，大便成形，血培养提示无细菌生长。原方加葶苈子30克（布包煎）。2月2日复查CT肝肺脓肿明显缩小。2月4日病情好转出院。

　　莉娜按： 对于温病，往往营血分证是并见的。温病热入营分可见：高热，夜间尤甚，心烦不寐，神昏谵语，斑疹隐隐，舌红绛，苔黄，脉细数。热入血分则见抽搐，吐衄，失血，出疹发斑，舌绛深紫。

　　温病学家认为，温病是温热类病邪引起的，因温热类病邪纯为阳邪，热变最速，极易灼消津液、内陷生变。叶天士有"热邪不燥胃津，必耗肾液"，吴鞠通又有"温热阳邪也，阳盛则伤人之阴"之说。

　　从叶天士、吴鞠通温病大家的医案，我们不难发现，"育阴除热"是治疗热入营血的一大法则。叶天士更有"在卫汗之可也，到气才可清气，入营犹可透热转气，如犀角（现用水牛角）、玄参、羚羊角等物，入血就恐耗血动血，直须凉血散血，如生地黄、牡丹皮、阿胶、赤芍等物。否则前后不循缓急之法，虑其动手便错，反致慌张矣"之说，充分阐明了这一点。

临床上，发热合并明显阴虚，津液大伤的情况，其实不少见，特别是有慢阻肺、肺癌基础病的患者，和一些高龄、基础病较多的患者，这就是温病所说的营分证？对于危重病，营血分证并见的情况也很多见，如黄师此案，肺癌并感染、支气管扩张并感染、肺结核的病人，就往往会营血分证并见。还有一些发热与出疹并见的传染病，也会出现营血分证并见的情况。这些情况，是伤寒还是温病？应该用什么方？

莉娜又按：温病学家提出，温病与伤寒无论在病因、病机、传播、治疗方面都是截然不同的。更甚者，认为"夏月无伤寒""南方无伤寒"的比比皆是。

认为寒温统一的医家也不乏其人，陆九芝有"温热之病，本隶于《伤寒论》中，而温热之方，并不在《伤寒论》外"之说，曹颖甫又有"应融温热于伤寒之中，而不拒温热于伤寒之外"之论。

曹颖甫在《经方实验录》中，谈及医家拘泥于伤寒与温病之别时还曾说："治病必求其本，故医者务识其病根所在，然后可以药到而病除。若泥于病名之殊异，多有首尾两端，始终不敢用药，以致人于死者，岂不惜哉？"

《温病条辨·凡例》中，吴鞠通自己也认为"是书虽为温病而设，实可羽翼伤寒"。可见吴氏并无将温病另立于伤寒之外的意思。

第一，从致病因素上讲，岭南伤寒"四大金刚"之首陈伯坛曾提出"伤寒论不能读作寒伤论"，不是说只有寒邪才会引起伤寒，热邪必然引起温病。疾病的发生不是单一因素引起的，由多种因素联合作用，与季节、环境、体质因素相关。《黄帝内经》有"冬伤于寒，春必病温""凡病伤寒而成温者，先夏至日为病温，后夏至日为病暑"。其实夏月、南方也会有伤寒，如曹颖甫《经方实验录》中，桂枝汤案有4则是发生在夏日的;《吴鞠通医案》中吴鞠通40岁时，自己发热，服用桂枝汤，也是发生在夏天；陈伯坛以桂枝汤治两广总督谭钟麟低热，也是夏天。其实，临床中，原始病因不是决定处方用药的唯一条件，因为季节而决定用什么方，似乎更为荒谬。

第二，不能以是否恶寒区分是伤寒还是温病。虽然《伤寒论》有第1条："太阳之为病，脉浮，头项强痛而恶寒。"第6条"太阳病，发热而渴，不恶寒者，为温病，若发汗已，身灼热者，名风温"。但是，伤寒和温病都是有表证阶段的，"有一分恶寒，便有一分表证"，有表证阶段的，必然会有"恶寒"。而《温病条辨》第4条"风温、温热、冬温、初起恶寒，桂枝汤主之"。可见吴鞠通也是承认，温病在卫分阶段是有恶寒的，只是恶寒的表现不甚明显。而且恶寒轻重，主要取决于人对冷热的感觉，并没有明确的标准衡量。

第三，从临床表现上看，伤寒和温病临床表现的差异多表现在早期。在中晚期，伤寒的阳明证、少阳证和温病的气分证、中焦证相类似，伤寒的三阴证和温病的营血分、下焦证相类似。《温病条辨》中焦和下焦篇所用方剂，有半数以上是源于《伤寒论》的。

第四，在耗液伤津方面，古人曾说伤寒伤阳，温病伤阴。其实在《伤寒论》少阴篇对伤阴也是多有论述的。首先，第293条"少阴病，八九日，一身手足尽热者，以热在膀胱，必便血也"。这便是少阴热化，热入血分的表现。而"少阴热化证"又包括第303条"得之二三日以上，心中烦，不得卧"的黄连阿胶汤证；第310条"下利，咽痛，胸满，心烦"的猪肤汤证；第319条"下利六七日，咳而呕渴，心烦，不得眠"的猪苓汤证。少阴篇还有第320、321、322条急下证。

第五，对于"育阴清热"，叶氏使用的方剂包括加减复脉汤和大、小定风珠。加减复脉汤源于《伤寒论》的炙甘草汤，大、小定风珠则脱胎于黄连阿胶汤。只是温病学派忌用黄连，恐其苦寒化燥，故常常去之。此说可能源于吴又可，《温病条辨》中亦有专篇论述。但是在《温病条辨·下焦篇》第11条，就有："少阴温病，真阴欲竭，壮火复炽，心中烦，不得卧者，黄连阿胶汤主之。"第17条："壮火尚盛者，不得用定风珠、复脉。邪少虚多者，不得用黄连阿胶汤。"也就是说，温病学派虽忌用黄连，也是针对壮火已退，邪少虚多而言，如果壮火尚盛，还是要用黄连阿胶汤。后世医家用黄连阿胶汤，多根据"心中烦，不得卧"的条文治疗失眠，其治疗发热、耗伤津液的作用，早已被渐渐淡忘，所以才会说伤寒无伤阴治疗的记载。

黄师此案为肝肺脓肿，发病在江南之地，此患者以发热不恶寒，口干，喜冷饮，咯脓血痰为特点，舌红绛，少津，有裂纹，舌上有出血点，且迅速出现严重的耗液伤阴，很多医家都会看作是热入营血、耗液伤津的温病。但高热，伤津，口腔溃疡，"心中烦，不得卧"，从方证上看，当属伤寒少阴的黄连阿胶汤证，所以黄师选用的是黄连阿胶汤合犀角地黄汤。其辨证过程并未拘泥于伤寒、温病之争，只是有是病用是方。

程祖培先生《红杏草堂医案》中亦有一则，热厥治验案，共投经方4剂治疗温病，可见经方并非不可用治温病。

余炳照，年十五，身体壮实，中山师范学生也。丁丑年夏，初得温病，治失其宜，热势日深，渐至手足厥冷，谵语神昏。家人惊恐失措，竟日延数医与治，迫延余到诊，尚有两医者在，与之会诊，彼两医者，余某主清宫，陈某主清营。予既至，亦与诊之，望其面部微红，闻其口气臭秽，抚之，四肢厥冷，诊得脉沉而滑，舌苔黄干，齿燥唇焦，因问其家人，数日未得大解乎？答曰：已三日许。小溲短赤乎？答曰：然。据此脉症，予断为热入阳明，胃腑燥实而成热厥之证也。诊毕，陈同业问曰：尊意断为伤寒耶？温病耶？予对曰：无须斤斤计较于伤寒与温病，今病已入里，伤寒用承气，温病亦有用承气者，然选方用药，舌象可凭，舌虽紫绛却满布黄苔，因其仍在气分，作阳明热病治之可也。随订小承气汤，（川朴四钱、枳实六钱、生大黄八钱）。

翌日，又来邀诊，予至，问其已服昨日之方否？答曰：事因昨日三位医生所处之方，各不相同，病本严重，为审慎计，又延敝戚刘先生与治，断为热入心包，所开方药，与余先生者同，故配与服。唯是今日，症以更甚，彼等既非，当以先生为合，敢请再诊。按脉沉实，其人如狂，叫骂不绝，手足厥冷比昨日更甚，遂拟大承气汤 1 剂，以急下存阴。（枳实六钱，芒硝四钱，生大黄六钱，川朴八钱）清水两碗半，先煎枳朴，后纳生大黄，芒硝冲服。若得大解，可望转危为安。

再诊，谓服药后一时许，腹中雷鸣，频转矢气，腹痛难忍，呼叫之声不绝，未几下粪便如泥浆，臭气袭人。视病者神志已清，按脉浮大，舌苔仍黄转润。云：口渴心烦，身尚有热。此乃胃中燥实已泄，余热留经未尽而然。而竹叶石膏汤 2 剂，热已退尽，唯觉心烦，夜难入寐，脉细数。盖热久伤阴，病经泻下，津液未免亏损，今心烦不卧，必因阴气不足，为未尽之余邪潜于少阴而然，肾者水脏，乃津液之源，津伤故令虚也。急急泻南补北，以交通心肾，黄连阿胶汤，最为合拍。（川黄连四钱，阿胶三钱，黄芩一钱，白芍二钱，鸡子黄两枚）清水一碗半，先煎芩连芍，去滓纳胶烊尽小冷，鸡子黄搅令相得，温服。

进汤一帖，霍然而愈。前后共投经方 4 剂，病获全。嗟夫！经方不可用治温病乎？

（七）从黄煌教授"人工证"引发的联想
——肾上腺恶性肿瘤发热不退案

2012 年 4 月 21 ～ 24 日，黄仕沛老师偕我往井冈山参加"第十一期全国经方（仲景脉学）临床运用高级研修班"，有幸聆听黄煌教授讲"方证应用——大柴胡汤"一课，黄教授讲课句句紧贴临床，精彩动听，使我获益良多。其中黄教授提及有时临床可制造"人工证"，并引述前人医案，先以油腻食物，诱发胆结石患者疼痛发作，而成"心下急"的大柴胡汤证，再随证治之。听后顿时令我为之一振，浮想联翩。仲景书中常见发汗后、下之后、吐之后出现新的方证，随之而用新的方药而愈。难怪徐灵胎谓："不知此书，非仲景依经立方之书，乃救误之书也。"既然误治可出现新的方证，人工制造固然也可。如现代医学实验亦常用药物制作"动物模型"。又猛然想到黄仕沛老师新近所治一例肾上腺恶性肿瘤高热不退的患者，有异曲同工之妙。故录之于后，聊供同好玩赏。

2012 年 4 月 2 日晚，病房刘主任来电，邀黄师往诊她同学之母。患者67 岁，1 月前体检发现右侧肾上腺肿瘤，遂自汕头来我市某三甲医院准备做手术切除，术前常规安排"扩容"治疗，并安排了两天后进行手术。谁料"扩容"治疗后即开始发热，体温徘徊于 40℃左右，用了多种抗生素、退热药皆无效，用冰敷、冰毡，体温仍不降，持续至今已第 14 天，血象、肝肾功能均正常。

次晨黄师与刘主任往面诊。刻诊：患者精神尚可，高热面赤、唇红，自觉发热以胸腹部为甚，四肢并不灼热，大便量少，腹稍胀，无按痛。舌红少苔，两侧舌边溃疡，口稍干，脉弦滑数，无恶寒，无汗。予大剂大柴胡合三黄泻心汤，处方如下：

柴　胡 45克	黄　芩 20克	白　芍 15克	黄　连 10克
枳　实 25克	法半夏 25克	大　黄 25克（后下）	甘　草 30克
石　膏 120克（包煎）			

　　2剂，以水5碗先煮柴胡至3碗，去滓，再纳他药续煎，大黄后下。

　　4月4日家属来电诉，患者体温较前下降，今日体温37.8℃，胸闷已舒，大便未下，舌烂已减，黄师料其煎药不得其法，嘱大黄后下煎3～5分钟便可。

　　4月5日往诊，患者已不再高热，体温38℃左右，昨日大便1次，量不多，仍有胸闷，舌边溃疡症状已减轻，脉仍弦滑而数。按上方大黄减为15克，去芍药，加厚朴20克，大枣12克。2剂。

　　4月7日复诊，热势已稳，体温38℃，胸闷腹胀已除，二便通调，精神可，嘱试撤去"冰床"，中药以小柴胡汤加石膏，处方如下：

| 柴　胡 45克 | 黄　芩 20克 | 法半夏 25克 | 党　参 30克 |
| 大　枣 12克 | 生　姜 10克 | 生石膏 120克（包煎） | |

　　4月11日，家属诉撤去"冰床"后体温又稍有升高，故仍继续用之，但已不似治疗初期用"冰床"之时，体温仍维持在40℃左右不能降下来。目前大便通畅，偏溏，舌色如常，苔薄白，脉弦细数（心率96次/分）。拟柴胡桂枝干姜汤，处方如下：

| 柴　胡 30克 | 黄　芩 20克 | 桂　枝 15克 | 干　姜 10克 |
| 花　粉 30克 | 甘　草 20克 | 牡　蛎 30克 | |

　　4月18日，来电说，昨日开始体温正常，冰床已撤。嘱继续以柴胡桂

枝干姜汤。

4月20日，黄师偕我与刘主任赴井冈山参加"第十一期全国经方临床运用高级研修班"途中，致电患者之子，谓体温稳定，主管医生认为趁体温正常尽早进行手术。仍服柴桂干姜汤。

4月25日傍晚，患者之子来电，称手术刚完成，一切顺利。术前一直服柴桂干姜汤，体温稳定。

沛按：1. 此证之初，高热面赤无汗，胸满腹胀，大便不通，胸腹灼热而四肢不热，大柴胡汤证具，又兼口舌生疮故合泻心汤。次日胸满即除，大便却未预期而下，料是大黄25克体积较大，待煎透时已经过火，虽重犹轻，过犹不及也。故再三嘱其后下大黄，无须久煎。次日得大便1次。7日复诊即减为15克，大便通调矣。

2. 柴胡桂枝干姜汤为又一首千古奇方，但不若大小柴胡汤之脍炙人口。经当代多位经方大师论及，至注目者渐多。

《伤寒论》147条曰："伤寒五六日，已发汗而复下之，胸胁满微结，小便不利，渴而不呕，但头汗出，往来寒热，心烦者，此为未解也。柴胡桂枝干姜汤主之。"当时刘渡舟询及陈慎吾为什么说此方是少阳病见阴证转机？什么是阴证转机？陈老却顾左右而言他。刘渡舟据此悟此方证乃"既有少阳热象，又见太阴寒证"。太阴寒证故当有大便溏薄，进而悟出此方"与大柴胡汤遥相对应，一治实热，一治虚寒"。胡希恕则从《皇汉医学》之说，"结"即含悸、气上冲之意。也是从临床中来，也是仲景用桂枝之定例。故我综合三家之言（《黄仕沛经方亦步亦趋录》已曾述及）。此例用此方时既有便溏又有心率稍快便是也。我近年以此方治肝炎、类风湿等免疫系统方面疾病每能取效。联想到此案恶性肿瘤，不明原因发热不退，显与免疫功能紊乱有关。先以大柴胡汤泄后便溏，便以柴胡桂枝干姜汤。虽非误治，但亦是"已发汗而复下之"所致，两方果是对偶而立。

3. 黄煌教授所谓可制作"人工证"，我忽然联想起此例。柴胡桂枝干姜汤可调节免疫功能，但无便溏则无使用此方之机会。初期为大柴胡汤证用大柴胡汤，热势已去，大便微溏，岂非乃天赐之机会？虽凭直觉使用此方，与黄煌教授所言暗合也。

莉娜按：黄师此案以柴胡桂枝干姜汤治疗发热，柴胡桂枝干姜汤证，首先兼有柴胡证和桂枝证，两证的发热，皆含有虚证的成分。此证发热，当如吴谦在《医宗金鉴》中所说：少阳表里未解，故以柴胡桂枝合剂而主之，即小柴胡汤之变法也。去人参者，因其正气不虚；减半夏者，以其不呕，恐助燥也。加栝蒌根，以其能止渴兼生津液也；倍柴胡加桂枝，以主少阳之表；加牡蛎，以软少阳之结。干姜佐桂枝，以散往来之寒；黄芩佐柴胡，以除往来之热，且可制干姜不益心烦也。诸药寒温不一，必需甘草以和之。初服微烦，药力未及；复服汗出即愈者，可知此证非汗出不解也。再者，从原文所说"已发汗而复下之"一语不难推测出此证应是"大便溏薄"，所以用了干姜。对此，经方大师刘渡舟先生有深刻体验。此方用干姜，还能起到免疫调节的作用。

（八）细辨独处藏奸，经方顿起沉疴，妙哉！

——高热不退三月一剂知案

麦先生，44 岁，广东佛山人。2013 年 5 月底开始，反复发热 2 月，最高 39.1℃。2013 年 7 月 24 日就诊于佛山市某三甲医院，查白细胞稍稍升高，但胸片、B 超、全身 PET-CT、肥达氏、外斐氏、骨穿、结核、免疫相关检查均未见异常。当时考虑病毒感染性发热，予对症处理后退热。

2014 年 4 月初，患者因儿子生病，紧张护理后发热，抗病毒治疗后退热。5 月初儿子又生病，患者于 5 月 14 日体温再次升高，38.5℃左右。5 月 21 日就诊于佛山市某三甲医院，当时查白细胞及中性粒细胞轻度升高，血培养：科氏普通球菌解脲亚种，MRSA 阳性，β–内酰胺酶阳性。但胸片未见异常，完善相关检查未发现感染灶。予抗感染，效果不佳。6 月 19 日转到佛山市某中医院，7 月 22 日请广州某大学附属附医院专家会诊后转到该院。上述三间医院住院期间，体温徘徊在 38.5 ～ 40.2℃，伴体倦乏力，食欲不振。无恶寒、寒战、咳嗽、头痛、肌肉及关节酸痛等，无胸闷呕吐、无尿急尿痛。完善相关检查，排除免疫因素、结核、内分泌等原因引起的发热。头颅、垂体、胸、腹部 CT、MRI，排除占位。骨髓、脑脊液检查未见明显异常。但其肌酸激酶反复升高，肝功能反复轻度升高，先后 2 次因低钾、低钠等电解质紊乱进行性加重，转入 ICU 监护抢救治疗（佛山市中医院 6 月 25 日～ 7 月 8 日。岭南医院 8 月 2 日～ 8 月 4 日）。

上述医院住院期间曾用大量抗生素（阿奇霉素、万古霉素、左氧氟沙星、环丙沙星等）、抗病毒药（达菲、更昔洛韦、利巴韦林等）、激素（地塞米松、甲强龙）等治疗效果欠佳。曾经使用解热镇痛药退热无效。也曾作诊断性治疗以氯霉素排除恙虫病可能，后因病者自觉反应过大而要求停用。曾予护肝、补充人血白蛋白及能量支持和调节电解质紊乱等处理。ICU曾用脱水剂纠正脑水肿。患者心率偏快（121～130次/分）考虑心肌损伤，曾用过曲美他嗪、比索洛尔。中药曾用：白虎汤、麻杏石甘汤、甘露消毒丹、达原饮、补中益气汤等加减。由于持续发热、诊断未明，经上述治疗发热不退，家属于8月2日邀余往医院会诊。

患者体温38.8℃，嗜睡，意识不清，时有梦呓、乱语（据家人称此状态与6月底7月初转入ICU时类似）。病房未开空调，时值天气闷热，患者足穿袜子，身盖棉被。无寒战，无汗出，四肢尚温，无头痛、四肢关节、肌肉疼痛。无面赤唇红，双颊见有大片黑斑，但面泛油光。腹软无压痛，平素大便偏溏，小便频，每晚小便七八次，但无刺痛。口不渴，3天前开始听力明显下降，舌色正常，苔厚白润，如积粉。脉浮细数，重按无力。脉搏120次/分。双下肢肌肉消瘦。素嗜食生鱼，喜冷饮冻果品。由于医院不能煎中药，病者对中医已无信心，声言不愿服中药，又得悉准备下午转ICU。故只好暂时告退，未处方药。

一诊：8月4日从ICU转出，发热依然。因发热原因不明，西医仅予补液及维持水电解质平衡等对症治疗。家属征得病区主任同意，请中医参与。遂当晚再次到病房看他，状况基本同上述，并发现其球结膜水肿，视物模糊。遂与值班医生略为交代中医中药的思路，适当用泻下方法，希望配合观察血钾、血钠情况。中药以柴胡加芒硝汤加减，处方如下：

柴 胡 45克	黄 芩 15克	法半夏 24克	党 参 30克
大 枣 15克	甘 草 12克	桂 枝 15克	芒 硝 6克（冲）
泽 泻 90克	生 姜 15克		

8月6日上午家属来电，昨日服药后大便十次，精神转佳，胃口好转，

今晨体温 37.8℃。嘱其原方去芒硝。

二诊：8 月 6 日晚，面诊：体温 37.2℃，舌苔已净，精神好，听觉恢复。双目视物清晰，球结膜水肿已消失，大便 3 次。予柴胡桂枝干姜汤加减，处方如下：

柴 胡	15克	黄 芩	15克	桂 枝	20克	干 姜	10克
牡 蛎	30克	花 粉	20克	甘 草	15克	党 参	30克
泽 泻	90克	3剂					

三诊：8 月 10 日上午面诊，连日来未再高热，体温逐日下降。上午在 37.8 ~ 38.2℃。中午开始下降，在 37.5 ~ 37.7℃，傍晚在 36.8 ~ 37.2℃。心率 80 次 / 分。舌苔白腻，食欲如常。夜尿 2 次，除体倦外余无所苦。嘱咐观察晚上体温。血钾 3.33mmol/L，血钠 132mmol/L。予柴胡桂枝干姜汤合附子理中汤，处方如下：

柴 胡	24克	黄 芩	15克	桂 枝	30克	干 姜	20克
牡 蛎	30克	花 粉	20克	甘 草	15克	党 参	30克
白 术	25克	熟附子	25克	4剂			

四诊：8 月 13 日晚，面诊。未再高热，食量大增，精神大有好转，虽下肢痿软，颈项无力，头向下垂。今日已可在病房走廊试来回步行约百米。血钾，血钠已正常。今早主任查房，嘱明天可出院。四天来深夜体温在 38 ~ 38.2℃，相对白天为高，然无所苦。大便溏，舌白腻苔已净，脉沉细弱。心率 80 次 / 分。仍以柴胡桂枝干姜汤合附子理中汤，处方如下：

柴　胡 35克	黄　芩 15克	桂　枝 30克	干　姜 30克
牡　蛎 30克	炙甘草 30克	熟附子 30克	高丽参 15克
土炒白术 45克	4剂		

8月14日出院。出院诊断为：抗利尿激素不适当分泌综合征。出院记录最后一段写道："5/8 的患者开始自行联系外院中医中药治疗，近 1 周患者体温热峰较前下降，体温波动于 36.2 ～ 38.3℃。请示上级医师可否安排带药出院，回家继续中医中药治疗。"

沛按： 本例不明原因，持续高热 3 个月余，诸药无效，殊属少见。此证既有虚的一面，又有实的见证。

所谓虚者，责在阳虚。"病人身大热，反欲得近衣者，热在皮肤，寒在骨髓也"。患者虽高热，但仍穿袜盖厚被，这是阳虚畏寒的表现。观前医屡用白虎汤、甘露消毒丹等欲折其热，其热反张，是更伐其阳也。有一医断为"阴盛格阳，阴邪伏于厥阴"。但视其方却是补中益气汤去柴胡加佩兰、青蒿、黄柏、葛根等，实不明其用意。

所谓实者，又非热实，不过是水邪泛聚于上而已。球结膜水肿与仲景阳明三急下之"目中不了了，睛不和"之证暗合。面垢谵语却无痞满燥坚，故初诊先少用芒硝，配以大剂泽泻，以荡其水气。

发热耳聋，舌上白苔，又是少阳之兆，故虽有阳虚之证，仍暂委以小柴胡汤调少阳之枢；脉浮细而数，重按无力，是心阳浮动，以桂枝振奋心阳。1 剂而热减神清目朗耳聪，旋即减却芒硝。

二诊继以柴胡桂枝干姜汤斡旋少阳兼实脾阳。

四诊考虑夜热早凉，是阳浮于外，不入于阴，阳衰水泛，精血耗损，及至面颊黑斑，夜尿频频，大便溏薄，头倾视深，肉脱乏力。此证旷日持久，非一日之功矣。以二加龙骨汤，或附子理中汤进退，加入香港购得之上好油桂心（一千元30克，购得90克），引阳归阴。并嘱食疗当归生姜羊肉汤、附子煲狗肉、北芪炖牛展以佐膳。越两月所遗微热（37.5℃左右）始尽消，尤可喜者双颊黑斑亦渐退。

莉娜按： 引起发热的除了表证、实证之外，阳浮于外的发热，其实也并不少见，临床辨证当从细微处察之，以免误治。

范中林亦有一则真寒假热的医案："车某，男，74岁，成都市居民。病史：1975年4月初，感受风寒，全身不适。自以为年迈体衰，营卫不固，加之经济困难，略知方药，遂自拟温补汤剂服之。拖延十余日，病未减轻，勉强外出散步，受风而病情加重。头昏体痛，面赤高热，神志恍惚。邻友见之急送某医院。查体温39℃，诊为感冒高热，注射庆大霉素，并服西药，高烧仍不退，病势危重，邀范老至家中急诊。初诊：患者阵阵昏迷不醒，脉微欲绝。已高烧3日，虽身热异常，但重被覆盖，仍觉心中寒冷。饮食未进，二便闭塞。双颧潮红，舌淡润滑，苔厚腻而黑。患者年逾七旬，阴寒过盛，恐有立亡之危。虽兼太阳表证，应先救其里，急投通脉四逆汤抢救之。处方：

生甘草 30克	干 姜 60克	制附片 60克（久煎）	葱 白 60克

二诊：服上方2剂，热退，黑苔显著减少。阳回而阴霾之气初消，阴

阳格拒之象已解。但头痛、身痛等表证仍在；肾阳虚衰，不能化气，故仍二便不利。以麻黄附子甘草汤驱其寒而固其阳，加葱生少阳生发之气。处方：

麻　黄 10克　　制附片 60克（久煎）　　生甘草 20克　　葱　白 120克　4剂

三诊：上方服 4 剂，头不觉昏，二便通利，黑苔退尽。唯身痛未除。虽阳回、表解，仍舌淡，肢冷，阴寒内盛，呈阳虚身痛之象。宜温升元阳而祛寒邪，以四逆加辽细辛主之。处方：

炙甘草 20克　　干　姜 30克　　制附片 60克（久煎）　　辽细辛 6克　　2剂

四诊：服 2 剂，余证悉除。其大病瘥后，真阳虚衰，以理中汤加味调理之。处方：

潞党参 15克　　炒白术 10克　　炙甘草 10克　　干姜片 15克
制附片 30克　　茯　苓 12克

1979 年 7 月 18 日追访，患者已 79 岁高龄，自病愈后，几年来身体一直较好。"

范老本案证似阳热，而神志昏蒙，脉微欲绝，脉证不符，加之舌质淡，苔黑而润滑有津，为阴寒盛之象。此案实为阴寒内盛已极，真寒假热，断不可误认为阳热。

"真寒假热"又当须与"热深厥亦深"相鉴别，试看《黎庇留医案》中的一例：吉源坊谭礼泉之女，患发热，医数日，未愈。忽于黎明叩门邀诊，至则见其发热大渴，而手足厥逆。礼泉见前医连用犀角（现用水牛角代），恐其寒化脱阳也——世俗最畏热药，习闻予以温药起死回生，以为我偏于温补；多有延至手足厥冷，始来请救，意谓非予莫属焉——于是破晓邀诊。

诊得脉浮滑。断曰："此热厥也。太阳表邪，随热气入里，致阴阳气不相顺接，故厥耳。"礼泉曰："连服犀角，何以其厥非从寒化？"予曰："少许犀角，安敌方中之羌活、独活、陈皮、半夏乎？此症原系少阳，小柴胡加减本可了，乃误服'方不成方'，以躁药为主之剂，故变热厥也。"予大剂白虎汤，即愈。

"热深厥亦深"虽有手足厥冷，但并无神志昏迷、欲盖衣被、脉微细欲绝的真寒之象。

（九）方与证相应，便可处方
——高热黄疸案

唐女士，30 岁，东莞人。2015 年 3 月 24 日诊。

高热第 10 日，初起病时曾服中药 1 剂，因呕吐遂停服中药，在附近卫生站诊，服退热片，发热稍退，旋即又发热。最高 40.5℃。

刻诊：患者体温 38.5℃，恶寒，头痛，无汗，恶心欲吐，胸脘痞满不欲食，明显口苦，小便黄如栀子汁。舌苔薄白，脉浮细。

辅助检查：血常规：WBC 14.9×10^9/L，NE 83.2%。生化：ALT 380.9u/L，AST 165u/L，ALP 283.9u/L，LDH 358.5u/L，TBIL 92.3μmol/L，IBIL 39.0μmol/L，TBA 377.0μmol/L。彩超检查：胆囊内胆石淤积。怀疑胆汁淤阻性肝炎，拟小柴胡汤合茵陈蒿汤，处方如下：

柴　胡 45克（先煎，去滓）		黄　芩 20克	法半夏 25克
党　参 30克	茵　陈 60克	栀　子 15克	大　枣 15克
甘　草 10克	生　姜 15克	生大黄 10克（后下）	

连夜煎成半碗，复渣再煎半碗。分 4 次服。每小时服 1 次。

服药后开始微汗出，热渐退，次晨体温 36.5℃，大便 1 次，口苦亦减，无呕吐。再进 1 剂。煎服法如前。

5 月 26 日，无再发热，大便 3 次，予原方 4 剂。

5 月 29 日，口苦基本消除，小便清，诸症悉除。TBA 32.5μmol/L，ALT 190.7 u/L，AST 57.8u/L。

以茵陈蒿汤加味，处方如下：

| 柴　胡 15克 | 茵　陈 60克 | 栀　子 20克 | 白　芍 45克 |
| 丹　参 45克 | 生大黄 15克（后下） | | 4剂 |

莉娜按：《伤寒论》第 231 条："阳明中风，脉弦浮大，而短气，腹都满，胁下及心痛，久按之气不通，鼻干，不得汗，嗜卧，一身及目悉黄，小便难，有潮热，时时哕，耳前后肿，刺之小差，外不解，病过十日，脉续浮者，与小柴胡汤。"

第 236 条："阳明病，发热，汗出者，此为热越，不能发黄也。但头汗出，身无汗，剂颈而还，小便不利，渴引水浆者，此为瘀热在里，身必发黄，茵陈蒿汤主之。"茵陈蒿汤三味，茵陈、栀子、大黄，钱天来《伤寒溯源集》："茵陈性虽微寒，而能治湿热黄疸及伤寒滞热，通身发黄，小便不利。栀子苦寒泻三焦火，除胃热时疾黄病，通小便，解消渴，心烦懊恼，郁热结气。更入血分，大黄苦寒泄下，逐邪热，通肠胃，三者皆能蠲湿热，去郁滞，故为阳明发黄之首剂云。"方有执《伤寒论条辨》："茵陈逐湿郁之黄，栀子除胃家之热，大黄推壅塞之瘀，三物者，苦以泄热，热泄则黄散也。"

故以小柴胡汤合茵陈蒿汤治之，方与证相应，不必赘述。

（十）蓄血证病位并不一定都在膀胱
——泌尿系感染高热案

香港谭医生之先生，曾于 2012 年初行前列腺微创切除术，自后罹患漏尿，日间须用尿布，苦不堪言，我建议其用大剂麻黄（用至 30 克）加入五苓、北芪。症状已大为改善。2012 年 6 月患泌尿系感染，高热恶寒，39～40℃，少腹痛，小便频急、尿血，曾自服八正散及小柴胡冲剂之类 3 天，症状不减。2012 年 6 月 18 日谭医生来短信垂询。患者目前仍恶寒高热，少腹痛，大便烂不畅，遂以大柴胡汤合桃核承气汤化裁。处方如下：

柴　胡 45克	黄　芩 20克	桃　仁 20克	桂　枝 10克
赤　芍 60克	牡丹皮 15克	黄　连 6克	滑　石 30克
大　黄 15克	甘　草 30克	3剂热退，诸症悉除。	

沛按：桃核承气汤证为"膀胱蓄血"，较一般"蓄水"之小便不利更深一层。《伤寒论》曰，"太阳病不解，热结膀胱，其人如狂，血自下，下者愈。其外不解者，尚未可攻，当先解其外，外解已，但少腹急结者，乃可攻之，宜桃核承气汤"。从条文看，此方方证以"其人如狂，少腹急结"为

主，而两证中又以"少腹急结"更为主要。按我的理解，临床所见"其人如狂"者，固然有不少是精神症状，但亦可理解为由于病人"少腹急结"，而引起的一种痛苦莫名，烦躁呼号表现，即"少腹急结"之甚而已。

此病人由于只是短信询问，搜集病史及症状不够不全，只凭印象，辨证处方。过后思之，辨证要点主要为以下几方面：①前列腺手术及后遗症在前，虽无必然联系，但料其可能由气及血；②用清热利水通淋不解，更证明病不在气分；③主诉为少腹痛而非小便急痛。可视作"少腹急结"；④大便虽烂但不畅，故可攻之，因非燥结无须用芒硝，只用大黄；⑤大柴胡汤为少阳证而又有阳明腑证（我认为三阳属外证），他有发热恶寒，故用其意以解外，患者药后，汗出大便畅小便利，而诸症悉除也。

莉娜按： 在《伤寒论》的研究史上，有一种影响很深的说法，认为五苓散证和桃核承气汤证都是太阳之表邪不解，传入腑的"太阳腑证"，五苓散证为"蓄水证"，桃核承气汤为"蓄血证"。但无论是"经证""腑证"，还是"蓄水""蓄血"，均未见于《伤寒论》的原文。

细观仲景的太阳病篇，并未提及"腑"字，如是说，我们并没有证据证明仲景有脏腑的概念。由此可见，仲景的五苓散证和桃核承气汤证很可能并不是太阳之"腑"膀胱的病变。

"经腑并提"始于王叔和的《伤寒例》，"此三经皆受病，未入于府者，可汗而已……此三经皆受病，已入于府，可下而已""蓄血证"的概念则始于成无己，"太阳经邪不解，随经入府，为热结膀胱""太阳，经也，膀胱，府也，此太阳随经入府者也"。但成氏并未提及"蓄水证"，亦未提及五苓散证与太阳之"腑"膀胱有关。到了方有执才明确提出五苓散与膀胱的关系,"谓五苓散两解表里而得汗者,里属府,府者,阳也"。喻嘉言进一步引申"邪入于府,饮水即吐者,名曰水逆",又说"自经而言,则曰太阳,自府而言,则曰膀胱",这才形成了太阳经腑的概念。这个概念是后世注家的理解而已,并非仲景的原意。

纵观太阳病篇,篇中所载之证并非都是太阳病,而大多是太阳病误治后的兼、变证,甚至是疑似证。六经提纲证并不能概括篇中的所有病。如王肯堂所言"由太阳为三阳之首,凡阳明、少阳之病皆自太阳传来,故诸阳证不称者皆入其篇",徐灵胎又说:"此书非仲景依经立方之书,乃救误之书也……盖因误治之后,变证错杂,必无循经现证之理,当时著书亦不过随证立方,本无一定之次序也。"由此可见,我们并不应该拘泥于太阳经腑,将五苓散证和桃核承气汤证局限于膀胱来思考。

既然,注家们往往将五苓散和桃核承气汤联系起来讨论,那么我们先看一下五苓散的病位。

五苓散的条文,包括《伤寒论》第71、72、73、141、156、244、386条,《金匮要略》痰饮篇第31条,均未提及"膀胱"。细观这些条文,五苓散的主要症状应该是"消渴""烦躁不得眠""水入即吐""小便不利""心下痞""霍乱""脐下有悸,吐涎沫而癫眩",要论病位,这些条文的病位应该遍布心、胃、膀胱、脑等,五苓散证就是全身的一个水饮泛溢的状态,不仅仅拘于膀胱。

关于桃核承气汤的病位,说法诸多,有"少腹部位""下焦少腹""下焦血分""小肠"和"膀胱",赵明锐在《经方发挥》中更认为是"大肠",桃核承气汤的病位到底在哪里?

《伤寒论》第106条:"太阳病不解,热结膀胱,其人如狂,血自下,下者愈。其外不解者，尚未可攻，当先解其外；外解已，但少腹急结者，乃可攻之，宜桃核承气汤。"这一条确实明确提到了"热结膀胱"，这样就可以把桃核承气汤的病位定在膀胱吗？

《伤寒论》中提及"膀胱"的，还有第293条："少阴病，八九日，一身手足尽热者，以热在膀胱，必便血也。"第340条："病者手足厥冷，言我不结胸，小腹满，按之痛者，此冷结在膀胱关元也。"这里的"便血"不一定就是小便出血，这里的"膀胱"，也不一定是太阳之腑膀胱，否则为何分别放在少阴病篇和厥阴病篇呢？同理，第106条的"膀胱"，也应该这么理解。而且，第106条中又同时提到了"膀胱""少腹"，由此，本人认为桃核承气汤的这个"热结膀胱"，应如胡希恕所说，"不是热结在膀胱里头"，而是结在"少腹"，腹底。这里的所谓"热结膀胱"，可能是泛指腹腔的瘀结。

桃核承气汤与抵当汤皆为蓄血证，桃核承气汤曰"如狂""少腹急结"，抵当汤则曰"发狂""少腹当硬满"，其实两方只是轻重之别而已。桃核承气汤证乃介乎调胃承气及抵当汤之间。"急结"者结而未硬也，"硬满"者已触及硬块也。"如狂""发狂"等应是神经精神症状，"如狂"轻，"发狂"重。作为轻症的"如狂"，也可能只是少腹急痛难当时，病人反复癫倒，呼号如狂的症状而已。

比较这两个有着同一病机的方子，不难发现，虽然第106条没有提及小便，但是第124、125条却明确指出抵当汤是"小便自利"的。那么，诚如曹颖甫所说："夫小便从膀胱出，今小便既利，彼膀胱何病之有？"又说"膀胱二字既误，反不若'下焦'二字为妥"，所以把桃核承气汤的病位定在膀胱，确实有诸多不妥之处。

《经方实验录》中有桃核承气汤案三则，例2与第106条之证最为丝丝入扣，试看此案：

住毛家弄鸿兴里门人沈石顽之妹，年未二十，体颇羸弱。一日出外市物，骤受惊吓，归即发狂，逢人乱殴，力大无穷。石顽亦被击伤腰部，因不能起。数日后，乃邀余诊。病已七八日矣，狂仍如故。石顽扶伤出见。问之，方知病者经事二月未行。遂乘睡入室诊察，脉沉紧，少腹似胀。因出谓石顽曰，此蓄血证也，下之可愈。遂疏桃核承气汤予之。

桃　仁 一两	生大黄 五钱	芒　硝 二钱	炙甘草 二钱
桂　枝 二钱	枳　实 三钱		

翌日问之，知服后下黑血甚多，狂止，体亦不疲，且能暖粥，见人羞避不出。乃书一善后之方予之，不复再诊。

曹氏之案，另外两则，一则是"腹胀满"，便血；一则是倒经，"腹中有块"，皆为"少腹急结"，瘀热内结之证，而又均与膀胱无关，服桃核承气汤后均有桴鼓之效。可见，我们临床使用此方，只需以"少腹急结""如狂"的瘀热内结之证为着眼点，不必拘于"膀胱蓄血"。

当然也不是说，"蓄血"一定与膀胱无关。黄师此案病位便是在膀胱，除此之外，许叔微的《伤寒九十论》亦有一则相似的医案：

许案：里人有病中脘吐，心下烦闷，多昏睡，倦卧，手足冷，盖少阴证也。十余日不瘥，忽而通身大热，小便出血。予曰："阴虚者阳必凑之，今脉细弱，而脐下不痛，未可下。"桃仁承气，且以芍药地黄汤，三投而愈。

综上所述，我们要用好一个方，不能拘泥于所谓的病位的争论，而是要把握这个方关键性的、标志性的方证。

二、桂枝不用作解表，依然很精彩

徐灵胎曾说："一药有一药之性情功效，某药能治某病，古方中用之以治某病，此显而易见者。然一药不止一方用之，他方用之亦效，何也？盖药之功用不止一端，在此方则取此长，在彼方则取其彼长，真知其功效之实，自能曲中病情而得其力。"

桂枝并不单单是一味解表药，冉雪峰曾说："各家见有桂枝，即扯向太阳，见有大黄，即扯向阳明，经论旨意毫未领略。"《伤寒论》第64条："发汗过多，其人叉手自冒心，心下悸，欲得按者，桂枝甘草汤主之。"桂枝是仲景治疗心悸的第一要药。由此亦可证，如刘渡舟在《伤寒论十四讲》中引方中行所说《伤寒论》"非为伤寒一病而设"。

（一）复脉非桂枝不可
——炙甘草汤医案四则

姜佐景曰："余用本方，不虑百数十次，未有不效者。"曹颖甫又说：

"此仲景先师之法，不可更变者也。"经方之验，经得起重复者，可见一斑矣。兹录此方验案数则，敝帚自珍而已。

案一

2016 年夏，参加南昆山义诊，是晚义诊毕，正在宿舍休息，一先生到访，他是香港退休工程师，姓朱。因爱南昆山山清水秀，夫妇移居于此。近半年来，每天下半夜起至中午自觉心悸动不宁，不敢活动。过午则一切如常，登山也不成问题。然半年来因过往规律生活被打破，甚觉苦恼。诊其脉间有结代，嘱其往医院作详细检查。其以山区交通不便为由，欲先服汤药后再检查。即处炙甘草汤原方 7 剂，桂枝用 45 克。1 周后来电云：服药后心动悸已未见发作。仅早上七八点钟仍会心律不齐，程度也轻了。又说，汤药已获效，料非器质性疾病，不欲下山检查。无奈，只好嘱其继续按方服 10 余剂，以巩固疗效。

沛按：关于炙甘草汤主药，有人认为以甘草为方名，固应以炙甘草为主药。而清·莫枚士《经方例释》认为以"地黄为君"，曰"此方甘草四两，止得地黄四分之一，不应反得主名也。或仲景另有炙甘草汤而逸"。而我却以为本方复脉非桂枝不可，故应以桂枝为主也。从后文中容老太案，更可证实。

案二

湛某，女，32 岁，广东增城新塘经营服装。2012 年 3 月间曾经"感冒发热"。此后心悸不安，时有短暂胸翳痛，上楼梯气喘，烦躁，夜间睡眠不宁，脱发。4 月 14 日增城新塘医院心电图报告提示：心率快并不齐。4 月 17 日东莞东华医院心电图报告：频发室性早搏。4 月 18 日动态心电图报告：

频发室性早搏，部分成对出现及呈二联律、三联律个别伴短阵室性心动过速。又在东莞某医院作24小时动态心电图监测报告：频发室性早搏，三联律。5月15日来诊，见患者面色不华，脉沉细而结代，时快时慢。自诉胸口很闷，全身乏力，口干，大便硬结不通。烦躁夜不寐，头顶部一块约3cm×3cm头发脱落，另有散在如扁豆大小片状脱发。即以炙甘草汤。并嘱其往省医院英东心脏中心详细检查。5月16日广东省人民医院动态心电图报告：频发室性早搏，偶呈室早二联律。西药用门冬氨酸钾镁片、盐酸莫雷西嗪片。

5月23日来诊，诸症如前，心动悸，上楼梯气喘，并诉服西药后，增添了舌头麻痹刺痛，胸口时有阵痛，每次约1分钟。曾询问西医，谓是正常反应。患者欲停西药，余极力劝慰，嘱其继服西药。中医仍予炙甘草汤，处方如下：

生地黄 120克	麦 冬 30克	党 参 30克	桂 枝 45克
肉 桂 10克	火麻仁 30克	大 枣 15克	炙甘草 15克
生 姜 10克	阿 胶 15克（烊化，兑）		7剂

以水8碗，煎至3碗，加半斤花雕酒，再煎至大半碗。复渣放3碗水，再煎至大半碗。日服2次。

5月28日，来诊自诉已自停了西药，间有短暂胸闷胸痛，余无不适，大便已通，1日1行。诊之脉沉细未见结代。仍以上方生地黄加至150克，大枣20克，肉桂15克。煎服法如前。另高丽参15克，隔日炖，另兑药中。

6月5日来诊，自诉前天下午曾发呼吸急促，头晕约20分钟，后如常，时有深呼吸。守上方。

7月2日，炙甘草汤已服近2个月，高丽参已停服20余天，无服西药。

仍间有胸闷,晨早起床胸口有阵痛。脱发部位已长出幼细发,自诉好像体型胖了点。遂改用桂枝甘草汤。处方:

桂　枝 90克	甘　草 20克	3剂

以水6碗,煎成3碗,每两三个小时服半碗,分6次服完。

7月5日,前天在当地医院作24小时动态心电图检查:未发现异常心电图。诸症悉除。续以桂枝甘草汤调治,处方如下:

桂　枝 45克	甘　草 15克	7剂

用水4碗煎成大半碗,复渣以水2碗煎成大半碗,每日服2次。

7月13日来诊,胸口阵痛已无发作多天。仍以桂枝甘草汤以防再发。

2016年3月,其母小恙,携之来诊。询知其病已失几年,多次心电图均正常。

沛按: 此例"脉结代,心动悸"以炙甘草汤已然有效。但服后怕肥胖,且突出胸口阵痛,故改用桂枝甘草汤以善后。仲景桂枝甘草汤原是桂枝四两(约今55～60克)顿服。此例原脉结代今仅胸口阵痛,但发无定时,故改日服六次,每次实仅15克。

案三

梁某,女,62岁,余在政协时的同事。2006年退休体检发现右上肺肿瘤,即在中山大学附属肿瘤医院手术切除肿瘤并右肺叶三分之一,病理活检为良性肿瘤。出院后动则气喘，自汗涔涔，心悸胸闷，遂住进越秀区人民医院。1周后情况依然。政协办公室电知我，即往视之，此时术后已经月余，伤口愈合良好，唯短气不足以息，动则尤甚，心悸胸闷，自汗口渴，便干，舌干无苔，脉细数。即拟炙甘草汤，处方如下：

生地黄 60克	麦 冬 30克	桂 枝 10克	高丽参 10克（另炖，兑）
大 枣 15克	炙甘草 15克	生 姜 10克	阿 胶 15克（烊化，兑）
麻 仁 30克	3剂		

以水7碗，煎至3碗，放花雕酒半斤，再煎至大半碗，温服，复渣以水3碗，煎至大半碗，每日服2次。

3天后气喘减，已能下床行走。再服4剂诸症悉除，出院。继续服用原方10余剂。身体复元如初。

沛按：此证实肺叶切除术后，元气大伤，未能代偿，《金匮要略·血痹虚劳病脉证并治》附方："《千金翼》炙甘草汤治虚劳不足，汗出而闷，脉结悸。"此例虽非"脉结代，心动悸"。显见此方是调补气血阴阳的良方。所以唐容川认为："此方为补血之大剂……真补血之第一方，未可轻议加减也。"

案四

陈某，女，55岁，干部。2012年2月初曾"感冒发热"，2月底又患"胃肠型感冒"腹泻，三天后出现胸闷，心悸，乏力，脉结代。西医诊断考虑为：病毒性心肌炎。心电图：频发性室性早搏。服西药无效。5月中旬求治于余。以炙甘草汤多剂，脉结代，心动悸未见改善，乏力气短增加，且有眩晕欲倒。告之于余，我初以为她畏生地黄、麦冬之寒，心理使然，继续以原方又数剂，又未效。后再询其眩晕时伴汗出，且下肢觉冷冻，舌色如常，口不渴。颇似《伤寒论》第82条："心下悸，头眩，身𥆧动，振振欲擗地者"之真武汤证。即改用真武汤加减，处方如下：

| 云　苓 30克 | 白　术 30克 | 熟附子 24克 | 生　姜 15克 |
| 肉　桂 10克 | 桂　枝 20克 | | |

　　症状很快控制。6月初，患者有事要往加拿大20余天。无奈只好配原方的单味冲剂，到加拿大后间断服用。症状续有好转，6月29日回穗，见其精神爽朗，自诉心悸仅偶有发作，并不严重。继续按方调治。

　　沛按："心动悸"而又出现"脉结代"炙甘草汤是无可替代之方。大多数情况是如此。但此例"脉结代，心动悸"以炙甘草汤不效，改真武汤取效。可见"脉结代，心动悸"，虽是阴阳气血俱不足，但仍有偏胜之别。方中七分阴药三分阳药，足见以阴虚为主。而此例气短乏力，眩晕汗出，下肢觉冷，舌淡不渴则是偏于阳气不足。故而炙甘草汤投之不应。曹颖甫有一医案，"下利不止，日二三十行，脉来至止无定数，用附子理中合炙甘草汤去麻仁"。可见"方证对应""辨证论治"是使用经方的灵魂。

（二）"奔豚"与心悸相类似，又有所不同
——桂枝加龙骨牡蛎汤治胸闷痛、气上冲案

　　某患者，2014年5月我到清远义诊时曾来诊1次，服药后症状减轻，

未能继续服药，胸闷痛，气上冲感又反复如前，故寻来复诊，舌苔薄白，脉滑稍数。即做平板心电图：可疑阳性。心脏彩超：二尖瓣、三尖瓣反流。予桂枝甘草龙骨牡蛎汤，处方如下：

| 桂　枝 45克 | 炙甘草 20克 | 生龙骨 30克（先煎） |

服药7剂后复诊，自诉服药后胸痛明显减轻，不是每晚发作，且发作短暂，心悸除，睡眠改善。继以上方14剂。

沛按：该患者初接到处方时，颇为疑惑，反复问："就是这几味？"皆因以往他服的中药少则十一二味，多则十八九味。现只四味，难怪他诧异。

桂枝甘草龙骨牡蛎汤，是桂枝甘草汤的加味方。桂枝甘草汤见第64条："发汗过多，其人叉手自冒心，心下悸，欲得按者，桂枝甘草汤主之。"我曾讲过此条条文，给我们的信息量颇大，细究之与麻黄类方、桂枝类方的关系密切。明了之后对步入经方之门有莫大裨益，暂不再表。

桂甘龙牡汤虽是桂枝甘草汤之加味方，但不似桂枝甘草汤原方，桂枝用四两，甘草用二两。桂枝甘草汤中桂枝是用四两，是诸桂枝类方中桂枝用量第二重者，最重是桂枝加桂汤，桂枝用五两。这是因为桂枝甘草汤证，心悸症状较重，严重到要用手按住胸口的缘故。桂甘龙牡汤见于第118条："火逆下之，因烧针烦躁者，桂枝甘草龙骨牡蛎汤主之。"因为是用"火逆""烧针""下之"等不当的治法而致患者心神失守，症状不重，只是"烦躁"而已，所以用桂枝一两便可。此方是诸多桂枝类方用桂枝最轻的汤方，比桂麻各半汤还要少。可见中药的量、效关系必须重视。汉代一两相当现今 15.6 克，四两则是 62.4 克。

此例患者选择桂枝加龙骨牡蛎汤是因有睡眠障碍，但因胸闷心悸症状较重，所以重用桂枝。

另一个患者是花县芙蓉嶂来诊的，同样是胸口翳痛已半年，数月前来诊也用此方。星期二他夫人来诊，猛然想起此例，问及患者情况，获悉其服药后已无不适。

2014 年春节前加拿大一位中医经方爱好者来电，诉失眠 1 月有余，每晚至五时方能入睡，发作性的心慌心悸，气上冲，每发时有一种恐惧莫名的感觉，喉咙痒，欲咳。并伴有肢冷汗出，自感精神快到崩溃状态。自服过柴胡加龙骨牡蛎汤，半夏厚朴汤无效，故来电求方。细问之下，知道他近日与朋友有些过节后，便开始如此。我说此"奔豚"也，先予桂枝加桂汤加龙骨、牡蛎，处方如下：

| 桂 枝 45克 | 白 芍 20克 | 大 枣 20克 | 炙甘草 20克 |
| 生 姜 15克 | 生龙骨、牡蛎 各30克（先煎） | | |

服了 1 剂，心慌心悸便停止，至今天服第 3 剂，未复再发，睡眠改善。经方"方证对应"，可谓其效如神。但近两天又有另一个感觉是，每临用餐之时，剑突下有块东西在跳动。我说此乃小建中汤证也，调整白芍用量至 60 克，加饴糖 1 汤匙，服药后症状缓解。

莉娜按：桂枝是仲景治悸的要药，而且往往用至四五两，桂枝其实也是仲景治疗"奔豚"的要药。关于"奔豚"仲景有 3 处论述，包括桂枝加桂汤证、苓桂枣甘汤证和奔豚汤证，其实归根到底，治疗上靠的还是桂枝。仲景桂枝用量最大的是桂枝加桂汤，用桂枝五两，治"气从少腹上冲心"；

苓桂甘枣汤，用桂枝四两，治"脐下悸者，欲作奔豚"，这两方都是仲景治疗"奔豚"的专方。苓桂味甘汤，用桂枝四两，此方证虽不在《金匮要略·奔豚气病脉证治》，但也是治"气从小腹上冲胸"的。其实，从临床表现上看，"奔豚"也可是看作"心悸"的一种表现形式。

"气从少腹上冲心""从少腹起，上冲咽喉"称为"奔豚"。

此证可以从3个角度看。第一，"上冲心"可能是一种心悸的表现；第二，"从上腹起，上冲咽喉"可能是一些胃食管反流的症状；第三，有"发作欲死"的表现，证明这类患者平时是易惊易恐的，可能还有其他的神经精神症状；还有"皆从惊恐得之"，提示此证可能和精神刺激有关。

临床上，一部分心肌缺血的患者；有些胃食管反流的患者；或者更年期综合征伴有心悸及焦虑抑郁表现的患者；还有一些心肌缺血、胃食管反流、焦虑抑郁同时都有的患者，其表现都可能与仲景所说的"奔豚"相似。

试看《熊寥笙伤寒名案选新注》中所载的一则肖琢如的奔豚案：

张某，为书店帮伙，一日延诊，云近日得异疾，时有气痛，自脐下少腹起，暂冲到心，顷之止，已而复作，夜间尤甚，请医不能治，已1个月余。审视舌苔白滑，脉沉迟，即予桂枝加桂汤，一剂知，两剂愈。

桂　枝 15克　　　白　芍 9克　　　生　姜 9克　　　炙甘草 6克
大　枣 6克

"奔豚病，从少腹起，上冲咽喉，发作欲死，复还止，皆从惊恐得之"，重者用桂枝加桂汤，"欲作奔豚"则用苓桂甘枣汤。此案方与证相应，故效如桴鼓。

莉娜又按：关于龙骨、牡蛎的作用，如张锡纯所说，龙骨、牡蛎有收敛元气，镇静安神，固涩滑脱和利痰几个主要功效。徐灵胎在《本草经百种录》中说："龙骨最黏涩，能收敛正气，凡心神耗散、胃肠滑脱之疾，皆能已之，此药但敛正气，而不敛邪气。"仲景的柴胡加龙骨牡蛎汤、桂枝加龙骨牡蛎汤就是此功效。张锡纯的镇肝熄风汤、建瓴汤，也是取龙骨、牡蛎此效。

张锡纯又提出龙骨、牡蛎，"还能宁心固肾，安神清热，而二药并用，陈修园又称为治痰之神品""凡中风者，其关节间皆有顽痰凝滞，是以《金匮》风引汤除热瘫痫，而龙骨牡蛎并用也"。这是仲景于龙骨、牡蛎的另一个用法。

关于龙骨、牡蛎的煎煮法，《伤寒论》的条文里并未提及需要煅用。龙骨是生用的，牡蛎是熬，前面已经说过了，熬是用水久煎，与煅制是截然不同的。张锡纯在《医学衷中参西录》中则说："龙骨、牡蛎若专取其收涩可以煅用，若用以滋阴，用以敛火，或取其收敛，兼取其开通者（二者敛而能开），皆不可。""牡蛎若作丸散，亦可煅用，因煅之则其质稍软，与脾胃相宜也。然宜存性，不可过煅，若入汤剂仍以不煅为佳。"由此可见，龙骨、牡蛎当是生用的。

（三）夫失精家，未必源于肾虚
——不寐、滑精案

代某，男，27岁，初诊日期：2015年8月4日。患者素有抑郁症、焦虑症病史，长期服用西汀类药治疗。1个月前停用西药，滑精随起，每日至少1次，白天无梦而滑。夜睡不寐，倦怠乏力，萎靡不振，常自汗出，偶有心悸心慌。睾丸微痛。大便溏，日3次。舌淡苔薄，口略干。脉虚弦。曾屡服补肾固精如熟地黄、黄精、金樱子、菟丝子之类，未见好转，心烦有加，经人推荐来诊。遂拟二加龙骨汤加桂枝，处方如下：

生龙骨 30克（先煎）	生牡蛎 30克（先煎）	熟附子 10克	桂 枝 30克
白 芍 30克	炙甘草 20克	大 枣 15克	白薇草 30克
生 姜 3片	7剂		

8月7日，病者自来复诊，余问药未服完何以来诊？对曰：服药3天来，未再滑精，是否更换方药？余曰：初见成效，应仍须巩固，效不更方。再开3剂，前剩4剂。合共7剂，下周五复诊。

8月11日，复诊，滑精未再见，仍有汗出。拟前方加五味子10克。7剂。

8月18日，自汗出减，滑精未再。去五味子，原方减量。处方如下：

生龙骨、生牡蛎 各30克（先煎）	桂 枝 15克	白 芍 15克
熟附子 10克	大 枣 10克	炙甘草 15克	白 薇 20克
生 姜 3片	7剂		

沛按：常言"有梦而遗责在心，无梦而滑责在肾"。可能是要说明滑精比遗精更重，更深一层罢。仲景则统谓之"失精"。《金匮要略·血痹虚劳病脉证并治》："夫失精家，少腹弦急，阴头寒，目眩，发落，脉极虚芤迟，为清谷，亡血，失精。脉得诸芤动微紧，男子失精，女子梦交，桂枝龙骨牡蛎汤主之。"

姜佐景曰："本汤之治遗精，医者所尽知也。顾知之而不能用之，其所用者，每偏于肾气丸一方，加补益之品，如续断、杜仲、女贞子、菟丝子、核桃肉之属。吾师治此种病，一二剂即已。余依师法而行之，其效亦然。"曹颖甫曰："此方不惟治遗精，并能治盗汗。十余年中，治愈甚众。"吾遵曹师之训，亦治不少。

然吾此例尤为严重，滑精月余，每日如例。再者每易一医必谓其精关不固，肾虚髓空。入耳之言，惴惴不安。心烦更甚，盗汗，脉虚弦。是有浮热，阳不入于阴。故以二加龙骨汤。

莉娜按：遗精、滑精，时下无论是病人，还是医生，都认为"肾藏精"，动辄按肾虚治疗，往往并非如此。正如徐灵胎所言："今则以古圣之法为卑鄙不足道，又不能指出病名，惟以阳虚、阴虚、肝气、肾弱等套语概之。"这其实是不懂经方，不懂辨证，胡乱用药的表现。可叹时下对中医医理一知半解，时时把肾虚挂在嘴边者，实在是误人不浅。

遗精为何要用桂枝加龙骨牡蛎汤？《黄帝内经》谓："阴阳之要，阳密乃固"。所以经方大师胡希恕认为："阳痿、早泄，证现阳气虚于下，虚阳浮于上，其关键在阳虚不能密固。"所以用桂枝加龙骨牡蛎汤或者二加龙骨汤等方温阳镇潜，这种说法也是颇有道理的。

姜佐景在《经方实验录》曾说："桂枝汤直是一首补方，纵令完全无之病人，亦可服此矣""故仲圣以本汤为温补主方，加桂即治逆气冲心，加附子即治漏不止，加龙骨、牡蛎即治盗汗失精，加白芍、饴糖即治腹中痛，加人参、生姜、芍药即治发汗后身疼痛，更加黄芪、当归即泛治虚劳，去白芍加生地黄、麦冬、阿胶、人参、麻仁，即治脉结代、心动悸，无一非大补之方"。所以对于"失精家",用桂枝汤补虚是顺理成章的。《黄仕沛经方亦步亦趋录》中也有一则滑精案用的是桂枝加龙骨牡蛎汤,与此案相类似,效如桴鼓。

而黄师此例患者,有明显的心悸心慌,故重用桂枝以定悸。

如《金匮要略·血痹虚劳病脉证并治》条文所言,桂枝加龙骨牡蛎汤还能治疗梦交,《浙江中医杂志》1984年曾载徐伯伦的一则梦交案,转与大家共飨。"高某,女,34岁,农民。入夜每与人交,天明始去,已四五年,误为'狐仙',羞愧难言。初则不以为然,久则心悸胆怯,延期失治,病情日重。避卧于邻家,仍纠缠不散。形态消瘦,困倦乏力,少气懒言,头晕眼花,腰膝酸软,带多清稀,舌质淡红,苔薄白,脉细弱。系阴阳两亏,心肾不交,属梦交症。拟用桂枝加龙骨牡蛎汤:桂枝18克,白芍20克,龙骨20克,甘草9克,生姜9克,生牡蛎30克,红枣7枚。5剂后,诸症消除,予归脾汤巩固疗效。随访1年未复发"。

三、不会用麻黄，不算是一个好医生

清末广东伤寒名家陈焕堂在其《仲景归真》一书中，有一段颇耐人寻味的话："予尝窃听药店之内，数医相聚，借机谤予。有曰：'某人常常用麻黄桂枝，何以彼独见得伤寒之多乎？'有曰：'焉不知是将牛作马乎？'予不与他辩驳，但自叹曰：'可见彼等以伤寒始用麻桂矣，岂不辜负实甚？先师造方疗人百病，效如甘露，彼等视若屠刀，可胜惜哉？'或曰：'世人皆谓麻桂二方凶险，而子独谓合用，是所谓离群别俗，毋怪俗人，反视子为偏僻也。但子恃何聪明，而敢自信之若是。'予曰：'子固试之既多，始敢出言也。'汝但转问谤麻桂者，彼自试之有误乎？抑或见人误用乎？彼等以耳作眼，道听途说，人云亦云，同声互知，实未用过麻桂者也，即使用过，亦不过仅用一钱数分，且不知施于何等证候，无怪其用之不当，而不敢用也。"

麻黄、桂枝虽有一定的副反应，但并不像我们想象得那么可怕。麻黄有六大功用，包括：①解表发汗。②止痛。③平喘。④利尿消肿。⑤振奋沉阳。⑥破癥瘕积聚。黄师以下诸案，充分表现了麻黄的不同作用，诚如黄煌教授所说"不会用麻黄不算是一个好医生"。

（一）还魂汤乃起死回生之神剂
——安眠药过量昏迷案

患者女性，八十多岁，患抑郁症，有自杀倾向。

2013年12月19日晚上一次吞服了超过120片阿普唑仑，10片思诺思，10片思瑞康。超过7个小时后，家人发觉其昏迷不醒，即送广州某三甲医院ICU抢救，经抢救3天未醒。我刚好应邀往珠海商讨"经方家园"事宜未回，21号回来即往医院探视，与ICU医生联系，经同意用中药参与。

第3日（22日）下午4点半开始服还魂汤用麻黄30克。20分钟后额上汗出，5点半会睁眼。晚上再服1剂，全身汗出，苏醒。后连出了3天汗。

沛按： 此例虽不能排除西医的各项抢救措施的作用，但还魂汤也确有其一定作用。

还魂汤载《金匮要略·杂疗方》："救卒死，客忤死，还魂汤主之。"即麻黄三两，杏仁七十个，炙甘草一两。此方《千金方》亦载，有桂心二两。

方舆輗还魂汤方云："此方为起死回生之神剂……"李培生等编的《实用经方集成》载一案，1983年，宜宾市杏林医院曾治一九岁男，因不慎落水而呛肺，失语，抽搐，人事昏沉，肢冷背冷沉绝，医者遂用通关散取嚏，随后投以《金匮要略》还魂汤，服药1剂后，汗出神清，抽搐亦定。

汤本求真先生曾用还魂汤救过一个患肺炎而生命垂危的小孩。

莉娜按：谈及还魂汤，相传编写《小品方》的南北朝医家陈延之，约483 年，在栖霞山的一所墓穴前，曾遇见一位巫师对着一位"死人"装神弄鬼施行法术。这时陈延之拨开围观的人群，伏身给法师身边的死人灌了"还魂汤"，一刻钟之后，病人便有了气息，慢慢苏醒。陈延之解释说此人是中了古墓的"恶气"。从现代人的角度看，这个所谓"恶气"应该是一氧化碳中毒。"还魂汤"其实就是麻黄汤去桂枝，麻黄有兴奋中枢神经的作用。

（二）振奋沉阳，麻黄又一妙用
——续命汤治疗小便失禁案

罗某，男性，73 岁，既往有椎间盘突出病史。2011 年 6 月外出买早餐时，不慎跌倒，其后出现腰部疼痛，活动受限，小便失禁，完全不能控制，苦不堪言，并见双下肢乏力。当时即到广州某三甲医院查骨盆片：未见骨折，故未再就诊。2 月来上述症状未见好转，故 2011 年 8 月 18 日来我院住院。入院时，稍走近便能闻到尿味，小便失禁，完全不能控制，并见其面色晦滞，双目无神，汗出，以头部为主（平素汗出较多），行走蹒跚，需两人搀扶，几乎不能举步，苔白厚腻，脉弦滑略数。发热，体温：38.5℃，无恶寒，无咳嗽咳痰，心率：87 次 / 分，律齐。查体：双下肢肌力Ⅳ级，肌张力正常，痛触觉未见异常，提睾反射减弱。入院当日下午，即请黄师查房，予续命汤，处方如下：

| 麻　黄 18克（先煎） | 桂　枝 15克 | 干　姜 6克 | 当　归 24克 |
| 石　膏 60克（包煎） | 川　芎 9克 | 党　参 30克 | 甘　草 1克 |

2剂，服药后，患者仍发热，体温：38～38.5℃，无恶寒，无咳嗽咳痰，遗尿及肢体乏力未见好转，苔白厚腻，脉弦滑略数。因患者入院前曾受凉，血象未见异常，但持续发热，考虑为上呼吸道感染。因小便自遗、双下肢痿弱是令患者最为痛苦的症状，方药主要还是应该针对患者上述症状，以麻黄类方为基础。

此患者虽有汗出，但如姜佐景所言，出汗有"病汗""药汗"，非表实证，用麻黄未必能汗出。麻黄除了发汗以外，还可以破癥瘕积聚，此处用麻黄就是取此功效。而患者又兼发热，也可借助麻黄解表退热。故为兼顾退热，暂改为大青龙汤，并嘱多饮水。处方如下：

| 麻　黄 18克（先煎） | 桂　枝 15克 | 北　杏 15克 | 甘　草 15克 |
| 石　膏 90克（包煎） | 大　枣 15克 | 生　姜 3片 | |

4剂后，已无发热。CT检查，提示L3～4、L4～5椎间盘突出。建议患者及家属行MRI检查，患者及家属拒绝。故暂以改善症状为主，重新予续命汤，麻黄加至20克，3剂，服药后，心率未见加快，但出现小便点滴难出，予插尿管，麻黄加至23克，此时患者自觉下肢活动较前有力。5剂后（9月3日）患者小便可自行排出，而且已能自行控制，无遗尿现象，厚腻舌苔已经褪尽，并可拄拐杖床边短距离活动，予带药出院。

出院后第2日，患者再次出现小便失禁，行走亦较前困难，几乎回到入院前的状态。患者未就诊，一直服用中药，但上述症状未见丝毫好转，并再次出现发热，体温：38℃左右。2011年9月8日来诊，小便完全不能控制，轮椅代步，发热，汗出，头部汗出为主，便秘，但无明显腹胀，苔白厚腻，脉弦滑略数。血常规：未见异常。先予大青龙汤退热，处方如下：

| 麻　黄 30克（先煎） | 桂　枝 30克 | 北　杏 15克 | 甘　草 20克 |
| 石　膏 90克（包煎） | 大　枣 15克 | 生　姜 3片 | 大　黄 15克（后下） |

3剂，并嘱温覆，患者服药后汗出无明显增加，小便失禁，但行走困难症状较前改善。服药3剂后，第4日（9月11日）上午已无发热，因正值中秋，停药2天。

9月13日再次就诊，无发热，汗出较前减少，便秘，苔白厚腻，脉弦滑，心率：80次/分，律齐。患者汗出减少，证明并不是汗出的患者就不能使用麻黄。遂改予续命汤，处方如下：

麻　黄 30克（先煎）	桂　枝 30克	干　姜 6克	当　归 24克
石　膏 60克（包煎）	川　芎 9克	党　参 30克	甘　草 15克
大　黄 15克（后下）			

3剂后，复诊时自诉小便虽仍失禁，但较前好转，仍有三分之一左右时间是失禁的，可自己扶拐杖蹒跚行走，舌苔仍白厚腻，脉弦滑，心率：80次/分，律齐。麻黄加至33克。

4剂后，患者再次复诊时，诉9月16日小便已可自行控制，行走时只需稍借助拐杖，白腻舌苔亦较前消退。2011年9月19日查MRI与此前CT相仿，排除占位的可能。继续服药。

莉娜按：《金匮要略》"古今录验"续命汤原："中风痱，身体不能自收持，口不能言，冒昧不知痛处，或拘急不得转侧。"而此案虽非风痱，但有双下肢痿弱，并有明显之跌仆诱因，料为脊髓挫伤所致小便失禁，与《黄仕沛经方亦步亦趋录》中黄师"续命汤通腑案"有异曲同工之妙。

排尿障碍，可能表现为尿失禁、尿潴留或者其他的不适感觉，发病原因主要是神经传导障碍，如脑部、腰骶髓的问题，或糖尿病对外周神经的损害，还可能是逼尿肌、尿道括约肌的问题，或是前列腺肥大梗阻等。对于神经的问题也好、肌肉的问题也好，麻黄都有很好的兴奋作用。我亦曾治一腰椎术后尿潴留的患者，也分不清是腰骶髓损伤还是逼尿肌的问题，用的还是续命汤，麻黄用至 25 克，加上饮水和增加腹压的练习，两周后就可以自行解小便了。

（三）再次验证，麻黄确能振奋沉阳
——老年妇女漏尿案

王女士，60 岁，2013 年间来诊。体胖健硕，患腰椎间盘脱出多年，腰痛难以俯仰，痛连腿踝，尤有甚者，小便不能自控，稍有增加腹压动作，则小便漏出，苦不堪言。舌脉如常。予肾着汤加麻黄，处方如下：

茯 苓 30克	干 姜 25克	白 术 60克	甘 草 20克
麻 黄 15克（先煎）			

每服药十余天则症状若失。月余再发又服七八剂，又止。虽未能尽愈此病，但足可以缓解一时。患者终于今年 6 月做腰椎手术。

莉娜按：《金匮要略·肺痿肺痈咳嗽上气病脉证治》中有"肺痿吐涎沫

而不咳者，其人不渴，必遗尿，小便数，所以然者，以上虚不能制下故也。此为肺中冷，必眩，多涎唾，甘草干姜汤以温之"。可见甘草干姜汤是仲景治疗遗尿的祖方。此方用干姜二两，甘草四两。

肾着汤的基础方就是甘草干姜汤，此方也是源自《金匮要略》："肾着之病，其人身体重，腰中冷，如坐水中，形如水状，反不渴，小便自利，肾着汤主之。""身体重，腰中冷，如坐水中，形如水状"就是一种水湿停聚的表现，条文还提及"小便自利"之证，治疗遗尿是相当对症的。

《黄仕沛经方亦步亦趋录》中就载有一则使用肾着汤的"老妇长年遗尿案"。黄师此案以腰痛、小便不能自控为主，所以在肾着汤的基础上，加麻黄，温散寒湿之邪，振奋沉阳。

（四）西医束手，经方彰显奇效
——外展神经炎案

患者何某，女，19岁，2014年12月23日来诊。

自诉9月份开始出现眼部疼痛不适，后出现眼球转动困难，右眼外展受限，视物重影，辗转广州多家三甲医院门诊就诊，诊为外展神经炎，曾予激素冲击治疗，效果不显。又于2014年11月11日住院治疗。入院查体：右眼外展受限，余无异常。脑脊液检查未见异常。诊断同前。入院后给予营养神经等对症处理。2014年11月19日出院，并建议半年后手术治疗。

2014年12月23日来诊时。患者自诉病史如上，并诉有抑郁症病史，因眼病后精神压力加重，常胸翳心悸，睡眠差。现症右眼球转动不利，尤其不能向右侧凝视，有重影。并有眼部疼痛，牵扯至额部、巅顶、后项。

脉浮弦紧，舌苔薄白，二便如常。

先拟柴胡加龙骨牡蛎汤加麻黄、泽泻，处方如下：

柴　胡 25克	龙骨、牡蛎、磁石 各30克（先煎）		黄　芩 15克
党　参 30克	法半夏 25克	茯　苓 25克	桂　枝 15克
大　黄 5克	大　枣 15克	麻　黄 12克	泽　泻 90克

二诊（12月30日）：失眠、心悸改善，改用葛根汤加泽泻，处方如下：

葛　根 60克	桂　枝 20克	白　芍 60克	麻　黄 15克（先煎）
大　枣 15克	甘　草 20克	生　姜 15克	泽　泻 120克　7剂

三诊（2015年1月6日）：眼球已能向右侧转动，眼痛、重影、头痛已除。继守上方，处方如下：

葛　根 60克	桂　枝 25克	白　芍 60克	麻　黄 20克（先煎）
大　枣 15克	甘　草 20克	生　姜 15克	

四诊（1月13日）右眼球已能外展转动，仍守上方，麻黄加至25克。

沛按：此证先拟柴胡加龙骨牡蛎汤，治其胸满、烦、悸、不寐，再治以葛根汤。"膀胱足太阳之脉，起于目内眦，上额交巅……还出别下项"。今太阳受邪，至经脉不利，比犹金匮之痉，目系急而收引不利，痛连巅项。重用葛根、芍药以输布津液，滋养筋脉以润其急。麻黄、桂枝以发散太阳之邪而通其闭。膀胱经气不利，则水留不行，乃至视物"重影"，故用泽泻。本经载泽泻能"聪耳明目"，五苓散中用之以主"癫眩"，犹后世用车前子"利小便又能明目"也。

莉娜按：蜀中名医范中林在使用麻黄，治疗周期性麻痹、三叉神经痛等方面多有经验。《范中林六经辨证医案》中还有一则太阴证视歧案，虽辨证的思路不尽相同，但治疗关键点也是在于麻黄的振奋沉阳。

病史：1972年冬，我在公园茶馆售茶，某日下班清帐时，总算不清，我走出屋去，看到迎面不远的小桥上，站着两个人，好像有点反常；我闭眼休息片刻，再看，却又成了一个人！这时我才意识到，自己的眼睛出了毛病。当时又感到身上疲乏不适，以为一天工作劳累所致，于是提前就寝。

第2日早晨刚起床，看见我家的单门也变成两扇，行人、车辆都是成双成对，房屋成了白色……当即到某医院就诊，经眼科检查后，确诊为"双目动脉硬化性视网膜病变"。服鱼肝油并注射维生素 B_{12}，治疗一段时间，病情如故。又去医院，医生说："你的眼睛已经坏了，眼底血管硬化了，好像机器已经坏了一样，修不好了……以后来注射一个时期针药，再吃些鱼肝油吧！"按此办法，拖了一段时间。同时，又服了一些药，诸如珍珠母、石决明之类，仍无效。

2个月以后，来范老处求诊。按太阴证视歧论治，服药6剂而愈。

诊治：2个月前突然发病，视一为二，有时视物变白色。除此，全身无明显不适和既往病史。舌淡红，苔白黄微腻、稍紧密。白睛微现淡红血丝。此为寒湿之邪入侵手太阴肺经，形成歧视。法宜散寒湿，利肺气，通经脉，以麻黄汤加减主之。

处方：麻黄10克，杏仁12克，法半夏12克，甘草10克。

上方连服6剂，复视消失，视觉恢复正常。

1978年12月28日，至患者家中追访。他高兴地说：6年前，吃了6剂药，眼睛便完全恢复，每剂药才九分钱。自那时起，我不仅照常算账看书，还经常书写蝇头小楷，作国画，描绘山水、花鸟、人物等，一如常人。

范老认为此患者发病，源于外邪循太阳之经入侵，内伤手太阴之精膏，凝结而成，所以使用麻黄汤。此案无论从何角度解释，都体现了"方证对应"的原则。能取效，关键在于对麻黄药证的掌握。

（五）无汗用麻黄，有汗用桂枝，又当活看
——三叉神经痛案

一位多年三叉神经痛患者，2013 年 5 ～ 8 月经余治疗后，至今未曾再有发作，后因其他病来诊，翻阅其病历，将治疗经过略述如下，供参考。

霍某，女，68 岁，三叉神经痛病史已三四年，经中西医药、针灸结合治疗，仍频繁发作，常 1 个月发作三四次。痛时面部不可触摸。2013 年 5 月 24 日初诊：左侧头面部疼痛。患侧面部有胀麻感觉。自汗出较多，恶风畏寒，舌淡，脉弦细。初用葛根汤合麻黄附子细辛汤，处方如下：

葛　根 30克	麻　黄 15克（先煎）	白　芍 15克	桂　枝 15克
附　子 25克	细　辛 12克	大　枣 15克	炙甘草 15克
生　姜 15克			

服药后，疼痛很快就减缓。后以当归四逆汤加附子，处方如下：

当　归 25克	白　芍 15克	桂　枝 20克	细　辛 12克
附　子 25克	木　通 15克	炙甘草 15克	生　姜 15克

连续服到 8 月份，便自己停药，至今未有再发。

沛按：三叉神经痛是常见疾患，常反复难愈，中医治疗宜须辨寒热阴阳。此患者畏寒恶风，脉弦细，应是阳气不振，寒邪凝滞，经隧不通。先以葛根汤合麻黄附子细辛汤以散寒止痛。此证自汗出本非麻黄所宜。但麻黄实为温散寒邪、振奋沉阳之要药，故以大剂附子温阳止汗，桂枝和营以制之，痛缓即可去之。继以当归四逆汤加附子温经散寒，养血活血以善其后。患者已近1年未发作，不敢轻言根治，嘱其宜慎风寒，继续观察。

莉娜按：麻黄、桂枝虽都是发汗药，但是还有各自不同的药证，此案与前面的外展神经炎案，皆取麻黄"振奋沉阳"的作用，都不是桂枝可替代的。而在有"汗出"的情况下，是不是还可以用麻黄？

《经方实验录》中有"病汗""药汗"之说，虽然原是针对桂枝汤而言，其实对于所有发汗药，也应该是同样的道理。

曹氏认为，疾病本身的汗出症状称为"病汗"，这种汗出多带凉意；服发汗药后的遍身微汗出，称为"药汗"，这种汗出多带热意。

桂枝证本有汗出，为什么还用桂枝继续发汗？对此姜佐景继续解释道："中风证而服桂枝汤，'先得药汗'，是'发汗'也，'病汗'遂除，亦'止汗'也。"虽然患者有汗出，但表邪并不能随汗而解，须通过药物的发汗，汗出透彻，表邪才能随汗而解，表解后汗出自止。

佐景又云："发汗与否乃服药后之现象，服后之现象等于方药加病证之和，非方药而独专也。详言之，桂枝汤必加中风证，乃得'药汗'出，若所加者非中风证，而为如本案之里证，必不得汗出，或纵出量必甚微，甚至不觉也。"发汗只是服药后的现象，而不是使用桂枝汤的全部目的，无须发汗之证，服桂枝汤后，也不是必然会有汗出的。

桂枝类方中，桂枝用量较大的方剂，都不是用来解表的。桂枝汤用桂枝三两，桂枝甘草汤、苓桂甘枣汤、桂枝附子汤、附子甘草汤则用桂枝四两，桂枝加桂汤用桂枝五两。可见，将桂枝用作其他作用的时候，仲景并不担心其发汗的作用。

其实麻黄汤亦然，而且越婢汤证和麻杏石甘汤证都是有汗出的，前面已经讲过，不再赘述。

当然，麻黄的发汗作用远胜于桂枝。根据临床观察，麻黄造成汗出过多是会有的，但即便用到 25 ～ 30 克，也不如造成心悸、手抖、失眠的多见。是否出现副作用，又和个人体质有关。所以临床上使用麻黄，应该从少量开始，逐渐加量。而且要跟踪患者服药后的反应，必要时多做几个心电图。往往副作用会在服药几天，血药浓度上去了才出现。这个时候可以稍减量，等到适应了，再慢慢把量加上去。

（六）心悸心慌，未必没有用麻黄的机会
——高山反应嗜睡心悸案

澳门患者赵女士，63 岁，有高血压病、糖尿病病史。2011 年 8 月初，曾往西藏旅游，高山反应。回来后体倦乏力，嗜睡，反应迟钝。据称在澳门西医诊查：血压高至 160/100mmHg、左心肥大、血糖高、脑萎缩。经西药治疗效不显。2011 年 9 月 30 日来诊。现症体倦嗜睡，行动迟缓，夜不寐，心悸心慌，下肢微肿，味觉迟钝。平素业余爱好唱粤曲，现觉唱曲时常走调，气不顺畅。舌稍胖，苔白稍厚，脉沉而细。拟麻黄附子细辛汤合苓桂术甘汤。处方：

麻　黄 12克（先煎）	熟附子 30克	细　辛 9克	桂　枝 20克
茯　苓 30克	五味子 15克	白　术 30克	炙甘草 12克
安桂心 3克（焗服，兑）	高丽参 10克（另炖，兑）		4剂

10月4日复诊。精神畅旺，余无特殊。续以前方，麻黄用18克。7剂。

10月12日复诊。诸症悉除，嗜睡，动作迟缓均已改善。又复能参加曲艺社活动，唱功大进。再以7剂，以巩固疗效。

莉娜按：对于"但欲寐"，经方大师刘渡舟认为是指"欲睡而又不能熟睡，为阳虚阴盛之象"，当以麻黄附子细辛汤振奋沉阳。

苓桂术甘汤原治："伤寒，若吐若下后，心下逆满，气上冲胸，起则头眩，脉沉紧，发汗则动经，身为振振摇者。"现以此方配合麻附细辛汤，一以桂枝治悸，二以桂枝制约麻黄的副作用。故心悸心慌，仍可用麻黄。当然这种情况必须注意密切观察。

2011年5月在京召开的"首届（中日韩）经方学术会议"中，南京中医药大学黄煌教授的专题讲座为"麻黄类方的应用"，继而是黄仕沛老师的"古今录验续命汤小议及在临床上的运用"，都是讨论麻黄的。黄煌教授开场第一句话是说："不会用麻黄不算是一个好医生。"8月份在广州召开的"首届国际经方班暨第十期全国经方临床运用（疑难病）高级研修班"上，李赛美教授主持黄仕沛老师的讲座时说："通过今年的经方班，可能会兴起一股麻黄热。"可见麻黄是一味潜力很大的药物，应引起临床中医的重视。

（七）再次验证：心悸汗出也可用麻黄

——病窦综合征心悸脉迟而涩案

邓先生，64 岁，近 1 年反复出现心悸不适，气短，上下楼梯出现气促，间有头晕，胸闷，汗出较多，冷汗为主，肢端发凉。2011 年 6 月，外院行动态心电图：窦性心动过缓，心率 50 ～ 55 次 / 分。未排除病窦综合征。建议行心脏起搏器植入术。患者畏惧手术，故求诊于黄师，希望中医治疗可取效。刻诊：面色㿠白，气短，声低，肢冷，脉细迟缓。师谓此肢冷、汗出乃桂枝加附子汤证也；脉微细乃麻黄附子细辛汤证也，两方合用。脉涩，胸满者当去芍药，处方如下：

生龙牡 各30克（先）	桂 枝 30克	炙甘草 30克	大 枣 15克
附 子 30克（先）	细 辛 12克	麻 黄 15克（先）	生 姜 10克

患者坚持服药近 2 个月，心悸及胸闷症状已明显减轻，无明显汗出、肢冷及头晕，心率维持在 55 ～ 60 次 / 分。继续服药，现心率维持在 60 ～ 70 次 / 分。

沛按：《金匮要略·水气病脉证并治》曰："寸口脉迟而涩，迟则为寒，涩为血不足。趺阳脉微而迟，微则为气，迟则为寒。寒气不足，则手足逆冷；手足逆冷，则荣卫不利……"以桂枝去芍药加麻黄附子细辛汤主之。此方证虽本用于水饮"心下坚，大如盘，边如旋杯"者。而本案借用本方，实因此方乃桂枝去芍药汤之延伸。

夫脉促、涩、结、代，皆是脉之间歇。胸满乃是心悸之表述。心悸、脉间歇同见者，皆宜桂枝去芍药。仲景去芍药方共六首：桂枝去芍药汤、桂枝去芍药加附子汤、炙甘草汤、桂枝去芍药加麻黄附子细辛汤、桂枝附子汤、桂枝去芍药加蜀漆牡蛎龙骨救逆汤。桂枝附子汤（组成即桂枝去芍药加附子汤）有涩脉无胸满，如《伤寒论》第174条："伤寒八九日，风湿相搏，身体疼烦，不能自转侧，不呕不渴，脉浮虚而涩者，桂枝附子汤主之。"救逆汤则有悸（惊者必有悸）而脉未必歇。除上述两方外，其余各方证皆是脉间歇而胸满，故此去芍药是仲景之例也。

莉娜按：麻桂并不是只能用于伤寒，其实用麻桂也不像某些医家想象得那么可怕，大家看了前前后后多个用麻桂的医案，应该很清楚了，这里不必赘述。

《伤寒论》第20条："太阳病，发汗，遂漏不止，其人恶风，小便难，四肢微急，难以屈伸者，桂枝加附子汤主之。"但仲景第21、22条又云："太阳病，下之后，脉促胸满者，桂枝去芍药汤主之。若微恶寒者，去芍药方中，加附子汤主之。"经方大师刘渡舟在《伤寒论十四讲》中就有一则以桂枝去芍药加附子汤治疗胸痹的医案。"王某，男，46岁，建筑工人。多年来胸中发满，甚或疼痛，遇寒冷气候则甚，并伴有咳嗽气短等症。切其脉沉弦而缓，握其手则凉，询其小溲则清长，视其舌质淡嫩苔白略滑。处方：桂枝去芍药加附子汤。连服6剂，证情逐渐减轻，多年胸中闷痛，从此得以解除。

黄师此案，患者有明显汗出、肢冷，正合桂枝去芍药加附子汤的方证，患者心悸，肢冷，脉迟缓，正是阳微不振，故与麻黄附子细辛汤。其实，麻黄有致心律失常的作用，也正因其对心脏的兴奋作用，对病窦综合征等心电传导障碍的疾病，也有相当的治疗作用。

（八）经方使用切不可墨守成规
——长期失眠治验案

云浮患者冯某，女，21岁，严重失眠多年。

2015年3月中来诊，自诉常彻夜难眠，十多天、甚至二十天，才能睡一晚，且入睡时间很短。日间有昏沉感，喜睡，但尚不太影响工作。

就诊时携2014年1月4日广东省人民医院"多导睡眠呼吸监测"报告：患者夜间睡眠较差，睡眠效率为71.1%，S3、S4期时间明显缩短，主要表现为入睡困难，夜间易醒，觉醒次数多，但醒后可重新入睡；未见睡眠相关的阻塞性呼吸暂停事件发生；未见睡眠相关的肢体运动事件发生。患者自诉检查那晚刚好是连续十余天未睡后，适逢能睡的一晚。

刻诊：体略胖，面色偏白，表情开朗，脉弦细略紧。自我感觉舌头干涩，似痛非痛，难以名状。先后予黄连阿胶汤、柴胡加龙骨牡蛎汤，全无效果。

6月2日复诊，得知患者时有头眩头痛，略觉神疲。暗揣既然诸法乏效，不如反其道而行之，以苓桂术甘汤加麻黄，处方如下：

茯 苓 30克	桂 枝 15克	白 术 15克	麻 黄 15克（先煎）
炙甘草 12克	3剂（嘱麻黄每日递增3克）		

6月4日来电说，前天服第一剂药，没有什么感觉。昨晚睡前服了第二剂（麻黄用20克），没多久，头部感觉轻松了，稍微感觉有点心跳加速，且毫无睡意，整晚在床上翻来覆去。12点上床，5点便起床了，今天有些眩晕。

我解释说："我曾吩咐你要白天尽早服药，不要睡前服药，因为麻黄有兴奋作用，今天试改用麻黄17克吧"。

6月5日复诊，诉这几天都有头痛，但服药后头痛即舒缓。昨晚能睡几个小时，这是5月19日至今第一次睡着。仍守上方，麻黄用20克，4剂。

6月6日来电，昨日头痛，服药后即缓解，至晚上10点多钟，药气过了，头有些痛，上床便睡，一直睡到今天8点起床，舌头感觉舒服了。嘱她明天麻黄加至23克，尽早服药。

6月7日来电，昨晚睡得很好，12点睡，7点多醒来。连续几天来躺下10分钟左右便入睡，中间没有醒，嘱其明天麻黄用26克。

6月8日来电，昨晚11点半上床，十几分钟后入睡，到今天8点方醒。

莉娜按：*此案是依《伤寒论》中"少阴之为病，脉微细，但欲寐也"，以麻黄附子细辛汤治疗阴盛阳虚的失眠。*

临床上阴虚火旺引起的失眠是很常见的，如黄连阿胶汤证、竹叶石膏汤证、百合地黄汤证等，本书皆有验案。阴盛阳虚引起的失眠，我们在临床中往往会忽略掉。

临床上阴盛阳虚的失眠其实并不少见。关于阴虚火旺与阴盛阳虚临床表现的不同，恽铁樵有这样的论述，描述得相当准确："阴虚火旺者，恒苦竟夜不得寐，阴盛阳衰者，无昼夜但欲寐。阴虚火旺之不寐，并非精神有余不欲寐，乃五内躁扰不宁，虽疲甚而苦于不能成寐，阴盛阳衰之但欲寐，亦非如多血肥人，头才着枕，即鼾声雷动之谓，乃外感之寒盛，本身之阳微，神志若明若昧，呼之则精神略振，须臾又惝恍不清，此之谓但欲寐。

病入少阴，无有不如此者，故少阴篇首标此三字，然阳明证亦有迷睡，须不得误认，故又出脉微细三字。"

我们这个病人，虽还没到头才着枕就睡着的程度，但是白天也是昏昏沉沉的。如《素问·营卫生会》所说："昼不精，夜不瞑"。白天但欲寐，晚上自然难以入睡。

阳虚阴盛之"但欲寐"，须借助麻黄有振奋沉阳的作用，通过麻黄兴奋的作用引阳入阴。从西医的角度讲，则是希望在充分兴奋之后，达到抑制的目的。麻黄类方用于失眠是理所当然的。

临床上，"但欲寐"往往是"从阳入阴之际"，病情转差的表现，一旦出现这样的症状一定要注意观察，以免失治误治。

（九）经方神效，再度验证
——类天疱疮案

退休干部钟老伯，76岁，确诊为"类天疱疮"，已2年余，疱疹此起彼伏，全无间隔，疱疹充盈时疼痛彻夜不眠，结痂时瘙痒如虫行，口腔常有溃疡，患者不胜其苦。早期曾用激素，因不愿意长期服用激素，转而求诊于中医。但延请多位中医，无非清热解毒，祛湿活血，始终无效。2013年春节前经朋友介绍前来找我，因临届节日，故过了元宵节后约2月底开始来治疗。

刻诊：该病人的疱疹全身满布，尤以颈项部、腋窝部为甚。大如乒乓球，小如玻璃弹珠。疱疹皮肤较厚，并非晶莹透亮，破溃后渗液清稀。眼睑亦有波及，眼眶潮红微肿。上颚一溃疡面如豆大，舌右侧溃疡，咽喉疼痛，咳出血痰。心率45次/分。舌红苔白，唇红。脉冷，脉沉细而迟。患者平时甚少汗出，皮肤干燥，恶风。拟麻附细辛汤、甘草泻心汤合升麻鳖甲汤，处方如下：

熟附子 25克	细 辛 15克	黄 芩 15克	麻 黄 15克（先煎）
法半夏 25克	党 参 30克	当 归 20克	升 麻 60克
鳖 甲 15克	甘 草 30克	大 枣 15克	大 黄 10克
川黄连 6克	干 姜 10克		

3月22日已初见成效；麻黄开始递增至今已用至45克，心率76次/分。患者自诉相对以前好了很多，疱疹以前每发出皆较密集，现在已经是疏落散在的；以前是大如乒乓球，小如玻璃弹珠，现在如黄豆大；以前痛不能眠，现在不大觉痛；以前口腔咽喉溃烂吐脓血，现在只有一两点溃疡面；以前眼睑疱疹红肿，现眼部已没有发疱疹多天。

3月26日，疱疹大多已结痂，颈部、腰部有新出，但不大，不多，不痛，但痒。

4月2日，情况良好，检视颈项部，四肢，腰背，前腹疱疹全部结痂，仅小腿有三点如绿豆大新出。

4月9日，患者太太欣喜异常，告疱疹续有好转，眼睑，口腔久未有发。1周来只出过一两点，如绿豆大，只痒不痛了。能安睡了，2年来从未有如此段时期睡这么好过。以前从来很少汗出，现在有些许汗出了，人也很精神。效不更方，麻黄用50克。

沛按："天疱疮"或"类天疱疮"是现代医学病名。不同于中医的"天疱疮"，中医所指实是"脓疱疮"，应属《金匮要略》浸淫疮一类。此病是免疫系统疾患，有时与肿瘤并患。多发生于免疫机能低下的老年人。此例较特殊的是：①畏风无汗，疱疹皮厚色淡黄。②脉迟而沉细。③溃破后渗液清稀。符合表实里寒，故以麻附细辛汤。

其次类似"狐惑病"之发于口、眼黏膜。故以甘草泻心汤。亦类"阴阳毒"之"阳毒之为病，面赤斑斑如锦纹，咽喉痛，唾脓血。阴毒之为病，面目青，身痛如被杖，咽喉痛"所以用升麻鳖甲汤。

升麻曾几何时被视为升阳之品，其实仲景绝无此说。自张元素提出："若补其脾胃，非此为引用不补。"在此顺带说一说"归经""引经报使""舟楫之剂"等用药理论，是后世的创造，但不能以此解释经方，更不要以为仲景是根据此等理论制方的。

张元素的弟子李东垣因而创补中益气汤及升阳益胃汤等药方，用参芪配升麻，以升举阳气。接着大多医家肆意发挥，更有发出危言耸听之说，如《本经逢原》说："为其气升，发动热毒于上，为害莫测，而麻疹尤为切禁，误投喘满立至！"李时珍更发挥其想象力，随俗附和对升麻命名作了解释："其叶似麻，其性上升，故名。"（后世中药药理多有此附会成分，如沉香性下沉等）至此，令人对升麻畏之惧之，竟有"升不过七"之俗约。《温病条辨》明言禁用升麻、柴胡，普济消毒饮也要去掉升麻、柴胡。时至今日《中药学讲义》仍然是把升麻编入解表药中，用量是 3～10 克，基本上无人注意仲景用升麻的经验了。

仲景用升麻共有两方，一为治阴阳毒的升麻鳖甲汤，一为厥阴篇的麻黄升麻汤。要注意两方证的共有症状"咽喉痛，唾脓血""咽喉不利，唾脓血"所以两方都用升麻。前者用二两，后方为伤寒论方中特轻的一方，但升麻也用一两一分。可见升麻是一味清热解毒利咽喉的药物。不存在升阳的作用。

甲午广州鼠疫大流行，易巨荪等人运用仲景法升麻鳖甲汤，用大剂量升麻治疗鼠疫无数的故事，更是脍炙人口。

1894年的鼠疫，据当时海关的报告死亡人数达10万人以上，另有一位传教士统计，当时3～6月间广州城中售出9万具棺木，所以比之非典有过之而无不及。《申报》描述当时疫症凶险迅猛情景："常有宴饮之际，席未终

治疗前：

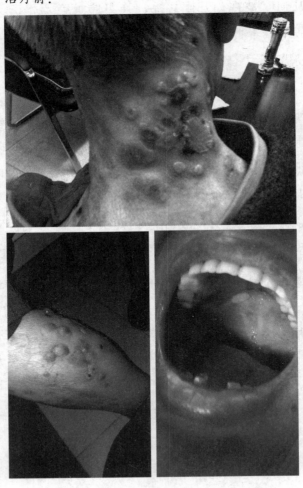

而身已亡；谈笑之余，音尚存而魂已散。疫症出于俄顷，药石无所用之。"

《集思医案》中记载了 7 例救治鼠疫的真实案例，第四十案中说："予与黎庇留、谭星缘二友再三商度，因升麻一味骇人闻见，改汤为散，活人无算。"据谭次仲记载，甲午期间用升麻等药治鼠疫，黎庇留谓治百人中得生还者约有七八十，谭星缘则云只有百分之六十，而其他医生，或不敢用其方法，或用而不当，总之"治验之成绩，不如黎、谭远甚"。

粤海关税务司的法来格在 1894 年的报告中说："初起之时，一经染及，多不能治，故殒命者甚多，华医群皆束手。迫至将止之际，华医已经探得病源，亦能设法疗治，故痊愈日见其多。"

治疗后：

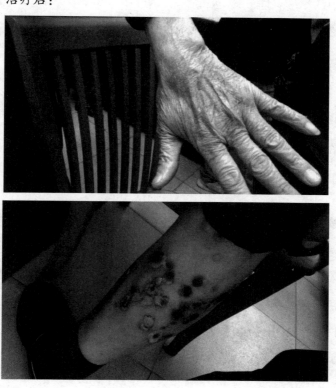

（十）止痛不离麻黄，仲景用药之不二法门
——全身关节疼痛案

廖女士，70岁，2011年6月28日来诊，全身疼痛，已20多年，每痛须用"引哚美辛栓肛塞"缓解。疼痛常于傍晚起至凌晨渐重，次晨渐减，常持续三五天、1周不等。有时间隔七八天、十余天发作1次，反复不愈。疼痛好发于两胁间，时而一侧，时而双侧，伴头发胀，常自汗出，冬天畏寒，大便常每天2～4次，溏软，舌稍胖、色淡。拟麻黄附子细辛汤合桂枝汤，处方如下：

麻 黄 15克	桂 枝 20克	细 辛 15克	附 子 24克
白 芍 60克	大 枣 20克	甘 草 20克	生 姜 3片 3剂

7月1日复诊，疼痛无发作，依上方麻黄用12克。7剂。

7月8日，诉7月1日晚疼痛发作，较轻，次晨渐缓解。无须使用止痛药。仍守上方麻黄用15克。7剂。并嘱若有疼痛发作，即时再煎1剂进服。

7月26日，自诉坚持服上方至今已近1月，除7月1日小痛1次外，精神食欲如常，睡眠好，继续观察。

莉娜按：此患者全身疼痛，反复不愈，可能是骨质疏松引起的疼痛，也可能是痛觉的障碍，中医但以止痛为要。麻黄止痛，教科书虽不重视，确实是仲景用药的不二法门。《伤寒论》第35条："太阳病，头痛发热，身疼，腰痛，骨节疼痛，恶风，无汗而喘。"所谓"麻黄汤八证"有一半与"疼痛"相关。经方中如麻黄加术汤、越婢加术汤、大青龙汤、葛根汤、桂枝芍药知母汤、麻杏苡甘汤、乌头汤等方证都有疼痛症状。

（十一）方证对应，药证亦不可忽略
——麻杏苡甘汤治扁平疣案

患者钟某，女性，30岁，工作时常接触酒精等化学物品。2010年双手手指及掌背开始出现米粒大的扁平隆起丘疹，起初仅2～3粒，表面光滑，呈浅褐色，无渗液，颗粒较大的会有疼痛感。后来颗粒逐渐增多，增加至10～20粒。患者经常自己用剪刀切除丘疹。2011年6月曾在广东省中医院行激光治疗。经过上述处理后丘疹仍反复长出。2011年11月11日，患者经同乡介绍求治于黄师。

刻诊：双手手指及掌背散在有近20粒比皮肤颜色稍深的扁平隆起丘疹，多是米粒大小，最大直径约3mm。予麻杏苡甘汤。处方如下：

麻 黄 12克	北 杏 15克	薏苡仁 60克	甘 草 30克	7剂

并予生薏苡仁500克磨粉，每次20克口服，每日3次。

11月25日，即服药后第14天复诊。薏苡仁粉尚未做好，丘疹已开始脱落。继续服上方汤药7剂，并嘱加服薏苡仁粉以巩固疗效。1周后丘疹仅剩2～3粒。2012年1月，其同乡来诊时询悉钟某之丘疹已全脱落，未复有新的丘疹长出。

莉娜按：黄师曾用薏苡仁粉治疗扁平疣多例屡试屡验。其心得曾发表在国医大师邓铁涛主审的《中医简便廉验治法》一书中。以往单用薏苡仁粉通常是在20～30天丘疹自行脱落，此例服后第14天内丘疹便自行脱落，较以往所见为快，是否丘疹较细小加之与麻杏苡甘汤合用而效果增强？有待观察更多病例以证之。薏苡仁性味甘淡微寒，多以为此品平淡无奇，只注重其利水渗湿之效，而忽略其他功效。

《金匮要略》除麻黄杏仁薏苡甘草汤治风湿外；试观治胸痹之薏苡附子散、治肠痈之薏苡附子败酱散、治肺痈之《千金》苇茎汤，皆非用作利水渗湿。而胸痹为胸阳不运，血脉痹阻，肠痈、肺痈条文中均注明"其身甲错""胸中甲错""甲错"者肌若鱼鳞之错也，仲景均视为瘀血之证。胸痹、肠痈、肺痈均非一般之疾，古人均委薏苡仁以重任，可知本药非一般平淡之品可比。扁平疣虽非大病但也是气血结聚而成。黄师用此法治扁平疣，患者初服时往往信疑参半，至疣体自然脱落后才啧啧称奇。本例未来得及薏苡仁磨粉，故先以复方汤剂治之。并无阳气不足之附子证，未与附子合用。而麻黄有破癥瘕积聚的功效，故选用麻杏苡甘汤，竟效更速。

四、眩晕、头痛来势汹汹，经方屡建奇功

眩晕的治疗是《伤寒杂病论》的又一亮点，亦足证伤寒方并非只能治外感热病，而是如柯韵伯所说"为百病立法"，伤寒方亦不止麻黄、桂枝、柴胡。

头痛与眩晕在临床上同时并见的机会也很多，这两个病发时，往往让人痛苦难耐，治疗关键在于尽快控制症状。经方如林亿所说："尝以方对症者，施之于人，其效如神。"用经方治疗头痛、眩晕，方证相应，往往能取得一剂知，两剂已的效果。

（一）单捷重剂，小量频服疗急症
——冒眩而呕案

吴老先生，九十三岁高龄，素体健硕，思维清。吾友之父也，住处离我家不远。

2012 年 12 月 14 日中午，吾友来电云：老人三天来眩晕不能起坐，呕吐，滴水不能进。曾往医院点滴西药，未有好转。我说："怎么不早告我？我下午 4 点要飞哈尔滨讲课。"他说日前曾欲请我往诊，又以为我澳洲讲学未回云云。我于是即往其住处。

见老人侧卧，嘴旁放一塑料小盘，以盛呕吐之物，呕出为清水。神清，闭目不言。问他能否仰卧，他说可以，遂扶他仰卧。不一会却又引来一阵干呕。舌淡胖苔白润，脉弦。即处方药，以泽泻汤合吴茱萸汤，处方如下：

| 泽　泻 90克 | 白　术 30克 | 吴茱萸 6克 | 大　枣 15克 |
| 党　参 30克 | 生　姜 30克 | | |

嘱煎成小半碗，分 2 次服，复渣再煎，又分 2 次服，每隔 1 小时服 1 次。

次晨友致电哈尔滨欣告，老先生自服第 1 次药后未有再呕吐，眩晕亦减。嘱再配 1 剂，如法煎服。

12 月 16 日下午回穗又到老先生寓所诊视。称仅头稍稍发麻且重，已能坐，步履不稳，继用苓桂术甘汤加泽泻以竟全功。

沛按：此证眩晕重且急，应以单捷之剂取效。《金匮要略·痰饮咳嗽病脉证并治》篇曰："心下有支饮，其人苦冒眩，泽泻汤主之。"苦者势急而重不胜其苦也。泽泻汤仅两味，原方重用泽泻五两。确能缓眩于顷刻，与后世祛痰熄风之半夏白术天麻汤不可同日而语也。

篇中又曰"冒者必呕"，本冒眩解后其呕自止。然急者又应顾其标，止呕之速效者莫如吴茱萸汤也。以小量频服者，恐其胃拒不纳故也。

莉娜按： 泽泻汤是治疗眩晕的基方，专治"苦冒眩"，疗效显著，此方作为基方也可以配合其他方剂治疗眩晕。急救的方，要求"甚者独行"，所以泽泻汤只有两味。煎煮法方面也是用水量少，急煎急服，"以水二升，煮取一升，分温再服"。所以黄师此案，也采取单捷重剂，小量频服的办法。

治疗眩晕以泽泻汤为基方，治疗饮邪引起的眩晕，还可以选用苓桂术甘汤，症见"心下逆满，气上冲胸，起则头眩"；五苓散，症见"吐涎沫而癫眩"；真武汤，症见"身瞤动、振振欲擗地"。

这几个方证各有侧重，苓桂术甘汤和五苓散都有心悸的表现，而五苓散呕吐更为明显，甚至"水入即吐"，真武汤则治阳虚水泛。

当然也不是所有眩晕都是饮邪引起的，适合使用泽泻汤及其衍生方，我们可以看一下南京中医药大学陈亦人教授在《<伤寒论>求是》中，所载的一则医案：

"曾治一眩晕患者，西医诊断为美尼尔综合征，发病1周，经治未愈，即根据口苦咽干目眩，结合舌红苔白薄腻，脉弦数，辨证为少阳痰热，使用柴胡剂收到显效。如果没有口苦咽干，而是舌淡苔润，则多属于寒饮上凌，清阳不升的苓桂术甘汤证。"

陈老此案并非水饮引起，又有"口苦咽干"。所以用的是小柴胡汤。小柴胡汤证是眩晕的另一个截然不同的方证。

《伤寒论》第96条"伤寒五六日，中风，往来寒热，胸胁苦满，嘿嘿不欲饮食，心烦喜呕"用18个字很好地概括了小柴胡汤的方证。而在小柴胡汤19条条文中，第263条也是相当重要的一条。第263条指出："少阳之为病，口苦，咽干，目眩也。"

联合第263条和第96条，我们可以看出此方证虽然也是眩晕，欲呕，但无论与苓桂术甘汤、五苓散，还是与真武汤都是不同的。此证无痰饮，但夹虚夹热，还会伴有"往来寒热，胸胁苦满，嘿嘿不欲饮食，心烦喜呕"的小柴胡汤的特有表现。

（二）二加龙骨汤无须去桂
——二加龙骨汤在眩晕治疗中的应用

2016 年 8 月 1 日旅美的朋友梁女士来电，他先生近晨起眩晕，已持续 2 个多月，以往有一侧耳失聪，有糖尿病史。当地医生诊断是耳源性眩晕，但用药效果不显。每天晨起必发作，每因起床诱发，发则天旋地转，必要慢慢坐起，伴大汗出，泛泛欲吐，心慌心悸，心率 110 次 / 分，手足冷，口渴欲饮，大约半小时后慢慢缓解。但发作时，恐怖异常。黄师初以泽泻汤加桂枝，泽泻用 120 克。

8 月 10 日来电，6 剂后，症状未见缓解，晨起仍发作，大汗出，心悸。遂改用二加龙骨汤加桂枝、泽泻、吴茱萸，处方如下：

龙骨、牡蛎 各60克（先煎）	桂 枝 45克	白 芍 20克	
熟附子 25克（先煎）	白 薇 30克	泽 泻 120克	
大 枣 20克　　吴茱萸 10克	生 姜 20克	炙甘草 20克	4剂

8 月 15 号来电，眩晕已减大半，情况稳定，没有欲吐，仍汗出。上方加山茱萸肉 30 克。

服药至 9 月 10 日，眩晕诸症未复再发，嘱停药。

莉娜按："苦冒眩"，本是泽泻汤证，伴有心悸，所以加桂枝，服药后却效果不明显。改用二加龙骨汤，切入点是"大汗出，心悸"。

二加龙骨汤是《金匮要略·血痹虚劳病脉证并治》桂枝加龙骨牡蛎汤条文下的附方，《小品方》云："虚弱浮热汗出者，除桂，加白薇，附子各三分，故曰二加龙骨汤。"岭南"四大金刚"易巨荪先生谓此方"引阳入阴"犹喜用之。此方本为桂枝加龙骨牡蛎汤除桂，加白薇、附子，治疗"有浮热，阳不入于阴"。黄师认为其"虚"是兼有"汗出"的，究其原因应该是"营卫不和"，调和营卫，固然离不开桂枝汤。因为汗出较多，并有虚热浮于外，故也应是桂枝加附子汤证的衍方，所以黄师认为此方是不用去桂枝的。此患者有明显的心悸症状，就更不能去桂了。

（三）阳虚水泛，眩晕又一经典证型
——真武汤合麻黄附子细辛汤在眩晕治疗中的应用

男性，62岁，河北人，广东省中医院曹主任同乡。2014年开始出现行走不稳，左右摇摆，当时查体：指鼻、轮替、跟－膝－胫试验（＋），闭目难立征（＋），并完善相关检查（具体不详），诊断为多系统萎缩。口服金刚脘胺、美多巴、丁苯肽、咪多吡等西药后症状未见缓解。并逐渐出现小便失禁、大便干结难排，饮水呛咳，言语欠清。2016年1月MRI：小脑脑沟增宽，桥前池、环池增宽，左基底节、双放射冠慢性缺血改变。2016年3月肌电图：肛门括约肌损伤。2016年7月，发烧后开始出现头晕，每于卧立位转变时发生，站立时抖动得厉害，四肢乏力。测卧立位血压，卧位140／90mmHg，立位90／60mmHg。曾在北京多间三甲医院治疗，症状缓解不明显。有前列腺增生病史，小便浑浊，乳白色，口不渴，舌苔厚腻。

8 月初曹主任发来病历询治方，我因外出，未及细看，至 18 日回，予五苓散 4 剂。

8 月 23 日，症状好转不明显，再细询其情况，有明显体位性低血压，起则头眩，行则振掉，遂改五苓散加麻黄附子细辛汤，处方如下：

泽 泻 120克	桂 枝 30克	白 术 30克	茯 苓 30克
猪 苓 15克	麻 黄 12克	附 子 15克	细 辛 12克
生 姜 15克	4剂		

改药之后第 1 剂服完，走路头不晕了，尿量比服用前几剂药时少点，一天的进水量有 2500ml 左右（包括饭汤），尿频好转，说话也有些力气了，精神明显好转。但是站立时间长了还是会发抖，仍尿无力，有尿不尽感。

8 月 27 日，改真武汤合麻黄附子细辛汤加泽泻，处方如下：

茯 苓 60克	白 术 30克	附 子 25克	生 姜 25克
白 芍 15克	肉 桂 20克	泽 泻 120克	麻 黄 18克（先煎）
细 辛 15克			

莉娜按：这个病人是典型的多系统萎缩，以小脑萎缩（共济失调）、自主神经功能障碍（二便障碍、体位性低血压、饮水呛咳、言语不清）为主要表现。引起眩晕，主要考虑两方面原因：其一，多系统萎缩，累及延髓背外侧核团及小脑，引起中枢性眩晕；其二，不排除体位性低血压引起的头晕。

泽泻汤是仲景治疗眩晕的基方，五苓散是基于泽泻汤的治疗眩晕的名方。此患者舌苔厚腻水滑，有水饮是必然的，为什么服药后疗效不明显？

原因在于，这不是一个单纯的眩晕，而是一种神经系统变性疾病，还伴有其它神经功能缺损症状，有赖于麻黄兴奋神经，所以使用麻黄附子细辛汤振奋沉阳后症状明显缓解。

单从眩晕看，此患者的症状和平时常见的头晕、视物旋转、呕吐也不尽相同。患者发抖，站立不稳，苔厚腻水滑，其实是阳虚水泛之证，与《伤寒论》第82条："太阳病发汗，汗出不解，其人仍发热，心下悸，头眩，身瞤动，振振欲擗地者"的真武汤证最为丝丝入扣，是需要温阳利水的。这是后面改用真武汤的原因，也是麻黄附子细辛汤能取效的原因之一。

沛按：第二十六、二十七两案有异曲同工之妙。同是顽固的眩晕重证，都是微信咨询下试投方药。第一案基础病不算严重，但眩晕发作颇重。第二案多系统萎缩本是不治之症，但眩晕缠绵，生活质量更差。两案由于初时未知详情，仅遵《黄帝内经》："甚者独行"之意，处以小方，其效未应。而顾及他证，标本同治，第一案结合二加龙骨汤，第二案结合真武汤与麻黄附子细辛汤后，其效立至。

五苓散的基方之一是"泽泻汤""心下有支饮，其人苦冒眩。""苦"是苦楚、严重的意思。五苓散证中有"癫眩"一症，常用于水饮内停，急性发病而又较严重的眩晕者，重用每收良效。为后世"无痰不作眩"之说的先导。

案一由于伴大汗淋漓，肢冷，心悸。故结合二加龙骨汤。二加龙骨汤是《小品》方，此书已佚，林亿等人将之附于《金匮要略·虚劳》桂枝加龙骨牡蛎汤条下。桂枝加龙骨牡蛎汤治："夫失精家，少腹弦急，阴头寒，目眩，发落，脉极虚芤迟，为清谷，亡血，失精。脉得诸芤动微紧，男子失精，女子梦交。"此方曹颖甫推崇备至，说："此方不惟治遗精，并能治盗汗。"能治汗是从桂枝汤说起的，柯韵伯说桂枝汤是一首"滋阴和营之总方。"按桂枝汤本方原为营弱卫强而设，卫气不守则营阴外泄。所以他继续说："桂枝汤本方，以和营气，加龙骨、牡蛎以收外浮之阳，故盗汗可止。若营卫未和，而漫事收敛，吾知其必无济也。"据莫枚士《经方例释》曰："深师名桂心汤，治同《小品》，亦名龙骨汤。"而二加龙骨汤即桂枝加龙骨牡蛎汤去桂枝，加附子、白薇，故名二加龙骨汤。治"虚羸，浮热，汗出"。此方既附于桂枝加龙骨牡蛎汤条下，若如曹颖甫言，无理由去桂枝也。同时二加龙骨汤又可看成是桂枝加附子汤的衍方。所以，个人认为应该有桂枝，于临床上，我亦必加桂枝。所谓"浮热"，并非真热、实热，乃虚阳上浮。如或微热，或牙龈肿痛，或口干等是也。此案苦冒眩之外，久病3个月，营阴暗耗，阳无所附，更有肢冷、大汗等症。口渴欲饮是其浮热之象。故必于治眩之外，双补阴阳，方能奏效。

案二是典型的多系统萎缩。虽说泽泻汤是仲景治疗眩晕的基方，五苓散是基于泽泻汤而治"癫眩"的名方。但此患者头晕发生和一般的眩晕并不相同。尤其是二诊后看到他的视频，行则振掉，站立不稳。尤其是舌苔厚腻，口不渴。显是少阴阳虚不振，水气不化。与《伤寒论》第82条："太阳病，发汗，汗出不解，其人仍发热，心下悸，头眩，身瞤动，振振欲擗地"相似。当然第67条："伤寒，若吐若下后，心下逆满，气上冲胸，起则头眩，脉沉紧，发汗则动经，身为振振摇者，茯苓桂枝白术甘草汤主之。"亦为相似，同是有水气，但后者阳并不虚。附子虽可温阳，但振奋阳气，非麻黄莫属。故以真武汤合麻黄附子细辛汤，用此方1剂，症状明显缓解。

（四）经方之妙在于用药精炼，又何劳繁复乎
——吴茱萸汤治疗巅顶头痛案

2012年3月20日晨，朋友老秦一早来电，谓有一友人头痛呕吐多天，中西药不愈，要来求诊。

患者，女，30岁，巅顶头痛多天，时时呕吐，口淡，苔白滑。问平时能食辣否，曰可。即书吴茱萸汤，处方如下：

吴茱萸 6克	党 参 30克	大 枣 20克

三味，并嘱自加生姜一大块。患者怏怏而去。

中午时分，老秦来电，处方就是这三味了吗？这病人很辛苦，头痛得厉害，刚才诊病毕陪她去食早餐，刚吃了两口粥便要吐了。言语之中怀疑这三味药是否有效。答曰，不是三味，是四味，不要忘记加生姜，服药应可取效。

3月23日未见复诊，致电老秦，是否对此三味药无信心？老秦遂将吾之意转告患者。患者即来电说："服此几味药后，头痛呕吐悉除。唯平时常会眩晕，改日请你调治。"

莉娜按："干呕，吐涎沫，半夏干姜散主之""干呕，吐涎沫，头痛者，吴茱萸汤主之"《神农本草经》言吴茱萸"温中下气，止痛，除湿血痹，逐风邪，开腠理"，可见吴茱萸在治疗头痛上有良好的效果。吴茱萸汤证的头痛以"虚寒"为主，伴"呕吐"，与葛根汤"项背强几几"又有着明显的区别。本方原是四味，黄师此案，其妙处更在于不妄加减，以致架床

叠屋。

岭南伤寒"四大金刚"之一易巨荪的《集思医案》里也有一则类似的医案，附于此案之后，与同道共赏：

庚寅六月，同砚冯孝廉丽甫之妻李氏，患外感，医者用清散药过多，干呕，吐涎沫，头痛而眩，心悸，胸满，眩悸之甚，昏不知人，延予诊视。予曰："此厥阴风木挟寒饮而上逆。"以大剂吴茱萸汤治之，眩呕止，以附子理中汤收功。

从病位上说，吴茱萸汤证既可以巅顶痛，也可以前额痛，也可以侧面痛，张仲景没有说"干呕，吐涎沫，巅顶痛者，吴茱萸汤主之"。

首先，厥阴病不代表就是厥阴经，如徐灵胎所说，张仲景当时著书，"不过随症立方，本无一定之次序"。实际上应该是太阳、阳明、少阳、太阴、少阴、厥阴六病，而非六经病。所谓"传经"出自成无己，但很可能是想当然的产物。如柯琴所说"伤寒一日太阳，二日阳明，三日少阳者，是言见症之期，非传经之日也"，又说："就说伤寒日传一经，六日至厥阴，七日再传太阳，八日再传阳明，谓之再经，自此说行，而仲景之堂无门可入矣。"

其次，吴茱萸汤的条文共3条，虽第378条在厥阴病篇，第243条却在阳明病篇，第309条则在少阴病篇，所以说此方证非厥阴独有。也有说吴茱萸汤治阳明寒呕，少阴利，厥阴头痛。但是，临床上真的分得那么清么？第309条、第378条也是有"吐"，有"呕"的。吴茱萸汤的头痛，为何要限定在厥阴经的巅顶部位？

（五）细查症状，精选对症之方
——剧烈头痛案

悉尼一朋友之父，剧烈头痛，颈项强，无发热，无呕吐。急诊入院住进ICU，后怀疑脑膜炎，转到传染科隔离治疗，要求抽脑脊液检查，家属本不想抽，给我电话。我尽量说服家属，说明抽脑脊液的道理，家属最终同意，但操作失败，检查其他血象未发现问题。又转到神经科，疼痛依然，诊断不明，出院。

家属要求我开中药，我开了3剂葛根汤（他服了4剂）。今天来电头痛颈项强已无，昨日已经食海鲜，如虾蟹了。附处方如下：

葛　根 60克	麻　黄 12克	桂　枝 12克	白　芍 60克
大　枣 15克	甘　草 20克	泽　泻 90克	苦丁茶 15克
生　姜 12克	3剂（如果药店没有苦丁茶，可到茶叶铺买）		

莉娜按：《伤寒论》第31条"太阳病，项背强几几，无汗恶风者，葛根汤主之"，又如《伤寒论》第15条"太阳病项背强几几，反汗出恶风者，桂枝加葛根汤主之"。阅此两条，虽冠以"太阳病"，但并不能光从"太阳病"着眼。葛根汤虽是解表的方剂，但并非只能用作解表，这就是所谓表里不一，方药却同。

"几几"是颈背部肌肉僵硬痉挛的一个生动模拟，葛根汤是仲景治疗颈背部疼痛的专方，此方头痛的部位、性质与吴茱萸汤有明显不同，注意鉴别。

此方赖麻黄止痛，《伤寒论》第35条"太阳病，头痛，发热，身疼，腰痛，骨节疼痛，恶风，无汗而喘。"麻黄八大证中有一半是疼痛。

《金匮要略》有"心下有支饮，其人苦冒眩，泽泻汤主之"。"冒"就是指"眩晕"，"苦"则表示难受程度很高。黄师此案怀疑脑膜炎，未排除颅内压高引起的头痛，故用大剂量泽泻以泻水饮。

苦丁茶属冬青科，冬青属苦丁茶冬青种，中国古书多称之为"皋卢茶"，是绿茶的一种。李时珍有苦丁茶"苦，平，无毒。南人取作茗，极重之。今广人用之，名曰苦登，……煮饮，止渴明目除烦，令人不睡，消痰利水（即利尿），通小肠（即治结肠炎），治淋，止头痛烦热，噙咽（即去痧利喉），清上膈（即清肺）"之说。

五、"方与证相应"在失眠治疗中的体现

　　柴胡加龙骨牡蛎汤与黄连阿胶汤是治疗失眠最经典的方剂，其辨证要点分别为"烦惊"和"不得卧"，防己地黄汤、竹叶石膏汤、酸枣仁汤、甘麦大枣汤亦分治不同类型的失眠和精神异常。"昼不精，夜不寐"也很常见，此时就当振奋沉阳，用麻黄附子细辛汤。

　　胡希恕曾说："辨方证是辨证的尖端。方证是六经八纲辨证的尖端。中医治病的疗效，其主要关键在于方证是否辨得正确。"姜佐景曾有"或谓仲圣之'脉证治法'似置病因、病原、病理等于不问，非不问也，第不详言耳。惟以其脉证治法之完备，吾人但循其道以治病，即已绰有余裕。故常有病已愈，而吾人尚莫明其所以愈者"之说，充分说明了"方证对应"作为辨证尖端的作用。

　　"辨方证"之所以被称为"尖端"，是因为这种辨证的思路，要求准确归纳病人现证之后，准确地寻找到与之对应的方证，力求精准。归根到底，"辨方证"的"尖端"之处，在于辨证的过程中全意臆测和推理的成分。经

方经过千锤百炼，从而保证了"方证对应"的确切疗效。

直观的辨证方法，显著的疗效，是"方证对应"最大的魅力，不过要学好"方证对应"须"段师琵琶，不近乐器十年""跳出旁门"，专注经方。

（一）诡异之证，亦可方证对应而治之
——鬼压床案

一澳洲中医学生，小双，"鬼压床"3年，每周总发一两次，有时连续数晚发作。午夜睡眠时，突然感觉一股莫名其妙的力量直逼全身，想叫又叫不出来；想起身，或张开眼睛，却无法动作；心中一直呐喊，却无法开口说话，发不出声音；耳边一阵阵嗡嗡作响，一阵阵的力量压在胸腔，自己无论如何使力，都使不上力，一直挣扎数分钟后，才能缓缓使力，直到惊醒，恐怖莫名，严重影响睡眠。

2014年3月，通过微信询治法。嘱服柴胡加龙骨牡蛎汤（颗粒剂），当晚便无发作，连服1周，无发作遂停药。

2015年7月电诉此病又发，连续数晚发作，服之无效。遂处方1剂柴胡加龙骨牡蛎汤，并嘱服用煎剂。次日来电说："老师，昨晚一个梦都没有，睡了12个小时，太感谢您了！"

莉娜按：对于这种"鬼压床"，认为是"肾虚""血瘀""肝火""痰浊"之类原因引起的人不在少数。是推论一番之后，便把一堆补肾、疏肝、镇潜的药物堆砌成方。但治疗一段时间，往往不见效果，最后只能求助于巫祝。

岳美中曾说过："现在的人，动则讲辨证论治，漫无边际，让人抓不住重心，这是没有真正读懂读遍中医的典籍，还限于一知半解之中。无怪治起病来，心无定见，越旋越远。"

此案以梦魇、惊醒为主症，从辨方证的角度入手，当选用柴胡加龙骨牡蛎汤。柴胡加龙骨牡蛎汤本是主治"胸满烦惊""一身尽重""拘急不得反侧"，此方是小柴胡汤和桂枝去芍药加蜀漆牡蛎龙骨救逆汤的合方。"胸满烦"是小柴胡汤的主症，"惊"是桂枝去芍药加蜀漆牡蛎龙骨救逆汤的主症。柴胡加龙骨牡蛎汤方证可引申为焦虑抑郁症状，特别是躯体症状比较明显者，也可治疗失眠。

（二）无一味安神药的神奇验方
——口干苦，长期失眠案

一高鹤的工厂老板，失眠七八年，未用西药，屡服安神中药，无效。入夜则烦躁难眠，口干口苦，唇红。以黄连阿胶鸡子黄汤加甘草，处方如下：

黄 连 15克	黄 芩 10克	白 芍 15克	甘 草 30克
阿 胶 15克（烊）	鸡蛋黄 1个	7剂	

药后能安睡，复诊我不在，另一位中医接诊，按原方加入合欢皮、酸枣仁、柏子仁、远志、龙眼肉等。当晚打电话问我，你开的方很有效，但你为什么一味安神药都没有用？我按你的原方加了几味安神药。我说经方以不妄加减为佳。再1周病人复诊，说效不如前，又按原方。病人数月后，来诉，自己配了10余剂后。现在睡眠已很好。

上月，一个人微信告诉我，1年多前，他带他姐姐自安徽来找我，十多年长期失眠，反复口腔溃疡，牙龈出血，我开了5剂药。最近他回安徽才获知，他姐服了5剂药之后，竟全好了，惊叹经方之神奇。

沛按：《伤寒论》第303条有"少阴病，得之二三日以上，心中烦，不得卧，黄连阿胶汤主之。"此方连鸡子黄在内，药只五味，原为少阴热化而设，是一首很神奇的方。此方并无安神药，却对伴有口渴，齿衄，口疮，舌红少苔，或舌光无苔。口干舌燥的失眠疗效甚佳。

此方冠黄连为名，可见黄连之重要。的确在黄连各方中可见到仲景用黄连不会很重。泻心汤类及小陷胸汤都只用一两。葛根芩连汤、干姜芩连参汤、白头翁汤、黄连汤用三两。而独黄连阿胶鸡子黄汤用四两，比桂枝汤用桂枝，麻黄汤用麻黄都要重。何以仲景用黄连作清热解毒只轻用，而本方治失眠者却要独重？所以在此不能等闲看待黄连，不能只用"清热解毒"这一思维定式看待，在这方是专门用黄连为主以助眠的。

其次就是阿胶，阿胶是滋养品，能养血。血属阴，后世理解此方病机是阴亏阳盛，即水亏火旺，所以需要泻南方心火补北方肾水。现在阿胶奇贵，我最近用"生地黄"代也收到效果。生地黄是经方诸多养阴药中能针对"神"（"心藏神"），能醒脑安神的，似乎是唯一的一味。如百合地黄汤、防己地黄汤、千金方的犀角地黄汤等。尤其是防己地黄汤，其方证条文曰："治病如狂状，妄行，独语不休。"不止失眠了，是认知障碍了，用鲜生地黄二斤绞汁。而百合病用百合地黄汤，也是很典型的精神疾患。地黄汁用一升。

鸡蛋入药，也是这首方的特色，黄芩、芍药方名无用。但用鸡子黄以为方名，就不是可有可无之品了。原方用二枚，可能古代的鸡蛋不很大，现代的鸡蛋黄用一枚就够了。并且不能过熟，药水斟出后，再打蛋黄其中，药的温度刚好，不会过熟，过熟则效果不好。

我说此方之神奇，除了治失眠效果很好，还有就是表面上此方没有一味是宁心安神药。但能治失眠。同时此方不必随便加减，加入安神药效反不显，如此案患者原服多味安神药无效，以黄连阿胶汤原方却能取效。

此方温病借用改成为"定风珠"。不过"定风珠"去了黄连、黄芩，我想若用以治失眠，可能效果会打折扣。又吴鞠通认为温病禁用黄连，因为"苦以入心，其化以燥"。我认为我们并不能孤立地看一味药。黄连阿胶汤不是治疗少阴水亏吗？何以仲景还重用黄连？即使真会化燥，有阿胶、芍药、鸡子黄在，何惧之有啊！

莉娜按：对于黄连阿胶汤，吴鞠通的评述可谓可圈可点，吴氏认为是证"阴既虚而实邪正盛"，并谓"邪少虚多者，不得用黄连阿胶汤"，又说此方"以黄芩从黄连，外泻壮火而内坚真阴；芍药从阿胶，内护真阴而抑阳亢。"柯琴又有："故用芩、连以直折心火，用阿胶以补肾阴，鸡子黄佐芩、连，于泻心中补心血；芍药佐阿胶，于补阴中敛阴气。斯则心肾交合，水升火降……"可见邪实正虚，阴虚阳亢是此方证的辨证关键。故此方在阿胶，芍药，鸡子黄养阴的同时，重用黄连、黄芩。

关于鸡子黄的用法，《伤寒论》第303条指出："上五味，以水六升，先煮三物，取二升，去滓，纳胶烊尽，小冷，纳鸡子黄，搅令相得，温服七合，日三服。"刘渡舟在《伤寒论通俗讲话》中亦指出："用本方当注意：阿胶应烊化兑入汤剂中，待汤稍冷再加入鸡子黄，此二药均不得入汤液中同煎。"据此，我们可以认为鸡子黄在黄连阿胶汤中应当是生用，而不是煮熟以后再入药。

关于鸡子黄的功效，我们可以参考李时珍在《本草纲目》中说法："鸡子黄，气味俱浓，阴中之阴，故能补形。昔人谓其与阿胶同功，正此意也。"张锡纯在《医学衷中参西录》中也提出："鸡子黄生用善滋肾润肺。"鸡子黄，特别是生用的时候，有很好的滋阴作用。

仲景用鸡子黄也有用熟鸡子黄的，如《金匮要略》中百合鸡子黄汤所用鸡子黄，为百合煎汤后"去滓，内鸡子黄，搅匀，煎五分，温服"，张锡纯也曾用其所创薯蓣鸡子黄粥治一人，泄泻半载不愈，经服薯蓣粥后泻虽减而仍不止，遂于薯蓣粥中加熟鸡子黄数枚，服2次而愈。张锡纯提出，鸡子黄熟用能固涩大肠，治疗脾虚之久泄久痢，肠滑不固，每多获效。吴鞠通也认为鸡子黄"为血肉有情，生生不已，乃奠安中焦之圣品"，可见熟鸡子黄也是很有用的。

仲景少阴热化证中除阿胶、鸡子黄外，还有鸡子白、猪肤等，皆属于动物药，因其不同的营养价值，用于不同方证，表明早在东汉，仲景对动物药已经有相当的认识。

（三）越严重，越典型，疗效越好
——烦渴汗多不得卧案

患者，女性，48岁，近半年来心烦不眠，屡用中西药弗效。2011年9月间来诊，自诉觉闷热难忍，每夜烦躁不安，辗转数榻，终难入寐。胸闷心悸，口渴欲饮，自汗盗汗，脉弦稍数。先与柴胡加龙骨牡蛎汤，胸闷心悸除。继以黄连阿胶鸡子黄汤，不复辗转床榻，可小睡，但烦渴、汗多未除，投以竹叶石膏汤，处方如下：

竹　叶 15克	麦　冬 30克	法半夏 24克	石　膏 150克（包煎）
甘　草 15克	花旗参 30克（另炖，兑）		米 一撮

两周后患者欣然告知，已能安寐，烦渴、汗多均止。

沛按："虚劳虚烦不得眠"以酸枣仁汤；"心中烦，不得卧"以黄连阿胶鸡子黄汤；"虚烦不得眠，若剧者，必反复颠倒，心中懊侬"可与栀子豉汤；"胸满烦惊（悸）"，可予柴胡加龙骨牡蛎汤。仲景对于失眠相关的各"方证"的描述，绘形绘色，细致入微，临证当审证辨机，因证遣方。

以本案为例，初以柴胡加龙骨牡蛎汤是着眼于"胸满烦惊（悸）"，继之以黄连阿胶鸡子黄汤是着眼于"心中烦，不得卧"。所谓"不得卧"，不是不得寐，也不是不得眠，而是每晚虽辗转数床榻，烦躁不卧，这就是"不得卧"。"不得卧"应是最严重的。所以黄连阿胶汤用治失眠，越严重，越典型，疗效越好。常收立竿见影效果。

黄连阿胶汤下之，"不得卧"已缓，但未竟全功。烦渴汗多，终究是石膏证，故投以竹叶石膏汤而收功。

《伤寒论》第397条曰："伤寒解后，虚羸少气，气逆欲吐，竹叶石膏汤主之。"仲景此方乃白虎加人参汤之变方。虚羸少气，气逆欲吐，故用人参、半夏。半夏用于不卧者，更取《黄帝内经》半夏秫米汤"覆杯则卧"之意也。原方仍用石膏且量如白虎，又加竹叶、麦冬，可知烦、渴、汗仍在也。

莉娜按：《伤寒论》第397条，"伤寒解后，虚羸少气，气逆欲吐，竹叶石膏汤主之"。此方是麦门冬汤去人参加竹叶、石膏，其方证与麦门冬汤"火逆上气，咽喉不利"的方证是类似的，只是加大了清热的力度。但也可以说是白虎加人参汤的变方，为该方去知母，加半夏、麦冬、竹叶，较白虎汤益气生津力更强。可见，竹叶石膏汤兼有麦门冬汤和白虎汤的特点。

此方能用于治疗失眠，源于方中有半夏半升，半夏治疗失眠，则源于《黄帝内经》半夏秫米汤服后"覆杯则卧"。竹叶石膏汤确实是一个好方，我曾治一中年女性，郊游暴晒后，头痛，烦渴，入睡难，舌红少津，用的也是竹叶石膏汤，3剂而愈。

谈及这个竹叶石膏汤的医案，我还想起了此案病人的胞姐，她也是睡眠不好，只是没她妹妹严重，主要是头晕、头重、心烦，面色晦暗，怕冷，手脚发凉，舌暗，脉沉细。她们两个是同时来就诊的，姐姐用的却是桂枝汤加龙骨、牡蛎、附子。治疗了2个月左右，症状明显改善。黄师常说，她俩一母同胞，同时患病，却是一个阴伤一个阳虚，截然相反。

此案也充分说明了，同是失眠，由于伴随症状不同，便会方便迥异。所谓方证，看的并不是一个独立的症状，而是一组有机结合在一起的症状，我们看这组症状的时候，首先要发现其最标志性的特点，这就是所谓的"但见一证便是"，还要分清阴阳表里寒热虚实。

这就像按图索骥，首先要求图要把原物的特征切实表现出来，仲景的方证就有这个优势；还要求拿着图的人，在找的时候，必须充分把握图中所画原物特征的同时，对所找到的东西也要充分观察，把握其特点；之后才能两相对比，看两者是否在主要特征上是一致的。"方证对应"也好，"按图索骥"也罢，都不能机械。

诚如柯琴所说"仲景之道，至平至易，仲景之门，人人可入"，说的是我们读仲景书，要脚踏实地，在临床上下功夫，无须去钻研一些玄虚难懂的东西。但是，不是说，学仲景的东西是轻而易举的，不用下多少工夫。记得国医大师邓铁涛曾说"一个中医没有十年的'默默无闻'是成不了气候的"，要学好"方证对应"，关键是临床观察能力和临床思维，没有十年的磨砺，确实难成气候。

（四）生地黄非重用不为功
——口舌溃烂，咽喉不利，不寐而烦案

杨某，中年男性，2011 年 6 月初确诊为"鼻咽癌"，6 月中旬接受化疗，约两周前化疗完成。8 月 22 日开始接受放射治疗，现仍进行中。9 月初逐渐出现口腔溃疡，咽喉干痛，饮食难进，胃脘胀满，呕吐。曾用西药治疗，效果不显。9 月 27 日经友人介绍请黄师诊治。刻诊患者咽痛、咽干、口干，口腔双侧颊侧溃疡，舌面溃疡，饮食难进，胃脘胀满，时有呕吐，不寐而烦。唇舌红色如染，舌干瘦，无苔。

黄师拟黄连阿胶鸡子黄汤合麦门冬汤加生地黄，处方：

黄　连 6克	黄　芩 15克	白　芍 15克	大　枣 15克
党　参 30克	法半夏 60克	麦　冬 30克	生地黄 90克
甘　草 30克	阿　胶 15克（烊化、兑）	鸡蛋黄 1枚（药成放之搅拌）	7剂

10 月 4 日再诊，诸症悉除，唇舌红已退，如常色，口腔及舌痛溃疡已愈，唯余咽仍有少痛，已能进食粥、面条之类。除昨晚 1 点醒来，1 个多小时后才再入睡外，几天来睡得很好。

沛按： 鼻咽癌放化疗后副作用常见口腔溃疡，饮食难进。此证唇舌色鲜红，干瘦无苔，阴枯液竭，非甘草泻心之干姜所宜，故以黄连阿胶汤合麦门冬汤，两方顾三面（咽喉不利、不寐而烦、口舌溃烂）。

欲养真阴非重用生地黄、麦冬不足以为功，黄连、黄芩直折其火，苦以化燥，只宜轻用。诚如吴鞠通谓："必大队甘寒以监之，但令清热化阴，不令化燥。"重用甘草亦能养液，更合甘草泻心汤意以愈口疮。半夏重用尤觉巧妙，一以降逆止呕；二以利咽喉；三以取《黄帝内经》半夏秫米汤覆杯则卧意。然时下药肆之法半夏已经炮制过度，药性所剩无多，重用无虞。

关于地黄，《神农本草经》谓干地黄"治折跌绝筋，伤中逐血脉，填骨髓，长肌肉……除寒热、积聚，除痹"。

《伤寒杂病论》中使用地黄的方剂有 10 首，分别是：胶艾汤、当归建中汤、黄土汤、炙甘草汤、薯蓣丸、三物黄芩汤、百合地黄汤、防己地黄汤、肾气丸、大黄䗪虫丸。

汉时并无熟地黄，仲景用的是生地黄、干地黄，但仲景用地黄主要有以下几方面：润燥、制燥、定躁、安神、定悸，而且地黄在配伍上有广泛的亲和力，如与养血、活血、益气、温阳、清热、养阴、利水药均可配伍。

地黄在经方中最值得我们注意的是其"定躁、安神"作用，其次就是"润燥"了。

1.润燥《伤寒论》196 条："阳明病，法多汗，反无汗，其身如虫行皮中状者，此以久虚故也。"此条条文，是仲景提示阳明久虚的症状，如"无汗""皮肤干燥""瘙痒"。用什么方？仲景未提出。汗源不足，是阴虚血燥，我以为宜以地黄剂治之。

地黄剂中可选用最简的百合地黄汤，也可借用防己地黄汤。两方都是重用地黄的，特别是防己地黄汤：桂枝、防风、防己可借用作疏风止痒。临床上此方可用于多种皮肤病。最近我一个香港的学生治一例怀疑是"红皮病"的患儿，全身皮肤潮红，微肿，脱屑，瘙痒，无汗，便结。患病多年，激素治疗，反复不愈，用防己地黄汤加麻黄，效果不错。

2. 定躁、安神仲景用鲜地黄，其证都与中医的"神"有关（百合地黄汤、炙甘草汤、防己地黄汤），最明显恐怕要推《金匮要略》中风篇的防己地黄汤了。该方治"病如狂状，妄行，独语不休，无寒热，其脉浮。"是神识迷糊了。原方：

防 己 一钱　　桂 枝 三钱　　防 风 三钱　　甘 草 二钱

上四味，以酒一杯，渍之一宿，绞取汁，生地黄二斤，㕮咀，蒸之如斗米饭久，以铜器盛取其汁，更绞地黄汁和，分再服。

注意此方生地黄是所有经方中用量最重的，而防己等药相对就很少（能用一杯酒，渍），主药应是地黄。

地黄的用量"非重用不为功"，仲景最大剂量是防己地黄汤，用二斤。其次是炙甘草汤，用一斤，百合地黄汤用生地黄汁一升。其余方用干地黄，当归建中汤若去血过多，崩伤内衄不止，加地黄六两。胶艾汤、三物黄芩汤用四两。黄土汤用三两。还有就是丸剂大黄䗪虫丸、肾气丸、薯蓣丸。我常用干地黄 30～150 克。

仲景凡地黄剂均与酒同用，可能酒有协助地黄溶解的作用。

防己地黄汤方证原文，此方可治中风而兼有认知障碍之外，也可以治疗癫痫性精神病、癔病性精神病、反应性精神病等。金匮注家多有不解，如清·沈明宗《金匮要略编注》说："非治中风之方，乃编书者误入，何能得其狂状妄行？"例如额颞叶的梗死常可出现类似症状。

其实这首方对后世内风说影响甚大，可以说是启后世"内风说"之先河。陈修园的《医学三字经》说："人百病，首中风，……开邪闭，续命雄，……急救先，柔润次，填窍方，宗金匮。"《金匮要略》的柔润填窍方是哪方？《金匮要略·中风》共载五首方：续命汤，三黄汤，风引汤，侯氏黑散，防己地黄汤。这几首方不但在指导后世的发展，而且在临床上仍有很好的疗效。遗憾的是，目前教科书，对这几首方只字不提。在学习历代医家经验时，不要舍弃《金匮要略》的成方成法。

地黄性能滋养，并无破血败血之虞，但重用常致大便溏泻，可减量或停用。

莉娜按：*世人一般认为，熟地黄补血，生地黄败血，所以一般滋养补虚用熟地黄，凉血则用生地黄，其实并非如此。*

尝试分析一下叶天士、吴鞠通两位温病大家使用地黄的经验：

首先，熟地黄补血，生地黄败血，此说可能来自叶天士的"入血就恐耗血动血，直须凉血散血，如生地黄……"但叶天士又有"舌淡红无色者，或干而色不荣者，当是胃津伤而气无化液也，当用炙甘草汤，不可用寒凉药"之说。由此可见，叶氏认为重用一斤生地黄的炙甘草汤并不是寒凉药，而是改善胃津损伤的补虚药，那么叶氏当然不会认为方中的生地黄会败血。

其次，吴鞠通《温病条辨》增液汤的条文"阳明温病，无上焦症，数日不大便，当下之；若其人阴素虚，不可行承气者，增液汤主之"。条文后的按语，明确指出了生地黄的功效："生地黄亦主寒热积聚，逐血痹，用细者取其补而不腻，兼能走络也。"

再看《温病条辨》中使用生地黄的各方，如"阳明温病，下后汗出，当复其阴，益胃汤主之""下后无汗，脉不浮数，清燥汤主之""下后数日，热不退，或退不尽，口燥咽干，舌苔干黑，或金黄色，脉沉而有力者，护胃承气汤微和之"；此外还有新加黄龙汤、增液承气汤。

上述各方中用生地黄都是为了滋阴养血，而且如吴氏在增液汤的按语所言，"三者合用，作增水行舟之计，故汤名增液，但非重用不为功"。

（五）但求方证相应，别无他顾
——妇人喜悲伤欲哭案

案一

患者刘某，女，年四十余，平素人尚开朗，2013 年七八月开始，常不自禁地悲伤流泪，看情感电视剧或独处办公室时更易哭泣，有不如意之事更甚。并有口干、不寐等症。

2013 年 11 月来诊，证除上述外，余无特殊，六脉和平。处方拟甘麦大枣汤合百合地黄汤，处方如下：

小　麦 60克	甘　草 15克	大　枣 15克	生地黄 30克
鲜百合 3枚			

自从用此方后上述症状逐渐减少。由于药味少，不难入口，故患者自己连续服用了两三个月。至今不复再发。

案二

患者高某，女，27 岁，初诊：2015 年 9 月 8 日。半年前因与男友分手，感情打击，开始频发恶梦，常喜悲伤欲哭，呵欠频频。现虽与男友复合，但上述症状不减。口苦口干，小便黄。予甘麦大枣汤合百合地黄汤，处方如下：

生地黄 60克	百　合 45克	小　麦 90克	甘　草 30克
大　枣 25克	7剂		

复诊（9月15日），服药后惊梦，喜悲伤欲哭未有再发，以往做梦醒来，梦境情节历历在目，经久不散。现在仍有做梦，但醒后不记得梦境，睡眠改善，唯容易"上火"，咽痛。药房缺生地黄，故以原方去生地黄易黄连10克。

案三

患者李某，女，50岁，素有抑郁症，2015年8月7日初诊。自诉心慌，胸闷，不寐，口苦干涩。予柴胡加龙骨牡蛎汤3剂。

8月10日复诊，诸症改善不大，其夫代诉常喜悲伤欲哭，发作时双手捏拳，很烦躁，因家中人较多，甚至不愿回家，已半年多。自诉合并心悸，潮热，头胀痛等症。遂改投甘麦大枣汤合百合地黄汤，处方如下：

小　麦 60克	甘　草 30克	大　枣 30克	生地黄 60克
干百合 30克	鲜百合 1个	4剂	

8月14日复诊，自诉几天来情绪稳定，已无欲哭现象，是半年来最轻松的时候。效不更方，小麦加至90克。守方治之到8月底，"喜悲伤欲哭"已不复再，仍余心悸，柴胡加龙骨牡蛎汤善后。

沛按：曾阅许叔微《普济本事方》载其医案一则，与余案相映成趣。兹录于后："乡里有一妇人数欠伸，无故悲泣不止，或谓之有祟，祈禳请祷备至，终不应。予忽忆《金匮要略》有一症云：妇人脏躁悲伤欲哭，象如神灵所作，数欠伸者，甘麦大枣汤。予急令治此药，尽剂而愈。古人识病制方，种种妙绝如此，试而后知。"甘麦大枣汤药仅三味，"喜悲伤欲哭"是本方特征性症状。许氏径投此方，别无他顾，方证相应，尽剂而愈。

尝见有人治"喜悲伤欲哭"，认为郁证，从肝气治，妄加柴胡、郁金。则与仲景意趣大异矣。或有不明仲景识病制方，种种妙绝如此者，诚如许学士云："试而后知也。"

余所治各案，以口干不寐为主症，故合百合地黄汤。百合地黄汤《金匮要略》治"百合病"。所谓"百合病"者，仲景描述是："意欲食复不能食，常默默，欲卧不能卧，欲行不能行，欲饮食，或有美时，或有不用闻食臭时，如寒无寒，如热无热，口苦，小便赤，诸药不能治，得药则剧吐利，如有神灵者，身形如和，其脉微数。"这些病状，好像大病却又无病，"身形如和"。病以"百合"为名，正是百合所主，所谓"诸药不能治"，意思是非桂枝证、柴胡证，故非桂枝汤、柴胡汤所能主也。

叶天士及近贤程门雪，金寿山亦喜用甘麦大枣汤合百合地黄汤治此证。金寿山在其《金匮诠释》中云："百合病，脏躁证，我认为是一而二，二而一之病，都是邪少虚多，都是阴阳俱不足。"

《河南中医》也载有丁德正一则防己地黄汤医案：

李某，女，33岁，已婚，1978年2月7日入所就诊。患者数年来，眩晕易乏，少眠多梦，时或心悸躁慌。月余前，其疾发作，时而哭啼吵闹，时而昏仆欲绝。经当地诊为癔症，用甘麦大枣汤等数十剂无效。来诊前夜，症象益剧，或张嘴吐舌，称鬼弄怪；或神情恍惚，奔走村外，自言自语。诊查：患者清瘦，面略赤，脉轻取浮，重按细数，舌质红，无苔，唇干，口苦。家属云："患者常谓项强，头皮紧拘，如绳缚之。"此症显系阴血匮欠，风邪外并，阳热内郁，神明失司而致。处以防己地黄汤，服2剂，神思略定，妄行独语大减；又服3剂，症象若失。头皮发紧及项强等症状亦去。出所时，予朱砂安神丸续服以善后，随访迄今，健康如常。

六、甘草泻心汤治疗皮肤黏膜病有神效

《金匮要略·百合狐惑阴阳毒病脉证治》第 10 条："狐惑之为病，状如伤寒，默默欲眠，目不得闭，卧起不安，蚀于喉为惑，蚀于阴为狐，不欲饮食，恶闻食臭，其面目乍赤、乍黑、乍白。蚀于上部则声喝，甘草泻心汤主之。"

甘草泻心汤是黄师治疗皮肤病常用的方剂，常用于治疗白塞氏病、口腔溃疡、湿疹、牛皮癣、带状疱疹、结膜炎、痔疮出血等，疗效显著。可见"古方不能治今病"实谬也。

（一）孕妇多形疹案

梁某，女性，25 岁。2010 年 12 月来诊，当时已怀孕 4 个月，自诉近 1 周突发全身散在性疱疹、脓疱，皮疹逐渐增多，至密布全身，四肢、颜面、背部为主，渗液量增加，渗液可湿透衣襟，瘙痒难忍。查体：颜面、全身均见密布红色疱疹，部分溃破，大量渗液、流脓，双下肢为甚，双下肢皮肤粗糙，疱疹、脓疱融合成片，部分溃破、结痂。黄师予甘草泻心汤加减，处方如下：

甘　草 30克	黄　连 3克	黄　芩 15克	党　参 30克
干　姜 10克	大　枣 15克	法半夏 24克	石　膏 60克（包煎）
水煎内服，4剂			

二诊，颜面及手臂疱疹明显减少，已无明显渗液，背部疱疹稍减少，渗液仍可湿透衣襟，双下肢情况基本同前，仍瘙痒难忍，守上方，加用苦参 15 克，升麻 15 克。

继续服药 1 周后，患者全身疱疹及渗液症状明显减轻，渗液已不会湿透衣襟。但患者及家属担心局部皮肤难以护理，前往中山大学第一附属医院住院，诊断为"孕妇多型疹"，考虑因孕激素影响，主管医生告知患者，其皮疹须在分娩后 1 周才会痊愈，并只能以激素治疗。

患者住院期间坚持复诊，仍服甘草泻心汤。此次，其背部疱疹虽渗液不多，但较前潮红，原方去苦参、升麻，加生地黄 60 克。治疗半月后，患者颜面及双上肢皮肤已较光滑，原皮疹部位仍遗留有色素沉着，未再出现新的疱疹、渗液，背部可见散在疱疹，略潮红，无脓疱，无渗液，双下肢仍可见疱疹融合成片，渗液较多，部分脓疱。由于患者病情已明显好转，故予出院，出院前，主管医生对其疗效表示惊叹，从未见孕妇多型疹有如此疗效。患者继续守方，至怀孕 7 个月，除双下肢外全身皮肤已光滑如初，仅可见皮疹后色素沉重，无新发皮疹，双下肢疱疹基本结痂，无渗液，继续服药治疗。

梁女士最后足月产下一健康的女婴，产后皮疹无再发。

莉娜按：《金匮要略·百合狐惑阴阳毒病脉证治》第10条："狐惑之为病，状如伤寒，默默欲眠，目不得闭，卧起不安，蚀于喉为惑，蚀于阴为狐，不欲饮食，恶闻食臭，其面目乍赤、乍黑、乍白。蚀于上部则声喝，甘草泻心汤主之。""狐惑病"相当于现代的白塞氏病。

许叔微的《伤寒九十论》中亦早有一则"狐惑病"医案："句容县东豪子李姓者。得伤寒数日。村落无医。易师巫者五六日矣。或汗下。杂治百出。遂成坏病。予时自江北避寇。遁伏江左。求宿于其家。夜半闻呻吟声。询之。云患伤寒逾旬矣。予为诊视。其脉见于上下唇皆已蚀。声嘶而咽干。舌上白苔。齿无色。予曰病名狐惑。杀人甚急。秉烛为作雄黄丸泻心汤。投之。数日瘥。"

甘草泻心汤是黄师治疗皮肤病常用的方剂，常用于治疗白塞氏病、口腔溃疡、湿疹、牛皮癣、带状疱疹、结膜炎、痔疮出血等，疗效显著。《黄仕沛经方亦步亦趋录》中就有一则以甘草泻心汤治疗牛皮癣的验案。

甘草泻心汤最主要的组成部分是甘草干姜汤，甘草干姜汤是仲景治疗一切澄澈清冷之涎、沫、渗出的主方。《金匮要略·肺痿肺痈咳嗽上气病脉证治》："肺痿吐涎沫而不咳者，其人不渴，必遗尿，小便数，所以然者，以上虚不能制下故也。此为肺中冷，必眩，多涎唾，甘草干姜汤以温之。"

甘草泻心汤是从半夏泻心汤重用甘草衍化过来的，所以甘草泻心汤治疗狐惑病的关键药物是甘草。甘草用于外科溃疡、渗出性疾病在《证治准绳》以及清代王孟英的医案里面都可见到。四妙勇安汤里面也有大量的甘草。现代药理研究：甘草具有肾上腺皮质激素样作用，可以稳定生物膜，减少炎症物质释放，并可以缓解黏膜刺激，保护黏膜，修复黏膜溃疡。

莉娜又按：谈及甘草泻心汤，顺便提一下半夏的副作用。半夏的有毒成分是草酸钙针晶和附带的某些毒蛋白。仲景用半夏，用的是洗后的，目的是洗去表面草酸钙针晶。陶弘景提出："半夏，用之皆先汤洗十许过，令滑尽，不尔戟人咽喉。"《雷公炮炙论》则是："将半夏投于中，洗三遍用之，半夏上有隟涎，若洗不尽，令人气逆，肝气怒满。"可见，古代对半夏的毒性就有所认识。但是洗掉半夏表面释出的草酸钙结晶，被洗掉的只是很少的一部分。不过不用担心，草酸钙针晶能溶于强酸碱，却很难溶于水。汤剂中含量并不会太多。

半夏"戟人咽喉"的副作用，其实也是它的治疗作用。《伤寒论》312条："咽中伤，生疮，不能语言，声不出者，苦酒汤主之。"苦酒汤即由半夏、苦酒、鸡子壳组成。313条："少阴病，咽中痛，半夏散及汤主之。"而从两方的服法来看，苦酒汤是"少少含咽之"，半夏散及汤是"少少咽之"。所以有理由认为，法半夏对口咽黏膜疾病有一定的治疗作用。当然，从另一个角度讲，半夏的所谓毒副作用，也并不是很可怕。所以此孕妇用了大量的法半夏，也没见出现畸胎，或者其他严重的问题。

其实，半夏的这种草酸钙针晶和天南星科的芋头，是一样的，只是芋头含量相对较低。

仲景用半夏的44方，其中用至二升的有大半夏汤；用至一升的4首，麦门冬汤、小半夏汤、小半夏加茯苓汤、半夏厚朴汤；用半升的26首。根据上海柯雪帆教授考证，半升半夏是42克，一升半夏是84克。可见半夏是仲景很常用的一种药，而且药量用得都很大。

治疗皮肤病，前面讲过的生地黄是一味要药，黄师曾以防己地黄汤，治疗多例以皮肤干燥、瘙痒为主要表现的患者，取得相当好的疗效。

仲景还有一方不得不说，就是桂麻各半汤，"以其不能得小汗出，身必痒"，此方治疗新发皮疹，诊色红活，渗液少的疗效最好，大家可以看看《黄仕沛经方亦步亦趋录》中的风疹头面肿痒案两则。治疗这样的皮疹，经方大家曹颖甫多用麻黄汤、麻黄加术汤，刘渡舟则偏爱用麻黄连翘赤小豆汤治疗皮疹，其实也都是靠麻黄发表之力。汗出恶风者，也可改用桂枝汤，经方大师刘渡舟《伤寒论十四讲》里面就有这样一则荨麻疹案："一男性患者，60 岁。患荨麻疹，瘙痒钻心难耐，数月不愈。切其脉浮而缓，并见汗出恶风之证，视其舌苔则白润。处方：桂枝汤。药后啜粥取汗，则痒止疹消，脱皮屑盈掬。"

（二）经方应用之妙，还在于守方不移
——慢性复发性唇炎

患者某女士，也是经方爱好者，素喜辛辣刺激，2013 年 12 月中开始出现右侧口角溃疡，至月底时靠近右嘴角颊部及双唇裂纹处出现针尖样小水疱，双唇干燥开裂处有淡黄色分泌物渗出，西医考虑单纯疱疹病毒引起的唇炎，予以抗病毒治疗。1 个多月后，颊部水泡退去，但双唇红肿、胀痛，唇部黏膜几乎全部溃破，有大量黄色分泌物渗出，并有淡黄色结痂，无瘙痒感。夜间睡眠差，晨起夜间大量的分泌物会引致双唇粘连。食欲尚可，胃胀，口不渴不爱喝水，小便正常，大便日 1 次，但量少，不成形且有排便不尽感。

2014 年 1 月底，因不希望长期使用激素，转以中医治疗，先后以五苓散、柴苓散治疗，并以蛇脂软膏外涂，并忌食辛辣。治疗后，唇部肿痛及渗液虽有所好转，口唇黏膜仍成片溃疡，大量渗液，反复结痂，苦不堪言。

机缘巧合，在其他经方网中看到黄师医案，遂于 3 月 29 日来黄师处就诊，处以甘草泻心汤，处方如下：

| 川黄连 10克 | 法半夏 24克 | 黄　芩 15克 | 党　参 30克 | |
| 干　姜 10克 | 大　枣 15克 | 甘　草 30克 | 乌　梅 15克 | 4剂 |

4 月 2 日，双唇肿痛减轻，已无渗液，结痂部分脱落尚未脱完。大便好转，胃胀也有减轻。坚持服药至 5 月中旬，症状基本痊愈。

莉娜按：甘草泻心汤与炙甘草汤、桂枝人参汤、甘草干姜汤一样用四两甘草，其甘草的用量是相当大。黄师常言甘草为本方之主药，临床常用至 30 克。

干姜主要针对清稀的分泌物，更有现代研究指出，干姜能调节免疫，故本方能取效，还要取决于干姜。黄师经验，干姜一般用 6 克，渗出较多稍加量。

甘草泻心汤中的黄连、黄芩主要是针对清热燥湿而设，《金匮要略·疮痈肠痈浸淫病脉证并治》："浸淫疮，从口流向四肢者可治，从四肢流来入口者不可治。浸淫疮，黄连粉主之。"

此类患者多有郁热，故往往可以加石膏，用至 60～90 克。

渗出、瘙痒比较明显可加升麻、苦参，燥湿、解毒。仲景用升麻非为升举清阳，而是用于解毒，如升麻鳖甲汤、麻黄升麻汤。《金匮要略·百合狐惑阴阳毒病》："蚀于下部则咽干，苦参汤洗之。"渗液较大、瘙痒明显的，黄师往往会加苦参。

潮红、脱屑比较明显的,《伤寒论》第196条:"阳明病,法多汗,反无汗,其身如虫行皮中状者,此以久虚故也。"考虑为阳明久虚,津液不足,可加生地黄,最大用至90克。

乌梅有一定的免疫调节作用,长期迁延不愈,可以加乌梅。

此方的运用还重在守方,否则再次发作将前功尽弃。

(三)临症不可偏执,免受思维定式所囿
——狐惑病,治之以兰案

丁某,女性,44岁,苏州人,2015年8月18日来诊。患者是坐火车来广州的,就诊当天清晨下的火车,来到诊室时,身上还背着行李。患者进入诊室后,便娓娓而谈,自诉反复口腔溃疡二十余年,此愈彼起,疼痛难忍,重则影响发音,出现声音嘶哑的情况。除此外还会反复出现结膜炎症,间中下阴也会有溃疡。多年来,她各地求医,遍尝中西药,顽疾却迁延不愈。她原来是做教师的,苦于口腔溃疡疼痛,声音嘶哑,不能讲课,2000年已无奈转到学校图书馆工作。

患者17年前开始激素治疗,每日服1片强的松,但用用停停,停了就发,发了再用。大概3年前开始自行激素减量,到去年减为3天服1片,保持了约9个月,没有口腔溃疡发作。2015年7月因工作关系,常忘记按时服用。2015年8月初遂开始完全停用激素,停用激素后,口腔溃疡又再次发作。

除了口腔溃疡之外,患者3年前开始,皮肤喜凉恶热,每于冬天,面部会发红,有热感,自觉烦热不堪,不易入眠,不能盖被子,盖被子则会一

阵阵热气熏其面上，躺在床上亦感不适，只能和衣半靠床上至天明，但无心悸、无口干。这种感觉一直延续至次年5月方消失。患者还有月经不调，5年前开始痛经，2年后闭经，大约半年一行，经量略少，无瘀块，末次月经是2015年8月5日，距上次月经5个多月。

从2013年开始，患者每年寒暑二假都往湖北十堰市某医处治疗，坚持服用中药。2015年7月28日又往十堰，8月10日该医用甘草泻心汤加减，1剂后口腔溃疡加剧，遂于8月18日径直由十堰前来就诊。

刻诊：口腔近咽喉处溃疡数点，如米粒大小，唇内、舌边舌尖溃疡点数点，大如黄豆，小如米粒。胃纳尚佳，大便畅，舌红，苔白厚腐腻。

方拟甘草泻心汤加赤小豆、升麻。讵料3剂后，8月21日口腔溃疡疼痛更甚。惴是病重药轻，乌梅丸乃甘草泻心汤之加强版。遂改用乌梅丸汤剂。8月22日晚，患者来电称昨晚疼痛彻夜不寐。

思患者舌红，苔白厚腐腻，是湿浊陈腐，蕴积化热之象，《黄帝内经》所谓"脾瘅"。遂改方三黄泻心汤合《黄帝内经》兰草汤，以除陈气，泄湿热。处方如下：

| 藿 香 15克 | 玫瑰花 30克 | 佩 兰 60克 | 甘 草 30克 |
| 大 黄 10克 | 黄 连 10克 | 黄 芩 15克 | |

以水5碗煎成大半碗，复渣再煎大半碗，分2次温服。

另含漱方：苦参，山豆根，甘草各30克煎水含漱。

次日患者告知舌苔白厚腻已退，并谓："这是我20年来第一次在没服用激素的情况下，只用中药而好转的。"

8月25日，面诊，症如前，按上方7剂，取药回苏州。

9月20日，回苏州后，守方进退，病情稳定，无反复。已停激素足2

个月，自诉是多年来，最舒服的一段时间，发来照片，厚腻苔基本干净，只余舌边右侧一小点溃疡，不痛。去黄芩、大黄，黄连用 6 克（含漱药早已于 9 月初停用）。用雷少逸芳香化浊法进退守方（佩兰 60 克、藿香 15 克、苍术 10 克、法半夏 15 克、厚朴 15 克、连翘 30 克、甘草 30 克）。

至 11 月 18 日，患者发来微信，诉说自从初诊至今整整 3 个月，折磨 20 年之久的口腔溃疡终于"败下阵来"，没有"抬头"的机会。并诉心情舒畅，饭量增加，体重增加了 1kg。往年入冬后有面部烘热，烦热不眠的现象，今年虽曾有几次冷空气，但暂时未有出现。

沛按："狐惑病"在《金匮要略·百合狐惑阴阳毒病证治》中记载并描述："狐惑之为病，状如伤寒，默默欲眠，目不得闭，卧起不安，蚀于喉为惑，蚀于阴为狐，不欲饮食，恶闻食臭，其面目乍赤、乍黑、乍白。蚀于上部则声喝，甘草泻心汤主之。"此例患者口腔溃疡反复发作，兼有结膜炎、下阴溃疡，实与仲景所诉的狐惑病相符。

1937 年土耳其医生 Behcet 氏，也报道了以眼、口腔、生殖器为主要病变的综合征，西医据此将此病命名为"白塞氏综合征"。但土耳其医生的报道明显晚于《金匮要略》的记载，所以中医界曾有人呼吁此病应称为"张仲景氏综合征"或"张仲景－白塞氏综合征"。

尤其值得称道的是仲景治疗此病除系列方药外，更是巧妙地借用了《伤寒论》治"痞症"的甘草泻心汤。临床上甘草泻心汤治狐惑病的疗效是肯定的，并且扩展了其应用范围。日常复发性口腔炎用本方也屡用屡效，基本成为"专方"。

但本例却属例外，患病二十多年，诸药用之不少，甘草泻心汤也曾用过。患者诉用后症状加剧，余初不以为然。考虑是初停激素的关系，继续以甘草泻心汤，又加剧，更以为病重药轻，进一步以乌梅丸。患者痛苦莫名，竟疼痛得彻夜不眠。方猛然醒悟，重新审视辨治。可见临症不可偏执，否则容易被思维定式所囿。

甘草泻心汤证为寒热虚实错杂者，就此例患者而言，虽曰病久每虚每寒，但她刻诊所见却是舌红，苔白厚腐腻，应是以湿热交结为主。口舌溃疡严重，料非一般芳化之品能胜任，故先以三黄泻心汤折其火热内炽。泻心汤《金匮要略·惊悸吐衄下血胸满瘀血病脉证治》治："心气不足，吐血、衄血。""心气不足"，《千金》作"心气不定"，火热内炽故心气不定而烦。是以仲景除烦常以黄芩、黄连也，如黄连阿胶汤。

《黄帝内经·素问·奇病论》载有"脾瘅"一症，"治之以兰，除陈气也"，后世称之为"兰草汤"。"奇病论"曰："有病口甘者，病名为何？何以得之？岐伯曰：此五气之溢也，名曰脾瘅。夫五味入口，藏于胃，脾为之行其精气，津液在脾，故令人口甘也，此肥美之所发也，此人必数食甘美而多肥也，肥者令人内热，甘者令人中满，故其气上溢，转为消渴。治之以兰，除陈气也。"内热蕴积非独口甘，消渴、口靡亦会旋踵而至。《楚辞·离骚》："纷秋兰以为佩。"是以芳香之兰草，佩戴以祛病邪，辟秽。即《神农本草经》载本品"辟不详"，"利水道"也是化水湿之谓。处方常用之兰，乃菊科之佩兰，非兰科之兰。多作芳香化湿之用，每与藿香等同伍。如雷少逸《时病论》之芳香化浊法（佩兰、藿香、陈皮、法半夏、大腹皮、厚朴、鲜荷叶），是一首化浊除陈气很好的时方。加甘草能修复黏膜组织，还有调节免疫功能作用。

（四）周而复始，定期发病之奇案
——浅表性巩膜炎案

患者 2013 年 9 月开始头疼，右眼胀痛，充血。经中山医科大学眼科医院诊断为：表层性巩膜炎。巩膜炎是一种与自身免疫有关的疾病。巩膜炎分两种：深层巩膜炎和表层巩膜炎。前者较后者为少见，更为严重，且预后不佳。尤幸这病人患的是表层巩膜炎，所以没有侵犯巩膜组织。但困扰病人的是，自起病到来诊时的 2013 年 4 月，近半年来，都是每隔 13 天便发作 1 次，虽然每次发作只是 2 天左右。的确巩膜炎并不奇怪，怪就怪在半年多来，每隔 13 天发作 1 次。眼科医生无法解释，只是对症治疗，所以病人心存疑虑，经人介绍前来诊治。

要解释这个病症首先从六经找答案（我平常很少讨论这个问题）。六经即太阳，阳明，少阳，太阴，少阴，厥阴。是把疾病分作阴阳两个层面。疾病是可以传变的，由阳会传入阴，而在表的三阳，在阴的三阴又是存在着逐层深入的层次。阴尽而阳生。《伤寒论》称之为"经尽"。兹不怕厌烦，引录《伤寒论》中关于"传经"的部分条文如下：第 4 条："伤寒一日，太阳受之，脉若静者，为不传；颇欲吐，若躁烦，脉数急者，为传也。"第 5 条："伤寒二三日，阳明少阳证不见者，为不传也。"第 7 条："病有发热恶寒者，发于阳也。无热恶寒者，发于阴也。发于阳，七日愈。发于阴，六日愈。以阳数七，阴数六故也。"第 8 条："太阳病，头痛至七日以上自愈者。以行其经尽故也。"第 10 条："风家，表解而不了了者，十二日愈。"第 104 条："伤寒十三日，不解。胸胁满而呕，日晡所发潮热，已而微利，此本柴胡证，下之以不得利，今反利者，知医以丸药下之，此非其治也，潮热者实也，先宜服小柴胡汤以解外，后以柴胡加芒硝汤主之。"第 105 条："伤寒十三日，过经谵语者，以有热也，……"第384条："伤寒，其脉微涩者，本是霍乱，今是伤寒……便必硬，十三日愈，所以然者，经尽故也……"

上面引用的各条，给我们的信息其中是：①疾病可以传变，其传变规律可以循六经而传变。②二六一十二，十三是另一个循环的开始。③少阳，厥阴是枢纽，传经的回复可自少阳，厥阴始。此病者每13日发作1次，正是"以行其经尽故也"。虽然周而复始，但事物是螺旋式上升的，如此反复是会令病情加重的。治疗上必须先打破这个规律。每13日一发，也可看作为"发作有时"，治疗上从"少阳"入手。《金匮要略》中的"狐惑病"其中一个症状为"目赤如鸠眼"。此病治方以甘草泻心汤和赤小豆当归散为主。甘草泻心汤是小柴胡汤之变方，两方有着亲缘关系。

我计划是未发时以小柴胡汤或柴胡桂枝干姜汤为主，发作时则以甘草泻心汤合赤小豆当归散为主。患者4月初来诊，预计4月16日为第13日。先与小柴胡汤加干姜、川黄连。4月16日届时并无发作。据患者说是患病以来第一次未按时发作。到次日17号（第14日），右眼又作痛充血了，但较以往为轻，头疼不甚。18号（星期五）我坐诊时，她来复诊，目赤已消退（发作推后了1天，规律开始打破，症状较轻，时间只有1天，也姑且作是"初见成效"罢）。遂以甘草泻心合赤小豆当归散。料计下一个周期为4月30日。如期却未有发作，患者说感觉右眼仅有稍稍发胀而已，也没有按压作痛，5月4日来电曰一切如常。半年之疾，可望向愈？有待继续观察。

少阳，厥阴为"枢"，临床上很多自身免疫的疾病都与少阳，厥阴有关。当然，传经之说又不可刻板对待。因《伤寒论》大部分方证是疾病发生发展过程中的"坏证""变证"，这才是最常见的，所以清代柯韵伯先生说："仲景之方，因症而设，非因经而设，见此证便与此方，是仲景活法。"与柯氏同时代的徐灵胎也说："不知此书非仲景依经立方之书也，乃救误之书也……盖因误治之后，变证错杂，必无循经现证之理，当时著书，亦不过随证立方，本无一定之次序也。"

七、中医不是慢郎中，在危重症治疗中大有作为

中医不是慢郎中，仲景方在治疗急危重症中大有作为。不可否认，附子类方在治疗急危重症中起到很重要的作用，而麻黄、桂枝亦有其妙用，如前面的炙甘草汤治疗心悸案、还魂汤催醒、麻黄治疗病窦综合征就是很好的例子。下面还会讲到木防己汤、大柴胡汤等方在急危重症中的应用。足见中医不是慢郎中，只是医者不会用、不愿用、不敢用经方而已。

（一）躁烦往往是濒危之象
——亡阳惊狂案

简某，男，76 岁，2011 年 3 月 14 日入院。入院前 1 周，无明显诱因下，出现气促加重，上下楼梯为甚。

入院时见患者面色黧黑无华，气短，活动后稍气促，可平卧。舌淡胖暗，苔白厚水滑。

当日下午 15 点 30 分，患者无明显诱因下突然出现气促，冷汗淋漓，四肢逆冷。脉沉细数。P：105 次 / 分，R：28 次 / 分，BP：150/90mmHg。

适逢黄师正查房，考虑为阳气暴脱，即予四逆汤以回阳。处方如下：

熟附子 24克	干 姜 20克	炙甘草 30克	五味子 15克
山茱萸 20克			

药后汗止厥回。3 月 16 日晨，学生来电告知，患者开始出现认知障碍，表情呆滞，近事遗忘，诱导后可记起大部分事情，但对答欠切题，二便自遗，间会到处走动，并且对着护士做些淫秽动作，语言粗俗，烦躁。予桂枝去芍药加蜀漆牡蛎龙骨救逆汤，处方如下：

生龙骨、牡蛎 各30克（先煎）	熟附子 45克（先煎）	桂 枝 45克
炙甘草 20克 大 枣 20克	远 志 15克	生 姜 30克

3 月 17 日面诊，诸症如前，头痛明显。加川芎 9 克，并加桂枝至 60 克，附子至 60 克。

3 月 18 日，药后当晚患者可安睡，但仍表情呆滞。无头痛，无烦躁，无再出现淫秽动作及语言。

莉娜按：《内经·素问·至真要大论》曰："诸躁狂越，皆属于火。"《素问·脉解篇》曰："所谓甚则狂癫疾者，阳尽在上，而阴气从下，下虚上实，故狂癫疾也。"《难经·二十难》曰："重阳者狂，重阴者癫。"临床上除了"重阳"引起的"狂癫"，"阴盛格阳"引起的"烦躁"亦相当常见。

《伤寒论》中条文397条，其中有"烦""躁"记载的条文就有79条之多，约占总条文的20%，是《伤寒论》中出现最多的症状之一。

其中"阴盛格阳"，虚阳外越引起的烦躁占很大比例，而且出现这种烦躁，往往提示病情危重。如第61条"昼日烦躁不得眠，夜而安静"，干姜附子汤证；第69条"发汗，若下之，病仍不解，烦躁者，茯苓四逆汤主之"；第315条"厥逆无脉，干呕而烦者"，白通加猪胆汁汤证；第296条"少阴病，吐利躁烦，四逆者死"；第298条"少阴病，四逆，恶寒而身踡，脉不至，不烦而躁者死"；第300条"少阴病，脉微细沉，但欲卧，汗出不烦，自欲吐，至五六日，自利，复烦躁不得卧寐者，死"；第343条"伤寒六七日，脉微，手足逆冷，烦躁，灸厥阴，厥不还者，死"；第344条"伤寒发热，下利厥逆，躁不得卧者，死"。

对于这种"烦躁"，火神派名医祝味菊有以下论述："虚人而躁甚者，气怯于内，阳浮于上，其为兴奋，乃虚性兴奋也，甘凉之剂，可令小安，缓和之效也，因其小效，而频服之，则气愈怯则阳愈浮矣，此非亢阳之有余，乃阳衰不能自秘也""气虚而兴奋特甚者，宜与温潜之药，温以壮其怯，潜以平其逆，引火归元，导龙入海，此皆古之良法，不可因其外形之兴奋，而滥与清滋之药也。"

祝味菊讲的这种"烦躁"，与《伤寒论》112条相类似："伤寒脉浮，医以火迫劫之，亡阳必惊狂，卧起不安者，桂枝去芍药加蜀漆牡蛎龙骨救逆汤主之。"条文原以火迫劫发汗，阳气伤亡，阳浮于上，而出现"惊，狂，卧起不安"等症状。这里的"亡阳"应作动词解，是"亡其阳"，就是"以火迫劫之"，会使阳气有所亡失，从原方看，此证并不是非常严重的亡阳。故只以桂枝温通，龙骨牡蛎镇潜浮阳。

黄师此案先有"冷汗淋漓，气促，四肢逆冷，舌淡胖暗"，乃阳气暴脱之兆，随后出现认知障碍，为阳气更伤，阳浮于上，所以桂枝去芍药加蜀漆牡蛎龙骨救逆汤，加附子45克，并加五味子、山茱萸，汗止厥回。蜀漆乃常山之苗，为劫痰之品，后世"痰迷心窍"之说恐源于此。常山药房未备，改远志代之。

值得一提的是，"烦躁"也好，"但欲寐"也好，很可能是病情转差的转折点，我们临床上必须警惕。

除了《黄帝内经》所说"重阳"引起的"狂癫"，以及《伤寒论》中"阴盛格阳"引起的"烦躁"，《伤寒论》中还有防己地黄汤、百合地黄汤证等由于阴虚引起神识障碍，后面的医案会详细论述。

（二）难得一见的"双弦脉"
——喘满不能平卧，心下痞坚案

陶某，私塾国学老师，梅州人，在东莞办学，杨森荣师兄之友。

2011年8月起，出现胸胁痛胀，咳嗽气喘，不能平卧。请某医自诩为火神派者，用人参、附子、干姜及除痰之品数月，病情日益加重，右胸隆起，后辞馆返梅州人民医院治疗，予胸腔穿刺，抽出血性胸腔积液，但病理检查未发现癌细胞，初步诊断为：肺癌。于2011年12月23日转广州中医药大学附属医院肿瘤科，最后诊断为放线菌感染。

2012年1月3日，经森荣师兄介绍邀黄师往诊，患者胸痛难忍，但无发热，右胸乳下一个瘘管，渗血色液体少量，右胸较左胸隆起，隆起处硬结。气喘不能平卧，病床靠背呈45度，氧气片刻不能停，唇色稍暗，腹部痞满，杵状指，下肢微肿，舌苔厚白而干，口渴不欲饮，脉弦紧滑数，左脉双弦。予木防己汤合甘草干姜汤，处方如下：

| 防　己 24克 | 桂　枝 45克 | 党　参 30克 | 甘　草 20克 |
| 干　姜 10克 | 石　膏 120克（包煎） | 高丽参 15克（另炖、兑） | 4剂 |

1月8日，复往视之，自诉服药后好多了，精神很好，气稍顺，并谓以前方药也有人参且用30克，未尝有此效。从昨天开始可停几小时吸氧，可在病房内短时间行走，晚上不用吸氧。口淡泛清水，不欲饮，痰多易咯，食欲二便如常，腹部痞胀也没有了。舌苔黄腻（可能是染色），较前润，脉仍滑数，左脉双弦现象没有了。仍以上方加重剂量，处方如下：

防　己 30克	桂　枝 60克	党　参 30克	干　姜 15克
甘　草 20克	吴茱萸 6克	石　膏 150克（包煎）	高丽参 15克
隔日服用			

1月15日，1周来精神很好，可在病房走廊上稍事走动。白天间断吸氧，自上周始夜间已不用吸氧，虽仍有气短，咳白色泡沫痰，以往胸膈痞满之现象已除，上周诉说之口淡泛清水，自加吴茱萸后亦已无。但血氧饱和度在80%上下。舌剥苔，稍白厚，舌面湿润，脉滑数。拟肺痿麦门冬汤合甘草干姜汤，处方如下：

| 麦　冬 90克 | 党　参 30克 | 法半夏 24克 | 大　枣 12克 |
| 干　姜 20克 | 五味子 15克 | 桂　枝 45克 | 甘　草 20克 | 7剂 |

1月21日，情况稳定，泡沫痰不多，春节决定留院继续治疗，仍守上方，处方如下：

麦 冬 120克	党 参 30克	法半夏 24克	大 枣 15克	
炙甘草 20克	桂 枝 30克	干 姜 15克	大 米 15克	7剂

1月29日（年初七）。痰白无泡不多。初三已不再吸氧，准备1周后出院。脉滑数（100次/分），气短，右胸瘘管仍渗液。考虑右肺纤维化，肺功能差，肺气仍不充。仍与麦门冬汤，并予大剂黄芪以生肌，处方如下：

北 芪 120克	桂 枝 30克	白 芍 15克	炙甘草 30克
大 枣 20克	干 姜 15克	麦 冬 90克	炒山甲 9克
皂角刺 24克	没 药 6克	7剂	

2月4日，决定6日出院，情况如前，瘘管时渗血水脓液。上方黄芪建中汤合薏苡附子败酱散，处方如下：

北 芪 120克	桂 枝 30克	白 芍 25克	炙甘草 30克	
大 枣 20克	干 姜 15克	炒山甲 10克	皂角刺 24克	
乳 香 6克	附 子 15克	薏苡仁 90克	败酱草 60克	7剂

2月12日来电，出院后情况良好，多活动如楼梯等仍感气喘，口淡泛清涎，瘘管三天前已结痂，无分泌物。继以上方加减，处方如下：

北 芪 120克	桂 枝 30克	白 芍 25克	大 枣 20克	
炙甘草 30克	干 姜 20克	附 子 20克	吴茱萸 12克	
薏苡仁 90克	败酱草 60克	炒山甲 15克	当 归 15克	7剂

另高丽参15克，炖、兑药中、隔日用。

2月19日来电，近周情况很好，平日户外散步一点气喘都没有，上楼梯仍会喘。瘘管基本愈合，痂未脱落。心率80次/分以下。唯咳嗽咳痰较多，但咳无气喘。口淡仍泛清水。试与"延年半夏汤"，处方如下：

法半夏 45克	鳖 甲 30克（先煎）	前 胡 15克	桔 梗 20克
枳 实 15克	吴茱萸 20克（泡）	槟 榔 24克	生 姜 30克
炙甘草 15克	7剂		

另高丽参 15 克（炖），兑药中，隔日用。

2 月 26 日来电，咳嗽咳痰均已改善，昨日只咳 1 次。若非登楼梯气不会喘，唯右胸深呼吸有轻微疼痛，瘘管创口痂早已脱落，口淡泛清涎已减，处方如下：

北 芪 120克	桂 枝 45克	白 芍 30克	瓜蒌仁 25克
法半夏 25克	薤 白 25克	大 枣 15克	炙甘草 20克
生 姜 15克	麦芽糖 1匙	7剂	

3 月 4 日面诊，见患者形虽稍瘦，但两目有神，步履稳健，询知其家住八楼无电梯。出院回家后曾下楼三四次，登楼梯则气喘，故慢步登楼。右胸部瘘管创口结痂，周围皮色如常，无压痛。平时咳嗽不多，每日咳三四次，咳痰一口。是时见他咳出痰涎一大口，色淡黄，带泡，稍稠不结。咳后无气喘，胸胁微痛。舌色如常苔稍厚，脉濡重按乏力，稍数。予麦门冬汤合甘草干姜汤，处方如下：

麦 冬 90克	党 参 30克	桂 枝 30克	干 姜 20克
大 枣 15克	甘 草 20克	生旱半夏 24克（与生姜15克先煎）	7剂

3 月 12 日，来电说本周咳痰少了。从本周初每日咳痰数次，每次量约50mL，这几天转为约 30mL。痰不稠厚，但稍难咯出。心跳每分钟 100 次以

下。仍守上方，处方如下：

麦 冬 120克	党 参 30克	桂 枝 30克	干 姜 15克
大 枣 20克	甘 草 30克	米 一撮	
生旱半夏 30克（与生姜10克先煎20分钟）		7剂	

另高丽参 15 克隔日用。

3 月 18 日来电，本周咳嗽咳痰逐步减少，每日大约 20mL。诸症如前，精神畅旺。仍予上方去高丽参，再加生半夏 15 克成 45 克。7 剂。

3 月 25 日来电，咳嗽痰较少，每日不足 20mL，较难咯出。心率每分钟 100 次左右。余无特殊。按原方：减桂枝为 10 克，半夏为 15 克，干姜为 10 克，生姜为 5 克。7 剂。

沛按： 此案可算是较重之病例，从严重的肺放线菌感染，长期误诊，影响心功能不全心包积液，右肺纤维化肺功能不全。胸廓瘘管。经广州某大学明确诊断，用大剂量青霉素，放线菌得到有效控制。病情得到逆转。但其中中药的作用是肯定的，而且是不可低估的。其中体会也有多方面。

1. 某些中医抱门户之见，所谓医理，医者意也，不加"辨证"（辨方证）。以为人身就阴阳二字（其实只看到阳的一面），"阳气者，若天与日，失其所，则折寿而不彰"一味姜附辛，盲目扶阳。结果耽误病情，病人几成死鬼。

2.2011 年 12 月 23 日转学院肿瘤科得以明确诊断，正确用药，截断病源。但至 2012 年 1 月 3 日。入院十天病人整体情况不见改善，仍喘息不能卧。观该院所用中药，全不着边际，无非清热解毒、化痰止咳，又滴注参芪针。毫无辨证意识。自从用木防己汤后。病势立即扭转。1月7日便开始不用依赖输氧，迅速好转，可以平卧、走动。不能不叹"方证对应"之神也！放线菌感染为顽固之病，尤其是肺部病灶硬结，影响肺功能，又瘘管延久不愈。西医已施用大剂量青霉素。我意中医按方证随而治之外，扶正却病又为可用武之地也。

3. 平生第一次见双弦脉。不管其实际意义如何。叹仲景观察病情之真实细致。尝读《金匮要略》痰饮篇有："脉双弦者寒也，皆大下后善虚，脉偏弦者饮也。"何谓脉双弦？众说不一，大多谓双手脉弦者，但双手脉弦不足为异，何以仲景独于此处提及"脉双弦"？想双弦者，必非指两手寸口脉弦也。此病人1月3日所诊为左手寸口明显脉呈双峰弦紧，似有两动脉并行。因我从未有见过如此之脉，按之良久，深以为奇。诊毕曾电告森荣，盖金匮脉弦为寒饮，双弦为正气复虚。但复诊时患者之脉未见双弦矣。徐彬《金匮要略论注》曰："又有一手两条脉，亦曰双弦，此乃元气不壮之人，往往多见此脉，亦属虚边。愚概温补中气，兼化痰，应手而愈。"徐氏谓多见此脉，吾却平生仅见此例。故记录之备考。

4. 右胸部瘘管，医院自有措施，天天换药，但未见有效。1月29日，见氧管已拔除，可以益气生肌而疗瘘。开始重用黄芪建中汤、仙方活命饮、薏苡附子败酱散等。至2月9日瘘管创口已结痂，明显也是中药之效。

5. 木防己汤之后，围绕肺痿，以麦门冬汤合甘草干姜汤治疗。麦门冬汤载于《金匮要略·肺痿肺痈咳嗽上气病脉证治》，"咳嗽上气"其实是肺痿、肺痈发病过程中的一个临床表现。仲景论肺痿是："问曰：热在上焦者，因咳为肺痿，肺痿之病，从何得之？师曰：或从汗出，或从呕吐，或从消渴，小便利数，或从便难，又被快药下利，重亡津液，故得之。曰：寸口脉数，其人咳，口中反有浊唾涎沫者何？师曰：为肺痿之病。"可见此病的病因是"热在上焦，因咳为肺痿""重亡津液"，临床特征却是"浊唾涎沫"，治法以甘草干姜汤为主。"肺痿吐涎沫而不咳者，其人不渴，必遗尿，小便数，所以然者，以上虚不能制下也，此为肺中冷，必眩，多涎唾，甘草干姜汤以温之"。但肺痿毕竟是"重亡津液"为病理基础，所以治本之法，仍当补肺阴，降逆气。故临床症状稳定后应以麦门冬汤为主，或合以甘草干姜汤。

《金匮要略·肺痿肺痈咳嗽上气病脉证治》篇主要讨论肺痿和肺痈，还有就是咳嗽上气。其实这三个病，都有其共同点。就是咳嗽上气。"咳嗽上气"是以症状为名。但肺痿和肺痈就各自有其发病的特征、规律和病机。说阴虚是其基本病机用麦门冬汤。但为何又说"吐涎沫而不咳"？阴虚怎会"吐涎沫"？阴虚怎能用"干姜"？我认为这是标本的问题。即标为吐涎沫，本为肺阴亏损。两方可以互用也可以合用。如非吐涎沫时，则可单用麦门冬汤。但后世方书多把肺痿一病分为虚寒型、虚热型二型，前者用甘草干姜汤，后者用麦门冬汤。把两汤证截然分开，互不相干。其实，肺痿一证，以咳唾涎沫为主要临床表现，临床上，往往涎沫未止而气阴已伤。如果症情稳定了，就守方持之以恒，使用麦门冬汤。

麦门冬汤大家都知道，重用麦冬，是半夏的七倍。正如吴鞠通说的"非重用不足以为功"。我常用60～120克。且要守方治疗。甘草干姜汤只甘草、干姜二味。是小青龙汤、理中汤、四逆汤、半夏泻心汤、肾着汤等的基方。大凡分泌物、排泄物、呕吐物、如涕、唾、脓、二便、带下等清稀量多均可用之，《黄帝内经》所谓"诸病水液，澄澈清冷，皆属于寒"。此方治之，也有意想不到的疗效（不过要笃信经方，心无旁骛才有效，如果怀疑仲景，肆意加减，或不敢重任，则疗效每减）。《金匮要略》该条曰："肺痿吐涎沫而不咳，其人不渴，必遗尿，小便数……"我用此方（或肾着汤）治遗尿（小儿，成人者）均收满意疗效。

曾治一妇，58岁，自幼患慢性支气管炎，支气管扩张，曾常咳嗽咯血，近年咯血少发，唯清晨必咳痰盈汤碗。2009年9月8日来诊。患者形体矮胖，面红如妆，每于清晨起床咳嗽，气微喘，必咯出一汤碗痰水混合之涎沫，气息方顺，痰如脓液稍黄，无腥臭气味。舌色偏红，苔少，食欲，精神如常。拟甘草干姜汤合麦门冬汤。守方治至2010年1月。治疗后至今五年痰涎日渐减少，现清晨仅咯一两口痰，无咳嗽，气喘。

我亲弟之妇，气喘，上楼梯心悸，胸闷，短气不足以息，初以为是冠心病，经心脏科排除，几经周折，后肺功能测定，诊为重度慢性阻塞性肺疾病。气喘咳嗽，痰少难咯，咽喉干燥。2012年开始服麦门冬汤。麦冬用90～120克，生半夏用15～45克，持续治疗至今，气喘减，可步上9楼。

6.麦门冬《神农本草经》谓主"心腹结气，伤中伤饱，胃络脉绝，羸瘦短气"。可见也是补虚之品。仲景共五方用之（麦门冬汤、炙甘草汤、竹叶石膏汤、温经汤及薯蓣丸）。

麦门冬汤最重用到七升，竹叶石膏汤、温经汤用一升，炙甘草汤用半升，薯蓣丸丸剂用六份。从仲景用量来看也是非重用不可的。

麦冬可治虚羸，可治上气。生地黄、麦冬虽可通便润肠，但并非只用于此。实可治大病。观仲景五方：

（1）麦门冬汤治肺痿"火逆上气，咽喉不利"。

（2）炙甘草汤治"脉结代，心动悸"，又治虚劳不足"汗出而闷，脉结悸"及肺痿"涎唾多，心中温温液液"。

（3）竹叶石膏汤治"伤寒解后，虚羸少气，气逆欲吐"。

（4）温经汤治"妇人五十所，病下利，数十日不止，暮即发热，少腹里急，腹满，手掌烦热，唇口干燥"。

（5）薯蓣丸治"虚劳诸不足，风气百疾"。

从这五首方治可见，仲景用麦冬：a. 均为治虚者，b. 常与温药同用，并非纯阴柔，（也于温药之中加入以制燥）c. 重用，d. 多是久用，临床上久用自见其功。

7. 此案曾试用岳美中推荐之延年半夏汤，用了1周，但效果一般。整体状态虽好，但痰多终未见改善。见其咯出大量痰涎，嘱咐每日量之，约近150～200mL。开始用生半夏后，痰涎明显减少，甚至难以咯出。依仲景用药之道，遂减干姜、半夏、桂枝量。

半夏是除痰之要药，奈何千百年来，过度炮制，将良药变为渣滓！仲景用半夏从不炮制，只言"洗"，即洗去粘涎，便入煎剂。传半夏有毒，为医者均云有毒。其实半夏之毒，无非如"芋头"，芋头、南星、半夏均属天南星科植物，其鲜品之汁液，对皮肤、黏膜有刺激作用。犹如生"芋头"，手接触之会红肿痒，煮熟则为美食，何毒之有？故仲景用半夏治咽喉生疮，需去腐生新时，均不会过火煮之，只"三沸"而已。是保留其刺激黏膜作用。而如今之法半夏、姜半夏等要求炮制"通透"，轻捏之便碎。便成废物。通过此例可知，用至45克，无一丝不良反应。只见痰涎明显减少。前用麦门冬汤、延年半夏汤似效不效者，皆因法半夏非半夏也。

8. 《金匮要略·痰饮咳嗽病脉证并治》："膈间支饮，其人喘满，心下痞坚，面色黧黑，其脉沉紧，得之数十日，医吐下之不愈，木防己汤主之。"此方以常理殊难喻之。《黄仕沛经方亦步亦趋录》中略曾述及。投此方唯赖方证相应。陶先生之症状与仲景所述甚似；唇色暗、杵状指犹如"面色黧黑"也。鞠通先生曾以此方治一人，前后用石膏逾百斤。

9. 随着现代医学的发展，人们往往认为中医是"慢郎中"，只能治疗一些慢性病，或者用于"治未病"。其实不然，纵观诸多经方家的医案，无论是宋·许叔微的《伤寒九十论》、沪上经方名家曹颖甫的《经方实验录》，还是岭南伤寒四大金刚易巨荪的《集思医案》、黎庇留的《黎庇留医案》，陈伯坛医案。都不乏大病重病，急危症和疑难症的案例。

易氏医案共 62 例，急危重症共 46 例（占 74%），包括鼠疫、吐血、便血、妇科出血、衄血、昏不知人等。

黎氏医案有医案 48 则，其中 38 则（79%）是危重症。

曹氏医案 100 例，重证 45 例（45%）。

曹颖甫的弟子姜佐景曾经写过一篇题为《论经方不盛行的原因和补救》，指出，"不外三种情形，其一'不知用'，其二'不敢用'，其三'不肯用'"。可见只要做到努力钻研经方，大胆运用经方，还中医本来面目。仲景方在疑难症及危重急症治疗中仍有发挥其作用的空间。

（三）观其脉证，知犯何逆，随证治之
——术后不完全性肠梗阻腹胀满案

我于 2013 年 7 月 13 日清晨赶到广州火车东站售票处，准备购直通车票往香港讲课，正值星期六又是暑假，售票处挤满了人。朋友从加拿大来电诉，希望我到肿瘤医院看看她姐姐，患者全宫切除术后三天，无大便，腹部胀满难忍。我正在为难之际，谁知售票窗打出公告：上午班次票已售罄，只有 12 点以后的班次。即致电病者询问病情。

只听她语音低微，断断续续，模糊不清。后其媳接过电话云：是良性肌瘤，行全宫切除后，3 天来未有大便，已用开塞露并饮石蜡油等均无反应。医生说是"动力性肠梗阻"，要插胃管，胃肠减压，还有可能要做手术，希望我能用中药解决问题，免再次手术之苦。随之我带着行李径往医院。

患者 61 岁，刻诊：腹胀大如箕，鼓之如鼓，无大便、无矢气 3 天，气短，呻吟，无呕吐，无发热，舌淡，苔薄，脉细弱。几天来不能入睡，医生予舒乐安定，无济于事。即拟厚朴生姜半夏甘草人参汤加芒硝、枳实，并嘱不要吃安眠药，处方如下：

| 厚　朴 30克 | 生　姜 15克 | 党　参 30克 | 甘　草 12克 |
| 法半夏 24克 | 枳　实 45克 | 芒　硝 6克（冲） | |

五碗水煎成半碗，放芒硝搅匀，每次服一半，2 小时服 1 次。复渣再煎，服如前法。

当日下午我到了香港，其儿来电说药店因处方量大，不肯配。我教他把分量减一半，配 2 剂合而为一便是。

傍晚又来电说，患者服药第 2 次即开始大便，且矢气频频。刚才又大便 1 次，量多，腹胀消减一半矣。我嘱连夜再煎 1 剂，如前法。

次晨来电云，昨晚按法服药，小量频服。到晚上 10 点，患者共大便 4 次，每次量都不少。唯精神未复，短气乏力。我嘱其可食肉粥，处方如下：

| 厚　朴 30克 | 枳　实 40克 | 法半夏 15克 | 甘　草 12克 |
| 生　姜 15克 | 高丽参 15克（另炖，兑） | | 煎服法如前 |

7 月 15 日回穗再到医院面诊，诉昨日又大便四次，有矢气，胸脘已畅，唯心悸，汗出涔涔，脉沉弱数。拟小建中汤法，去饴糖，处方如下：

| 桂　枝 15克 | 白　芍 30克 | 大　枣 12克 | 甘　草 12克 |
| 厚　朴 30克 | 枳　实 30克 | 生　姜 15克 | 2剂，煎服如前法 |

7 月 16 日晨来电，谓昨晚安睡，汗出已止，精神好。嘱继续服药。

7月17日再诊，每日大便3次，睡眠好，食欲可，汗出已止，微眩，双耳鸣，舌苔稍厚。医院嘱下午出院。以小柴胡汤3剂善后。

7月21日来电谓耳鸣微眩亦除，精神、食欲如常。嘱无须服药，但调以饮食。

沛按：厚朴生姜半夏甘草人参汤出自《伤寒论》第66条："发汗后，腹胀满者，厚朴生姜半夏甘草人参汤主之。"本方用厚朴半斤，生姜半斤，半夏半升，甘草二两，人参一两。原治发汗后，显然阳气受损，运化无力。此腹胀乃虚中夹实，仍以实为主，虚为次。故重用厚朴、生姜、半夏，甘草、人参位于其次。

查仲景用厚朴方如大承气汤、厚朴三物汤、厚朴七物汤及此方皆用半斤。而栀子厚朴汤、枳实薤白桂枝汤等均是四两以下。甚至仅用二两，如小承气汤、桂枝加厚朴杏子汤。而仲景方用人参通常用三两，此方却用一两实属甚轻量。此方厚朴人参轻重悬殊，其意可见。

仲景如厚朴七物汤，治"病腹满，发热十日，脉浮而数，饮食如故"。显示腹满而有表热，故以厚朴三物汤合桂枝汤（去芍药）。厚朴三物汤乃小承气汤重用厚朴枳实也。

而本案用枳实、芒硝者，仍是厚朴生姜半夏甘草人参汤意，盖术后虚中夹实也。芒硝本用于燥屎内结，大黄本用于热实内结。本证无热实可言，而大便内停三日必致成燥屎，然毕竟是虚证，燥结又未必太甚，故仅用6克。芒硝即硫酸盐，为渗透性泻药，通过在肠内形成高渗状态，吸收水分，软化粪便，增大粪便体积，即所谓软坚也。无须用量大，大量亦不过饱和溶液，徒成浪费。

患者药后大便下矢气通，腹满除。虚象突显，心悸气短，自汗涔涔。故以建中汤去饴糖，仍用厚朴枳实，虽用桂枝又非厚朴七物汤也。

心悸自汗之后，又现耳鸣，两耳无所闻也，又以小柴胡汤。无外"观其脉证，知犯何逆，随证治之"。

莉娜按：第66条："发汗后，腹胀满者。厚朴生姜半夏甘草人参汤主之。"此方是治疗腹胀满而痛不明显的。方中用厚朴半斤，与大承气汤、厚朴三物汤、厚朴七物汤相仿，消导除胀之力很强。此方还有人参、甘草补虚，故可以治疗"虚""滞"的腹胀满。因其厚朴用量重，而人参、甘草用量轻，可见消导的作用相对更强。

我也曾治一长期卧床的老年病人，麻痹性肠梗阻，腹胀满，按之不痛，不能进食，食入即吐，大便未解3天，舌淡胖，苔薄白，脉细弱。予厚朴生姜半夏甘草人参汤加枳实。处方如下：

党　参 30克	厚　朴 30克	枳　实 45克	法半夏 25克
生　姜 10克	炙甘草 15克		

服药后，次日可解出大便，3日后复查腹平片，已无肠梗阻表现，能食，无呕吐，大便日1次。

老人特别是行动减少甚至长期卧床的，总免不了会有胃肠蠕动减慢的问题，加之胃酸分泌减少，腹胀、纳少是很常见的；再加之直肠感知功能障碍，增加了排便异常发生的几率，可能伴有低钾，严重的最后就会变成麻痹性的肠梗阻。这种情况主要是动力不足，以虚以滞为主，腹胀而不痛，与厚朴生姜半夏甘草人参汤证最为相符。对于实证的便秘，我则一般用番泻叶促进胃肠动力，配合芒硝。

（四）经方在儿科中的应用，有可挖掘的空间
——小儿喘息案

李某，男性，5个月。2010年12月初开始出现频频咳嗽，喉中有痰，不易咯出。12月10日咳嗽加重，痰多，喘促，痰鸣，鼻翼煽动，咳喘时见明显胸廓起伏，晨起及活动后加重，无恶寒发热，无抽搐，无发绀，无腹痛呕吐。12月13日由家属送至东莞东华医院住院，查血象升高，胸片：急性支气管炎。诊断为"支气管肺炎"，予头孢唑肟静滴、头孢克肟口服抗感染，甲泼尼龙静推，布地奈德雾化吸入、沙丁胺醇、异丙托溴铵雾化解痉，氨溴索静推化痰，异丙嗪片口服抗过敏。住院7天，患者咳喘减轻，予出院，出院后仍予头孢克肟及异丙嗪片口服。12月31日，患儿频发咳嗽及气促症状再次加重，仍以晨起及活动后加重为主，痰多难咯，再次入住当地医院。查血常规：WBC10.82G/L，NE%44.6%，LY%48.9%。考虑支气管肺炎，因其咳嗽及气促症状持续较久，未排除存在婴儿哮喘。仍予利巴韦林抗病毒，头孢替安联合头孢唑肟静滴抗感染，余解痉、平喘、化痰治疗基本同前。住院8天后症状有所好转出院，出院后未再服用抗感染药物及激素，但仍有咳嗽，晨起及活动后仍见喘息，胸廓明显起伏，喉中痰鸣，不能咯出。因其父是黄师弟子森荣师兄之友，2011年1月14日师兄介绍其前来黄师门诊求诊。刻诊：满月脸，表情呆滞，间有咳嗽，喉中痰鸣，呼吸费力，诉活动后明显喘促，鼻翼煽动，张口抬肩。听诊：双肺呼吸音粗，可闻及大量痰鸣音，未闻及干啰音。纳食、二便正常，无发热。《金匮要略·痰饮

咳嗽病脉证并治》"咳逆倚息不得卧，小青龙汤主之"，师遂以小青龙加石膏汤。处方：

麻　黄 3克	白　芍 10克	桂　枝 3克	细　辛 3克
干　姜 3克	五味子 6克	法半夏 10克	甘　草 10克
石　膏 60克（包煎）		4剂	

　　患儿服第 1 剂药后，当晚随即出现烦躁不安，夜间不能入睡服药 4 剂后症状未见明显改善，1 月 18 日复诊刻诊，喘息，喉中痰鸣，腹胀，大便少，听诊情况基本同前黄师认为，此患儿虽有喘息，但双肺未闻及明显干啰音，提示无明显支气管痉挛，故非麻黄、白芍所能治之喘，且患儿服药后烦躁不安，恐不能耐药，故不可再用小青龙汤喉中痰鸣，双肺满布痰鸣音，考虑患儿喘息为痰液阻塞大气道引起，加之腹胀，大便少，此应为结胸之证以大陷胸丸合葶苈大枣泻肺汤处方：

葶苈子 30克（包煎）	芒　硝 3克（冲）	北　杏 10克	大　枣 10克
甘　草 10克	大　黄 3克	3剂	

　　患儿服药后，第 1 日大便 3 次，溏便。第 2 日大便 6 次，喘息症状明显减轻。1 月 21 日早晨其喘息症状又复明显。再来复诊，查血常规：WBC $9.4×10^9$/L，余未见异常。听诊：双肺呼吸音粗，痰鸣音较前有所减少，未闻及干啰音。无明显感染征象，症状本已明显改善，痰鸣音减少，虽今晨症状有所加重，仍考虑原治疗有效，得泻止后服，继以葶苈大枣泻肺汤合千金苇茎汤、小陷胸汤。处方：

葶苈子 45克（包煎）	川黄连 3克	法半夏 15克	苇茎 30克
桃 仁 10克	薏苡仁 15克	甘 草 10克	大 枣 10克
瓜蒌仁 15克	4剂		

1月25日复诊，患儿咳嗽及喘息症状明显减轻，无腹泻，精神明显好转，常面带笑容，查血常规：WBC $9.4×10^9$/L，余未见异常。胸片：未见异常。仍以原方加减，稍佐通腑。处方：

葶苈子 45克（包煎）	石 膏 60克（包煎）	芒 硝 3克（冲）	苇 茎 30克
桃 仁 12克	薏苡仁 30克	甘 草 6克	川黄连 3克
法半夏 10克	瓜蒌仁 10克	3剂	

1月28日再诊，患儿高热，精神萎靡，但家属诉其痰鸣已明显减少，予葶历大枣泻肺汤合桂枝茯苓丸加减，处方如下：

葶苈子 45克（包煎）	芒 硝 3克（冲）	云 苓 15克	牡丹皮 6克
桂 枝 6克	甘 草 6克	大 枣 10克	桃 仁 10克
赤 芍 10克	3剂		

2月5日，患儿低热来诊，予小柴胡汤加半夏厚朴汤，治疗后已无发热、痰鸣等症状，无须再服药。

沛按：儿科主诉不清，舌脉难察，素有哑科之称。开始时见患儿咳喘明显，故以小青龙汤试治之。而后，一则见其不能耐药，二则借助西医听诊，发现其无明显支气管痉挛，始思其并非"咳逆倚息不得卧"的小青龙汤证。

仲景大陷胸丸与大陷胸汤同样都是为"此为水结在胸胁也"的结胸之证而设。虽大陷胸丸未明言方证，但两方证应相同，皆是"心下痞硬""从心下至少腹，硬满而痛不可近"的心下满痛之证。患儿腹胀、便结，虑其为结胸之证，又因其年幼，恐甘遂药力太猛，故予大陷胸丸治之。葶苈大枣泻肺汤出自《金匮要略·肺痿肺痈咳嗽上气病脉证治》"肺痈，喘不得卧，葶苈大枣泻肺汤主之。"此方与皂荚丸一样能直捣痰巢，治疗大量痰浊胶结于内之证。故最终两方合用而取效。

对于这样一个 5 个月大的幼儿，竟用如此大的药量，主要考虑小儿喂服中药困难，一碗中药往往只能饮一小部分，其余都浪费掉了，因此适当加大药物剂量，以达到增加真正能喂服的药量的目的。

莉娜按：《伤寒杂病论》中有三首方是用葶苈子的，分别是葶苈大枣泻肺汤、己椒苈黄丸、大陷胸丸。

葶苈子首载于《神农本草经》"主癥瘕积聚结气，饮食寒热，破坚逐邪，通利水道"，《本草正义》亦载："葶苈子苦降辛散，而性寒凉，故能破滞开结定逆止喘，利水消肿。"可见葶苈子是泻肺涤痰的要药。

仲景常用的祛痰药还有桔梗，主要用于脓痰，如桔梗汤，排脓散，排脓汤。桔梗像远志一样是皂性祛痰药，作用较远志强，但是对胃黏膜有一点的刺激作用，不如葶苈子温和。

莉娜又按：对于婴幼儿，服用中药还是当须谨慎，其一，患者实际服用的药量难以监测，其二，喂药过程中，由于患儿哭闹挣扎，很容易出现误吸。

婴幼儿出现咳喘的情况很多，往往会被认为是哮喘，其实有很大一部分所谓哮喘，是因鼻后滴漏综合征、胃食管反流引起的咳喘被误诊。

　　对于哮喘而言，呼吸道的护理，包括净化和湿化空气、带口罩、拍背排痰、擦汗、防误吸等，对预后也会起到决定作用。如此例患儿，支气管痉挛并不严重，以痰多、喉中痰鸣为主，可见气道护理不当，是其迁延不愈的重要原因。从西医治疗的角度来说，只是在住院期间短期使用表面激素，出院后未再维持。治疗不规范，也是其迁延不愈的原因。

　　很多中医，对传统中医药的热忱，着实让人感动。但是，中医作为临床医学的一部分，中医的成长固然要师承，但是也必须遵循临床医生的成长规律进行培训。如果说，自己看几本书，跟过几个名家看病，自己就可以看病，甚至无证行医，实在有点视人命为草芥。作为中医，对现代医学全无了解、一味排斥；作为中医，只知道用方剂，不知道疾病的诊疗常规、预后和日常管理原则，为病人带来的害处往往多于益处。作为医生，首先应以病人的获益为前提，不能以自己的热忱和美好愿望，左右治疗方案的选择。

　　作为一名中医，我认为，目前很多从业者对中医认识的误区，以及患者对中医认识的误区，已经将中医引入另一个迷途。

（五）大气一转，其气乃散
——顽固性呃逆案

　　苏某，男，55岁，籍贯潮州，香港商人。2年前，因工作压力较大，后而呃逆发作，易中、西医数十人，曾用镇静、解痉等药物，甚至用抗抑郁药皆不能缓解。中医先后用降气、理气、补气、温肝、扶阳等药物，暂无疗效。友人马先生之岳父，曾呃逆 1 周，吾用旋覆代赭汤加芍药而愈，经其说项，2012 年 11 月来穗找我，适我到了澳洲讲学，未遇。2013 年 3 月 2 日马先生悯其痛苦，又带我赴港为其诊治。苏先生久病困扰，苦不堪言。自诉 2 年来，无日不谈此病，现工作压力不大，虽呃逆困扰，仍能乐观开朗，并坦言对我不存治愈之奢念。言语间呃逆频频，呃声低沉，伴嗳气，胸翳闷。腹胀，矢气频连，大便日五六次，溏稀。无泛酸，饮食如常。睡眠很好，睡着后无发作，形体无消瘦。肢冷、汗少。舌苔厚白腻，脉沉细涩。经各大医院检查，心、肺、肝、脾、脑未发现异常。腹平片："腹部各肠段充气严重；左上腹胃底积气，中腹部大量小肠积气，以回肠部为显，升结肠，横结肠积气。"处以桂枝去芍药加麻黄附子细辛汤加半夏枳实，处方如下：

桂　枝 30克	熟附子 24克	细　辛 15克	麻　黄 15克（先煎）
大　枣 15克	炙甘草 15克	生　姜 15克	法半夏 24克
枳　实 30克	安桂心 3克（焗服，兑）		4剂

嘱服完 2 剂后再联系，以加减药物。

3 月 4 中午，患者来电，欣告当晚服药 1 剂，呃逆减缓，昨天（3 日）服第 2 剂，呃逆仍未发作，至昨晚呃逆再作，入睡后方止，今晨未作，大便昨天 1 次。昨天服药后有几分钟短暂心悸，无汗，睡安。初见成效，乘胜而进。嘱上方再加麻黄 5 克即为 20 克，枳实再加 30 克即为 60 克，煎服如前法。

3 月 5 日晚来电说，服加重麻黄、枳实方后，腹胀减少，呃逆间有发作。改拟麻黄附子细辛汤合厚朴生姜半夏甘草人参汤，处方如下：

麻　黄 30克（先煎）	附　子 24克	细　辛 15克	桂　枝 30克
厚　朴 20克（后下）	法半夏 24克	高丽参 10克	柿　蒂 60克
丁　香 6克	炙甘草 15克	生　姜 20克	安桂心 3克（焗服，兑）4剂

3月6日晚来电，服上方1剂腹胀又增，呃逆又复频作。并谓高丽参、丁香、柿蒂以往服之甚多，并不见效，何以先生又再用？一言惊醒。嘱停服余下3剂，再用桂枝去芍药加麻黄附子细辛汤，麻黄30克。

3月7日晚来电：今天舒服多了，腹胀减，呃逆很少。

3月9日晚来电：三天来腹胀基本消散，呃逆间有一两声。守方4剂。

3月13日晚来电：四天来呃逆未作，余皆正常。嘱停服药，注意节制饮食。

沛按：呃逆古称"哕"，仲景用橘皮竹茹汤；后世多根据此病为胃气上逆而借用旋覆代赭汤；时方常用丁香柿蒂汤。我临床上运用上述各方时，常于方中配合芍药甘草汤亦常取效。此例触发余用桂枝去芍药加麻黄附子细辛汤，实来自病人诉说病情时一句话。他说曾有一位西医说他的"腹胀乃源于吞气"。细心观察此例有别于其他呃逆患者，腹胀明显，矢气连连。由于呃逆频频，呃逆前不自主地先深呼吸，同时吞进气体，呃逆作时冲出气体少于吞进之气体，残留的气体积于腹中，腹胀满压迫膈肌，膈神经受刺激呃逆又作，如此往返循环，互为因果，故解决任何一个环节都是片面。此例患病近二年，特别顽固，前医亦不乏曾用上法者，必另辟蹊径方能奏功。

思《金匮要略·水气病脉证并治》："寸口脉迟而涩，迟则为寒，涩为血不足，趺阳脉微而迟，微则为气，迟则为寒，寒气不足则手足逆冷；手足逆冷则营卫不利，营卫不利则腹满，胁鸣相逐，气转膀胱，营卫俱劳；阳气不通即身冷，阴气不通即骨疼；阳前通则恶寒，阴前通则痹不仁。阴阳相得，其气乃行，大气一转，其气乃散。实则矢气，虚则遗尿，名曰气分""气分，心下坚，大如盘，边如旋杯，水饮所作。桂枝去芍药加麻黄附子细辛汤主之。"此证脉沉细涩，肢冷，腹满，俱与此条相应，更有胁（一说应作"腹"）鸣相逐，故矢气连连。实阳气不鼓，营卫不利。故以桂枝去芍药汤以调营卫，麻黄、附子、细辛以兴阳，所谓益火之源，以消阴翳，大气一转，其气乃散矣。虽未言呃逆，实治呃逆也。吾窃以为此方桂枝、附子、细辛固为兴阳之品，而麻黄尤当不可或缺。

曾以续命汤治肿瘤压迫脊髓二便不通案（见《黄仕沛经方亦步亦趋录》），又续命汤方治罗某小便失禁案（腰椎间盘突出），其妙则一也。二诊时，重蹈覆辙，高丽参用之胀气更甚，但仲景人参原可治"痞"，又颇费解也。

在现代医学看来，呃逆主要是膈肌痉挛，主要因为：①迷走神经兴奋性增高；②胃肠蠕动减弱；③中枢神经（颅内压升高压迫延髓、延髓出血、缺血，高颈段病变）。治疗上：①肌松药；②胃肠动力药；③抗抑郁、焦虑等。在抑制兴奋性不能奏效的时候，也可以使用中枢兴奋药。西医使用中枢神经兴奋药，主要是采用肌肉注射利他林，呃逆反复发作可重复给药。其抗呃逆的机制可能是通过对内脏神经核或膈神经核的抑制。呼吸兴奋剂尼可刹米治疗顽固性呃逆，其机制并不完全清楚，可能与其通过兴奋呼吸中枢，使呼吸加深加快，以此来改变膈肌运动的节律，缓解膈肌的痉挛而使呃逆中止有关。我猜想，机理可能有两个：第一，中枢兴奋药，兴奋了膈肌以外的呼吸肌，或者说兴奋了消化道的肌肉。其他肌肉通过调节自己的兴奋性，和过度兴奋的膈肌，达到一个动态的平衡，而慢慢协调地完成他们共同的工作，最终使膈肌的过度兴奋慢慢缓和下来。第二，这个患者膈肌痉挛的原因，应该是抑郁焦虑使迷走神经兴奋性增高，在使用抗抑郁药，或者其他控制迷走兴奋、膈肌痉挛的办法不能奏效时，是否可以通过中枢神经兴奋药物，达到兴奋后抑制？无论是使肌群运动协调，还是使过度兴奋的神经减低兴奋性，最终目的都是要达到一种平衡。要达到这种平衡不单单只有抑制一种办法，有时也可以通过兴奋解决过度兴奋的问题。

《金匮要略·水气病脉证并治》第30条"寸口脉迟而涩，迟则为寒，涩为血不足，趺阳脉微而迟，微则为气，迟则为寒，寒气不足则手足逆冷；手足逆冷，则营卫不利，营卫不利，则腹满胁鸣相逐"讲的就是这种不平衡状态，这种状态下必须重新达到平衡，"阴阳相得，其气乃行，大气一转，其气乃散"。如何达到"阴阳相得"？用的不是常用的抑制的办法，而是兴奋的办法，用桂枝去芍药加麻黄附子细辛汤。而此方较西药有更明确的指征："寸口脉迟而涩""手足逆冷""腹满胁鸣相逐""心下坚，大如盘，边如旋杯，水饮所作。"

八、不易被识破的水液代谢失调

众所周知，五苓散、肾着汤、枳术汤是调节水液代谢的方剂，腹型肥胖、血脂异常、羊水异常皆可从水液代谢失调着眼，可用上述方剂治疗，但往往会被人忽略，大家可以看一下黄师以下几则医案。

（一）法度严谨：绝不会同类药物堆砌、叠加
——高脂血症治验案

墨尔本的一个朋友，50岁，自2013年12月以来，常自感心悸胸闷，气短乏力，头脑昏沉，每天发作一两次，甚至数十次。经西医诊断为：频发性室性早搏，室上性心动过速。西医暂未给药。据主诊医生说，在美国对此病多用射频消融术，因存在一定风险，澳洲则对此法较少应用。

无奈之下，2014年2月正值大年初二来电索方。我处以炙甘草汤去酒及麻仁，并谓三剂左右便应该有效，处方如下：

生地黄 30克	麦 冬 30克	桂 枝 30克	党 参 30克
大 枣 25克	炙甘草 20克	生 姜 15克	阿 胶 15克（烊化，兑）　7剂

星期一（2月3日，年初四）开始服炙甘草汤，服药后，胸闷心悸便未曾发作。患者非常高兴，对中药完全治好她的病很有信心。

按原方坚持服至3月4日，心慌心悸已从一天十几次发作，减至几天才发作1次，且感觉不大。到西医处检查，发现总胆固醇为7.4mmol／L。她本人不想服西药，欲求中药治疗。我书了"五苓散"原方，她用咖啡机自行磨粉，从3月11日开始服用，每次1汤匙，每日3次。至6月16日总胆固醇降至6.5mmol／L。心悸心慌未有发作过，睡眠好，耳鸣没有了，头脑清爽。我说除服药外，还要注意饮食和运动，再坚持服药3个月，以巩固疗效。

沛按：五苓散为《伤寒论》中一剂治水之方。《伤寒论》《金匮要略》所载条文共11条。

从条文可见其临床见证多端，包括：小便不利，消渴，"水逆"（水入则吐），脐下悸，吐涎沫而癫眩，还有"肉上粟起"等，可见其治疗范围颇广。

五苓散可治高脂血症，但仍要辨证而施。我这个病人主要表现为癫眩和悸。"癫"不是"巅"，癫可以是神识病证的泛指。眩也可以表现为头脑不清，重胀如蒙。即如《素问·五脏生成篇》："徇蒙招尤，目冥耳聋。"（徇，眗也，通眩。蒙，矇也，视物不清。招尤，招摇也，振摇不定）。

五苓散药只有五味（桂枝，茯苓，白术，泽泻，猪苓），其中四味虽有利水作用，但并不是利尿药的堆砌、叠加。其基方包括了：泽泻汤和苓桂剂。仲景治悸，不离桂，如炙甘草汤、小建中汤等。治水气凌心之悸，不离苓桂剂，如苓桂术甘汤、苓桂味甘汤、苓桂甘枣汤等。泽泻汤（泽泻，白术）为治水饮（支饮）眩晕的专方，《金匮要略》："心下有支饮，其人苦冒眩，泽泻汤主之。"后世所谓"无痰不作眩"，用治痰之剂治眩晕，实源于此。

（二）谨守方证，妙用无穷
——羊水过少案

黄师 2016 年 8 月治一妇女，妊娠 4 个月，患者本人为妇科医生。就诊前 1 周发现羊水过少，混浊，口干不欲饮。考虑为体内水液代谢的问题，故用五苓散，处方如下：

桂　枝 20克	茯　苓 30克	白　术 25克	泽　泻 50克
猪　苓 30克	3剂		

服药第 2 日，已经想饮水了，3 剂服完，复查 B 超，羊水基本正常了。

莉娜按：《伤寒论》中有五苓散的条文 8 条，包括第 71、72、73、74、141、156、244、386 条。都是关于水液代谢的，主症第 1 个是"渴""烦渴""消渴""渴欲饮水，水入则吐"，第二个是"小便不利"。赵锡武先生在分析五苓散证特异性主症"渴"与"小便不利"时曾指出："五苓散证之'渴'与'小便不利'，是因不能水精四布则渴欲饮水，不能下输膀胱，膀胱无水则小便何由而利？渴与小便不利，皆非膀胱蓄水所致。"

五苓散取效的关键在于药物比例，仲景五苓散的比例为，泽泻、茯苓、猪苓、白术、桂枝的药量之比是 5：3：3：3：2。柯雪帆在《伤寒论选读·辨太阳病脉证并治中》提及：中医研究院中药研究所曾对五苓散的利尿作用进行研究，把五苓散水溶液注射到造成人工尿闭的动物模型中，观察利尿作用。结果用张仲景五苓散原量则利尿作用很强。

此案，用五苓散治疗羊水过少，就是倚仗其使水精重新布散的作用。

黄师还曾治一妊娠糖尿病，羊水过多，以肾着汤（甘姜苓术汤）治疗 1 周，复查羊水减少，顺产一子。《金匮要略·五脏风寒积聚病》云："肾着之病，其人身体重，腰中冷，如坐水中，形如水状，反不渴，小便自利，饮食如故，病属下焦，身劳汗出，衣里冷湿，久久得之，腰以下冷痛，腹重如带五千钱，甘姜苓术汤主之。"

此方关键在于甘草干姜汤，"肺痿吐涎沫而不咳者，其人不渴，必遗尿，小便数。所以然者，以上虚不能制下故也。此为肺中冷，必眩，多涎唾，甘草干姜汤以温之"。甘草干姜汤是仲景治疗涎沫多，小便多，澄澈清冷的主方。

"腰中冷，如坐水中，形如水状""腹重如带五千钱"，就"方证对应"而言，与"羊水过多"之证是丝丝入扣的。

（三）"诸胀腹大，皆属于热"并非金科玉律
——纳差腹胀腹型肥胖案

广东清远李小姐，自 2010 年 10 月开始，自觉腹胀明显，不思饮食，仅能食饭半碗甚至一口，食后胀满更甚，经期长，前七天色红量较多，其后量少，褐色夹血块，淋漓不断，最长持续三四十天。先后辗转清远、广州、

湖北延医诊治，观药方或为消导理气，或为活血化瘀，或为补肾温阳，或为益气健脾。也有用当归四逆汤、四逆散、厚朴生姜半夏甘草人参汤、五苓散、真武汤者。2012 年 11 月，月经期间自服三七粉，推出很多大块瘀血，此后月经漏下始愈。然腹部胀满症状无减，体重从 55kg 增至 70kg，遂有放弃治疗之意。

经友人介绍，于 2013 年 5 月 14 日来诊。刻诊：患者精神尚可，面白肤润，腹胀满如箕，如怀孕四五月，自诉不欲食，口稍渴，小便不利。舌苔白厚腻，脉沉细。查体：腹围 98cm。腹诊未扪及硬块，肝脾不大，叩诊呈鼓音。双下肢无浮肿。先拟枳术汤 3 剂，拟行腹部彩超后再议。

二诊（5 月 17 日）：彩超报告肝、胆、脾、附件均未发现占位性病变。拟枳术汤合桂枝加茯苓白术汤，处方如下：

| 枳 实 90克 | 白 术 30克 | 泽 泻 60克 | 生 姜 10克 |
| 桂 枝 15克 | 白 芍 30克 | 炙甘草 5克 | 茯 苓 30克 | 4剂 |

三诊（5 月 21 日）：自诉服上药后腹中鸣响，大便溏烂，日 2 次。并诉自起病至今，怕冷畏寒，四肢不温，腰中冷痛重胀，下半身常感如浸冰水之中。即与肾着汤、枳术汤、泽泻汤合方，处方如下：

| 干 姜 30克 | 茯 苓 30克 | 白 术 30克 | 枳 实 90克 |
| 泽 泻 60克 | 炙甘草 5克 | 7剂 |

四诊（5 月 28 日）：自诉服药后肠蠕动明显加快，矢气多，大便日 2～4 次，有时排出一堆油亮亮溏便，有时排出黄色黏液烂便。腰痛减轻，腹部较前松软多。仍守上方 7 剂。

五诊（6 月 4 日）昨日自量体重 66kg，腹围 90cm，食后仍有胀闷感，口稍渴，询知可以食辣。仍守上方重用干姜更加附子，处方如下：

| 干　姜 45克 | 茯　苓 30克 | 白　术 30克 | 附　子 25克 |
| 枳　实 90克 | 泽　泻 60克 | 炙甘草 5克 | 7剂 |

沛按： 此例患者腹虽胀满而不坚，舌苔白厚腻，当属"水气"无疑。《素问》"病机十九条"谓"诸病有声，鼓之如鼓，皆属于热""诸胀腹大，皆属于热"，实不可视为金科玉律。《金匮要略·水气病脉证并治》："心下坚大如盘，边如旋盘，水饮所作，枳术汤主之。"本例初用枳术汤合桂枝加苓术汤，重用枳实以利气行水。桂枝加苓术汤源于仲景桂枝去桂加苓术汤。

关于此方注家有谓实是去芍药，有谓不应去桂枝，各持己见，争议不休。汤本求真《汉方新解》认为不去芍药，也不去桂枝。就此患者而言，余以为颇合。仲景治水之方多用桂枝，大枣留中吾故去之，炙甘草亦用少量。

及至 5 月 21 日患者才诉腰冷畏寒，方悟此乃肾着汤证也。《金匮要略》："肾着之病，其人身体重，腰中冷，如坐水中，形如水状，反不渴，小便自利，饮食如故，病属下焦，身劳汗出，衣里冷湿，久久得之，腰以下冷痛，腹重如带五千钱，甘姜苓术汤主之。"肾着汤以干姜为主，故重用干姜至 45 克。患者得病两载有余，今半月减重 4kg，已见成效，加附子温煦下焦，冀崇其本，以收全功也。

九、呕吐、腹痛，仲景有良方

《伤寒论》中关于呕吐、腹痛的条文随处可见，同是呕吐或者同为腹痛，仲景却用不同的方剂治疗。所谓"方证对应"，必须在有字处，寻求洞察"方证"背后隐藏的病机。黄师的数则呕吐、腹痛医案，便足以说明各中道理。

再者，用药精当，组方严谨是仲景用药的又一法则。如唐容川所说："仲景用药之法，全凭乎证，添一证则添一药，易一证则易一药。"我们临床亦须谨记。

（一）食谷欲呕者，属阳明也
——胃大部切除术后食入即吐案

患者，女性，五十余岁，来自香港。六七年前，因胃及十二指肠球部溃疡，行胃大部切除术，术后进食量减少，常食入即吐，每隔二十余天或

1个月，发作1次，每次持续四五天，尤以饱食为甚。如是六七年不已，曾服中西药，效不显。

2011年经亲友介绍来我门诊。刻诊：主诉如前，中等身材，无消瘦，精神尚可，食欲如常，腹软，胃脘无压痛。舌苔薄白，质淡红，脉弦稍细，二便调。拟吴茱萸汤治之，处方如下：

党　参 30克　　　大　枣 20克　　　生　姜 20克　　　代赭石 30克（包煎）
吴茱萸 20克（清水煮泡片刻，捞出，与各药同煎）

每日1剂，复渣再煎，日服2次。服药半月后，未有呕吐，如是每诊开上方10余剂以巩固疗效。月余复诊1次，数月来未再发。遂停药，至今已年余，饮食如常。

沛按：论曰，"食谷欲呕，属阳明也，吴茱萸汤主之。得汤反剧者，属上焦也"。此例患者，病延多年，气息尚好，胃气未败，是可愈之征。舌色如常，又非饮邪、水气内蓄之大、小半夏汤或五苓散之证；也非"食已即吐"之大黄甘草汤证。无参挟热象仍为吴茱萸汤可用之征，故径重投此方而取效。

此证既延多年，内有久寒，虽吴茱萸用作温胃止呕，仍宜重用，故用20克。

莉娜按：吴茱萸汤证三见于《伤寒论》，分别为阳明病篇的第243条："食谷欲呕，属阳明也，吴茱萸汤主治。"少阴病篇的第309条："少阴病吐利，手足逆冷，烦躁欲死者，吴茱萸汤主之。"厥阴病篇的第 378 条："干呕，吐涎沫，头痛者，吴茱萸汤主之。"

尤在泾有"盖阳明以胃实为病之正，以攻下为法之的"之说，一锤定音，定死了阳明病"实证"的性质。历代医家又认为"实则阳明，虚则太阴"，阳明和太阴都在中焦，实证属于阳明，虚证属于太阴。

那么为什么"食谷欲呕，属阳明，吴茱萸汤主之"，此证明显是一个虚寒证？对此，陈亦人有这样一段论述："凡是实证都属阳明，凡是虚证都属太阴。似乎条理分明，易于掌握。实际不符合阳明与太阴的生理、病理。'实则阳明，虚则太阴'，只说明两者可以互相转化的关系，绝不是机械的等同。"

其实阳明病篇中也有很多关于虚寒证的条文如：第 190 条，"不能食者，名中寒"。第 191 条，"阳明病，若中寒者，不能食，小便不利，手足濈然汗出，此欲作固瘕，必大便初硬后溏，所以然者，以胃中虚冷故也"。第 194 条，"阳明病，不能食，攻其热，必哕，所以然者，以胃中虚冷故也。以其人本虚，故攻其热必哕"。第 195 条，"阳明病，脉迟，食难用饱，饱则微烦，头眩，必小便难，此欲作谷疸，虽下之，腹满如故，所以然者，脉迟故也"。第 226 条，"若胃中虚冷，不能食者，饮水则哕"。

"食谷欲呕者，属阳明"，源于胃气虚寒，不能腐熟水谷，勉强进食，便会出现呕的症状，自然应该予吴茱萸汤。尤在泾曾说："阳明中虚，客寒乘之，食谷则呕，故以吴茱萸汤以益虚而温胃。"

余国俊在《我的中医之路》中载有其师江尔逊的一则吴茱萸案："陈某，男，16 岁，乐山六中学生，病历号：住院 9066、门诊 48009，1988 年 1 月 2 日诊：半年前开始头昏头痛，2 个月前因感冒高热（39℃），头痛陡然加剧，伴昏睡、呕吐、瞳孔散大、视物模糊、咽喉肿痛、吞咽困难，急入我院抢救。西医诊断：①病毒性脑炎；②颅内占位性病变？（后经华西医科大学、成都陆军总院 CT 扫描否定）住院半月间，曾 2 次下达病危通知。经竭力救治，以上危象消失，但头痛未止，乃出院服中药。当时主要证候是：两侧太阳穴、眉棱骨、眼眶胀痛；一昼夜发作 3 次，每次约 2 小时，疼痛时频吐稀涎，伴咽痛。先服丹栀逍遥散合银翘散加减 17 剂无效，改服苍耳散、升麻葛根汤、小柴胡汤合吴茱萸汤加味（复方药物多达 19 味，其中有吴茱萸、生姜各 3 克，党参、大枣各 10 克）20 剂，亦无明显效果。刻诊：证候如前，近来更增烦躁不安，口干，连连饮水不能解渴，纳差，大便偏稀，舌质红，边尖密布小红点，苔白微黄厚腻，脉弦滑略数。

窃思头痛、呕吐稀涎，乃运用吴茱萸汤之客观指征，可惜前医小其制，又混杂于庞大复方之中，扼腕掣肘，宜其少效；曷不让其脱颖而出，任重力专以建功？然而四诊合参，明明一派热象，如何用得？用不得，方将安出？

一筹莫展，只好重询病史，刨根究底，竟渐渐问出了所以然：患者近几年 3 月至 10 月每天坚持下河游泳，常食水果、冰制食品；又因功课紧，常饮浓茶以提神。至此余意已决，毅然出吴茱萸汤：吴茱萸、生姜各 15 克，党参、大枣各 30 克。嘱其试服 2 剂，如服后口干、咽痛加重，亦须坚持服完。1 月 4 日复诊，恰余他适，由江尔逊老中医接诊：服 1 剂，太阳穴、眉棱骨、眼眶胀痛及咽痛均大减，已不呕吐稀涎，口干、烦躁亦减轻；服完 2 剂，疼痛基本消失，但腹微满闷。江老将党参、大枣各减至 15 克，加厚朴 15 克，法半夏 10 克，续服 3 剂，疼痛完全消失，纳增，腹宽松，大便转正常。余复视其舌，舌质仍如前，苔白微黄薄；诊其脉，已无数象，仍弦而带滑。乃书六君子汤（常用量）加桂枝（寓苓桂术甘汤意），嘱其多服以资巩固。因相距不远，1周追访1次，至今3个月未复发。"

此案头痛，呕吐，吴茱萸汤证皆备，而且此案还说明两个问题，第一，以吴茱萸汤治头痛不限巅顶部；第二，吴茱萸汤证俱备，虽夹有热象，仍用吴茱萸汤，经方大家曹颖甫也有类似医案，也是有热象的情况下用吴茱萸。

我曾经看过一篇文章，在讲"方证对应"时，提出只要"但见一证便是"，连舌脉都不用看了，这种说法有失偏颇，我们并不是不用辨证，不用看寒热虚实，只是有时用药，不需要太过掣肘而已，对于这个我会继续论述。

莉娜又按： 除了吴茱萸汤，仲景治"呕"的还有很多方剂。如同治疗"支饮"，《金匮要略》所列的方证就有木防己汤、泽泻汤、厚朴大黄汤、葶苈大枣泻肺汤、小半夏汤、十枣汤等，这些方药临床使用时当须根据各方证的主症和伴随症状互参鉴别，抓住方证背后隐藏着的"病机"。

五苓散治"水入则吐"，看似与吴茱萸汤证最为相似。吴茱萸汤"干呕、吐涎沫"，需要跟五苓散证的"假令瘦人，脐下有悸，吐涎沫而癫眩，此水也，五苓散主之"鉴别。五苓散证也头昏，吐涎沫，但很少出现吴茱萸汤证头痛的情况。吴茱萸汤证还会有胃的症状，如胃胀、反酸、吐清水、下利，也可以出现头痛、肢端冷等症状。试看江应宿的五苓散医案："江应宿曾治一人，年19岁，患伤寒发热，饮食下咽，少顷即尽吐，喜饮凉水，入咽亦吐，号叫不定，脉洪大浮滑，此水逆证，投五苓散而愈。猪苓12克，泽泻9克，白术12克，茯苓12克，桂枝6克。"

小柴胡汤证，除呕吐，还可能伴"往来寒热，胸胁苦满，嘿嘿不欲饮食"，试看刘渡舟医案一则："李某，女，38岁。长期呕吐，兼见低烧，服药已百剂不效。舌苔白滑，时有进修医生陈君在侧，问曰，"此何证也"？余曰，"呕而发热者，小柴胡汤主之"。果服3剂呕止烧退。

大柴胡汤也止呕，不过当有"心下急，郁郁微烦"的兼证。

大黄甘草汤，也是治"食已即吐"，但此证会有明显腑气不通的表现。

葛根加半夏汤，治恶寒，身体疼痛，伴呕吐，《伤寒论》第33条："太阳与阳明合病，不下利，但呕者，葛根加半夏汤主之。"胡希恕有医案一则："任某，女，21岁。昨日感冒，头痛头晕，身疼腰痛，恶心呕吐，恶寒，并素有腹痛大便溏泄，脉浮数，苔白。证属太阳阳明合病，为葛根加半夏汤适应证。葛根12克，麻黄10克，桂枝10克，生姜10克，白芍10克，大枣4枚，炙甘草6克，半夏12克。服1剂证大减，2剂症已。"

旋覆代赭汤，治中气虚的呕吐。《伤寒论》第161条："伤寒发汗，若吐，若下，解后，心下痞硬，噫气不除者，旋覆代赭汤主之。"张璐《伤寒缵论》："汗吐下法备而后表解，则中气必虚，虚则浊气不降，而痰饮上逆，故作痞硬。"

半夏类方也止呕，半夏泻心汤、小半夏汤、大半夏汤、半夏干姜汤、生姜半夏汤皆治呕吐。

桂枝汤也止呕，《朱木通经方医案》里面就有一则桂枝汤治流感头痛呕吐的医案。

（二）喜按、拒按不是鉴别腹痛虚实的第一指征
——腹中急痛三月不愈案

顺德患者，李女士，44岁，乳腺癌术后4年余，术后规律化疗半年，

随后口服他莫昔芬片调整内分泌。

今年 2 月底开始出现腹痛，以下腹部及脐周为主，拒按，喜温，口干，解稀水样便，日 4～6 次不等。曾在广州某三甲医院消化科、肿瘤科及中医科住院，做过胃肠镜、胶囊内镜、全腹部 CT 及 PET-CT 均未见异常，当时 B 超提示腹水，检查为漏出液。自身抗体谱、补体、尿常规、便常规、肿瘤指标等均正常。血常规提示嗜酸性粒细胞明显升高，重度贫血（HGB 最低是 60g/L）。过敏原检测示总 IgE 明显升高，对多种食物过敏。

经近 3 个月的中医为主治疗后，病情好转，精神体力恢复，贫血改善（HGB 96g/L），但一直有脐周隐痛，饮食不慎即可诱发胀痛，痛时拒按，严重时有反跳痛，大便烂。曾用乌梅丸、葛根芩连汤、柴胡桂枝干姜汤、逍遥散、附子理中汤、香砂六君子汤等治疗，效果不显。该院中医科梁主任推荐前来门诊。

2014 年 7 月 11 日来诊。患者面色萎黄，头发稀疏柔弱，腹部按之痛，有抵抗感。舌淡苔少，脉细弱。予黄芪建中汤，处方如下：

| 北 芪 60克 | 桂 枝 30克 | 白 芍 60克 | 大 枣 15克 |
| 炙甘草 20克 | 生 姜 15克 | 饴 糖 1汤匙 | |

服药 1 周后，腹中痛已未大作，腹痛减少约三分之二。食欲增，精神畅旺。继续服药二周。观察至 8 月 15 日，腹痛未有发作，二便如常。

沛按：《金匮要略》言，"病者腹满，按之不痛为虚，痛者为实"。此证腹痛拒按，甚至反跳痛，似为实证。但患者久病面色萎黄，发弱便溏，显是虚证，治法当于虚劳求之，黄芪建中汤证也。

黄芪建中汤乃由桂枝加芍药汤、小建中汤衍生而来，辨证关键点是"急痛"。《伤寒论》第279条："本太阳病，医反下之，因而腹满时痛者，属太阴也，桂枝加芍药汤主之。"第100条："伤寒阳脉涩，阴脉弦，法当腹中急痛，先与小建中汤……"《金匮要略·血痹虚劳病脉证并治》："虚劳里急，悸、衄、腹中痛，梦失精，四肢酸疼，手足烦热，咽干口燥，小建中汤主之""虚劳里急，诸不足，黄芪建中汤主之。"

诸方之核心乃芍药甘草汤，如四逆散及后世之痛泻要方治腹痛，其理则一也。

"急"即拘急、紧张，腹壁紧张，若如教科书言"腹痛绵绵"才是虚证则误矣。记得澳洲墨尔本一友人，腹中急痛甚剧，反复发作，痛时须服吗啡止痛。亦嘱其服黄芪建中汤而愈。芍药缓急，必须重用。

莉娜按： 黄芪建中汤治疗腹痛，辨证关键在于"虚"和"急"。

《湖北中医杂志》1983年曾载陈国权的一则医案，为黄芪建中汤治疗肠粘连伴肠梗阻的，与黄师此案有诸多相似之处，可参照阅读：

黄某，男，37岁。1968年脾切除，1974年胃全切，胆囊、阑尾切除。1981年11月因上腹部疼痛、呕吐、不能饮食而住院，诊断为"术后粘连伴部分肠梗阻"。经禁食、输液、抗生素等治疗，痛未缓解。诊见面㿠神疲，消瘦乏力，头晕心悸，畏寒肢冷，上腹部广泛压痛，喜温，腹软，口不渴，喜热饮，大便微溏，小便清利，脉细涩，舌淡苔薄白。证属虚寒腹痛，气血不足，拟黄芪建中汤加味。

黄　芪 15克	酒白芍 15克	桂　枝 10克	生　姜 10克
甘　草 10克	党　参 12克	红　枣 5枚	饴　糖 15克

5 剂后腹痛缓解，稍能进食。加服 10 剂，腹痛消失，食欲大增，诸症好转出院。后续服 30 剂，至今腹痛未患。

（三）仲景用药，加减进退法度昭然
——小儿腹痛案

患儿黎某，男，7 岁。初诊 2016 年 5 月 6 日。

患儿 2 个月前发热后，开始腹痛，伴腹胀，肠鸣。4 月 21 日在某妇幼保健院超声可见腹腔内探及多个低回声团，其中一个大小约 14mm×6mm，边界清。CDFI：上述低回声团内探及点条样血流信号。考虑为腹腔淋巴结声像。

儿童腹部淋巴结肿大是很常见的一种病，一是因为儿童淋巴系统比较发达，另一个原因是因为小孩子抵抗力比较差，容易感冒，一般可以抗炎治疗。本病预后虽好，但此患儿已经中西治疗 2 个月，仍未痊愈，影响患儿的学习、生活。

刻诊：患儿腹软，腹稍胀，无按痛，未扪及包块。询知腹痛时呈绞痛，夜间发作尤甚，时有肠鸣，大便偏溏。无发热、恶寒，无呕吐、嗳气。舌淡红，苔薄，脉滑。拟半夏泻心汤合桂枝加芍药汤，处方如下：

黄 连 6克	黄 芩 15克	干 姜 5克	姜半夏 25克
党 参 30克	大 枣 15克	甘 草 15克	桂 枝 15克
白 芍 30克	4剂		

5月10日复诊,自服药后,2天腹痛未见发作,第3日晚上起腹痛又作,后自行缓解,伴大便溏。拟专任桂枝加芍药汤。处方如下:

桂 枝 15克	白 芍 45克	大 枣 15克	甘 草 15克
枳 实 15克	厚 朴 15克	生 姜 3片	3剂

5月13日三诊,几天来腹痛未作,其父惊喜发觉患儿这几天跑步自若,食欲如常。守方继进,以巩固疗效。

沛按:《伤寒论》第279条,"本太阳病,医反下之,因而腹满时痛者,属太阴也,桂枝加芍药汤主之"。可以是此病之写照。因于感冒,本太阳病也。医反下之,治疗失当也。因而腹满时痛,虚则用建中汤,实则用加大黄汤,脏无他病者用桂枝加芍药汤主之,仲景用药法度进退昭然也。

莉娜按:治疗腹痛的桂枝汤类方共4首,桂枝汤倍芍药(六两芍药),便是桂枝加芍药汤;桂枝加芍药汤加饴糖,便是小建中汤;桂枝加芍药汤加三两大黄,便是桂枝加大黄汤;小建中汤加一两半黄芪,便是《金匮要略》黄芪建中汤。此4方,皆为六两芍药,治腹中急痛,赖芍药的缓急止痛作用。

除此之外,仲景还有很多治疗腹痛的方是用芍药的,治疗"心下急,郁郁微烦"的大柴胡汤，用芍药三两；治疗阳虚水泛"腹痛、小便不利、四肢沉重"的真武汤，用芍药三两；治疗"四逆""腹痛"的四逆散，也用芍药。

治疗"腹中急痛"还有一个办法，就是小柴胡汤，第100条："伤寒，阳脉涩，阴脉弦，法当腹中急痛，先与小建中汤；不差者，小柴胡汤主之。"

（四）妇科腹痛，急性多实，以血分为主
——妇人腹中绞痛（输卵管脓肿、积液）案

2016年4月23日，学生刘某发来微信诉其夫人腹中绞痛已2天，原因不明，自服大柴胡汤合大黄牡丹汤，疗效不显，急欲从广东阳江来穗找我诊治。我适在贵阳讲课，他只得携夫人在当地医院就诊，予行妇科B超，诊断为"输卵管脓肿、积液"。就诊后，其夫人口服当地医院所开的抗生素，并继服中药，但仍腹部绞痛难忍，以晚上为甚，需服布洛芬止痛。

4月26日，我回穗开诊，刘某携夫人前来。刻诊：患者精神尚可，语音清亮，无发热，腹软，无压痛，自诉腹中胀坠，大便如常，脉弦紧而细。既往月经史无异常。

故拟桃核承气汤加味，处方如下：

桃 仁 30克	桂 枝 30克	赤 芍 60克	大 黄 10克（后下）
当 归 25克	川 芎 10克	芒 硝 5克（冲）	

4月27日晨学生刘某，微信道："老师早上好，她好了很多，以往的绞痛已消失，不再依赖布洛芬，唯有稍稍坠痛不影响活动，吃药只是微利2

次，没有我估计的暴利。"

4月28日晨再报"诸症悉除"。

沛按：妇科腹痛，急性多实，以血分为多，病在少腹，当攻其血瘀。

若"少腹急结"即可予桃核承气汤；若"少腹硬满"，即可予抵当汤。未必要"其人如狂""其人发狂""健忘"等证悉具。所谓"急结""硬满"则是两方程度上的差别。

易巨荪及曹颖甫各有一案可作本案之镜，兹录于后：

（1）曹颖甫案：

曹（右住林荫路）

初诊（10月22日）经事六七月不来，鼻衄时作，腹中有块，却不拒按，所以然者，鼻衄宣泄于上故也。阙上痛，周身骨节烘热而咳，此病欲作干血，以其体实，宜桃核承气汤加味，上者下之也。

| 川桂枝 （二钱） | 制川军 （三钱） | 枳　实 （二钱） | 桃仁泥 （四钱） |
| 生甘草 （钱半） | 牛　膝 （二钱） | 全当归 （二钱） | 大白芍 （二钱） |

曹按：桃核承气汤亦余所惯用而得效之方也。广益中医院中，每多藜藿之妇女，经停腹痛而乞诊。其甚者更见鼻衄或吐血，所谓倒经是也。余苟察其非孕，悉以本方加减投之，必下黑污之物而愈，本案特其一例耳。

曹右约三十余岁，面目黧黑，一望而知为劳苦之妇人也。妇诉其苦，备如案述：干咳不得痰。其块在少腹之左，久据不移，腹中痛，却喜按。假令腹中有块而拒按，此为本汤的证，绝无可疑者。今却喜按，则本汤之中否，实须细考。余以其鼻衄之宣泄为亡血家，法当导之使下，乃径与本方，盖处方之前，未尝不踌躇审顾也！

沛按： 此案也不拒按，曹氏用桃仁承气汤全在"以其体实"四字也。

（2）易巨荪案：

福建谢宽，寄居粤城，癸未三月，其妻患腹痛，杂药乱投，月余不效。延余诊视，六脉滞涩，少腹满痛，拒按，大小便流通。断为瘀血作痛。投以桃仁承气汤，二服痊愈。

沛按： 易老此案，与吾案更为相似，但见"少腹急结"即可以桃核承气汤。

仲景桃核承气汤组成为：桂枝、桃仁、大黄、芒硝、甘草。曹氏、易氏及吾此例均加当归、芍药等。实揉合吴鞠通的桃仁承气汤也。

十、经方在肢体关节病治疗中的应用

　　王清任曾说："古人立方之本，效与不效，原有两途，其方效者，必是亲治其症屡验之方，其不效者，多半病由议论，方从揣度。"我们反对的是天马行空，推理出来的方，陈修园《新方八阵砭》在第一方"大补元煎"方下曰："景岳开章第一方即杂沓模糊，以启庸医混补之渐，据云气血大坏，精神失守。自非泛泛之药可以模棱幸中，景岳未读《本草经》，竟臆创臆说，曰：'补气补阳以人参为主，少则用一二钱，多则用二三两。'自此说一开，市医俱得捷径，不知神农明人参之性，通共二十七字，以补五脏为提纲，谓五脏属阴，此物专于补阴也。仲景于汗吐下后用之，以救阴存液，如四逆汤，白通汤，通脉四逆汤等，皆回阳大剂，俱不加此阴柔之品，致阳药反掣肘而不行。自唐宋以后，少明其理，无怪景岳一人也。"如四神煎、阳和汤、犀角地黄汤这样的方剂，立法严谨，主症明确，则是值得我辈研究学习的"亲治其症屡验"的高效方。

（一）《千金方》也是经方一族

——过敏性紫癜案

学兄杜国成之孙，2013 年 7 月 2 日起发热，双下肢皮下出血，在市儿童医院诊为过敏性紫癜，住院治疗，用激素等药，高热已退，皮下出血未能控制，且有血尿，柏油样大便。胃内窥镜报告：胃黏膜溃疡。7 月 15 日转中山二院，晚来电邀我往诊，见患儿微热，双手腕关节、下肢踝关节以下及双耳廓见斑疹密布，色鲜红，压之不褪色，躯干疹点不明显，胃脘部按之轻疼，精神、食欲尚可，大便秘结。舌苔少，色淡红，脉滑数。予犀角地黄汤合化斑汤，处方如下：

石膏 60克（包煎）	水牛角 60克（包煎）	阿胶 10克（烊化，兑）	生地黄 60克
赤芍 12克	牡丹皮 12克	知母 12克	甘草 12克 3剂

7 月 17 日国成来电谓昨日开始服药，今晨斑点色已转暗淡，胃部微痛，大便畅。嘱明天加白芍 20 克，甘草加至 20 克，取芍药甘草汤意。

7 月 18 日傍晚再往诊视。斑点色淡沉着，未再发现新斑点，无胃痛，大便通畅。继续以原方加重分量，处方如下：

石膏 120克（包煎）	水牛角 90克（包煎）	阿胶 15克（烊化，兑）	丹皮 15克
白芍 10克	赤芍 20克	知母 20克	生地黄 6克
甘草 30克	3剂		

7 月 21 日国成来电云紫癜已吸收九成，并没有再新出的。胃没有痛。嘱效不更方，再服 2 剂。

7 月 25 日来电云：这几天情况颇佳，其祖母疼惜孙儿，又怕中药引起过敏，故停了中药3天。昨日起口腔、唇周溃疡，下肢皮下又有一两点出血。主管医生说是巨细胞病毒感染，要相当时日才愈。

故又往医院诊之。患儿精神萎靡，烦躁，唇周红肿，口腔两颊侧密布斑点，并有溃疡面。当又用甘草泻心汤，加阿胶，1剂后，星期一上午来电说，口已不痛，唇亦不肿矣。嘱其再服2剂。

7月28日下午来电说口腔溃疡已痊愈，紫癜无继续出。

7月29日中午来电谓，医生嘱下午出院。

沛按：犀角地黄汤出自《千金方》也是经方一族。犀角现用水牛角代之。叶天士曰："入血就恐耗血动血，直须凉血散血，生地黄、牡丹皮、阿胶、赤芍亦可加入。"诚为经验之谈，阿胶非独养阴，实止血良药，仲景阿胶诸方可证也。

此例过敏性紫癜用激素已近半个月，紫癜未见好转，服中药后明显好转，虽不排除激素的作用，但中药所起的作用是不能抹杀的。同时患儿并发胃溃疡出血，除此病的自身因素外，激素的副作用也不容忽视。

莉娜按：犀角地黄汤首载于唐·孙思邈《备急千金要方》，其方原为《小品方》之芍药地黄汤。《小品方》相传是南北朝宋齐间医家陈延之所作，原书已佚，其佚方保存于《备急千金要方》《外台秘要》《医心方》中。唐代政府只把《伤寒论》与《小品方》两书并列为医家必修之书，可见《小品方》的学术价值之高。

《备急千金要方》指出，犀角地黄汤的功用为"消瘀血"。清·叶天士在《外感温热篇》中提出"入血就恐耗血动血，直须凉血散血"，并指出犀角地黄汤是针对热邪亢盛、伤阴动血、出血瘀阻之现象的主要用方。柯琴在《古今名医方论》论及犀角地黄汤治疗血证中谓"此方虽曰清火，而实滋阴之剂。盖血失则阴虚，阴虚则无气。故阴不足者，当补之以味，勿得反伤其气也。若用芩连胆草栀柏以泻其气，则阳之剧者，苦从火化；阳已衰者，气从苦发，燎原而飞越矣"，充分说明了此方凉血滋阴止血的作用。

化斑汤则出自《温病条辨》为白虎汤的基础上加犀角（现用水牛角代）、玄参，其组方思路与犀角地黄汤也有相似之处，都是斑色正赤，故用的犀角（现用水牛角代）。只是化斑汤为"阳明独胜之热"用白虎汤偏于清热，犀角地黄汤则用芍药、牡丹皮、生地黄偏于凉血活血。而从化斑汤的组方中，我们也不难看出，温病大部分方剂是源于伤寒的。

黄师此案用阿胶，也是取仲景的用药思路，仲景大多数止血的方，如黄土汤、温经汤都是用阿胶的。

（二）随治随效，犹经方也
——四神煎治疗丹毒案

香港谭某之子，32岁，自诉2003年7月7日起双足面焮红肿胀，灼热感，疼痛甚。即往深圳某医院检血常规，白细胞17×10^9/L。诊为：丹毒。曾用西药并点滴（不详），8日回香港，9日愈加严重，发热38.5℃，伴恶寒。遂发来患处照片并求处方。患者素体壮实，患有脚癣（香港脚）。遂处以《验方新编》"四神煎"。处方如下：

| 北 芪 60克 | 牛 膝 45克 | 远 志 45克 |

以水 10 碗，煎至 2 碗，去滓，入金银花 60 克煎至大半碗，温服。再将前后药渣以水五碗煎至大半碗，4 小时后再温服。

次日晨（7 月 10 日），致电询问服药后情况，其母谓肿痛已消大半，今晨已带煎好的第二剂药上班去了。并说晚上把患处照片给我。晚上发来照片可见红肿已消，患处仅是暗红微肿，灼热感和疼痛均消失。但服药后胃脘部有些不适。于是嘱第 3 剂放生姜 10 克，饭后服用。

7 月 13 日余往香港讲学，与其面诊。患处红肿基本已消，按之稍有硬结，上方去远志，2 剂。

沛按：四神煎首载于清·鲍相璈《验方新编·两膝疼痛》，"名鹤膝风……病在筋则伸不能屈，则移动维艰。久则日粗日肿，大腿日细……四神煎：生黄芪半斤，远志肉、牛膝各三两，石斛四两，用水十碗，煎二碗，再入金银花二两，煎一碗，一气服之。服后觉两腿如火之热，即盖暖被，汗出如雨，待汗散后，缓缓去被，忌风……不论近久皆效"。

岳美中先生在《谈专方》一文中对此方甚为推崇。他说"鹤膝风……历年来余与同人用此方治此病，每随治随效，难以枚举。"

此方余用于下肢肿胀，皮肤焮红灼热而疼痛者，确实有效，而此例最为典型。方中石斛、金银花清热解毒，牛膝活血化瘀，而黄芪更助各药之力。

最为特别的是远志一药，远志常用于安神定志、除痰，甚少用于肢体肿痛者。《三因方》远志酒治痈疽,云有奇功,且此品为皂性祛痰药。对咽喉黏膜有刺激,古人认为会"戟人咽喉",曾见有服 10 克而声嘶咽痛;对胃也有刺激,大量则可致吐。张锡纯谓:"若末服二钱可作呕吐,乃知其中确含矾味,是以愚用此药入汤剂时,未尝过二钱,恐多用之亦可作呕吐也。"而此方却用至三两,可能正是其妙之所在。而用水 10 碗,必然久煎,故可减其辛味。

莉娜按:在讲四神煎的时候,还应该说一下另一首治疗关节痛的高效方阳和汤。阳和汤出自《外科证治全生集》,本为治阴疽第一方,浙江平湖名医邵子雨在《外科辑要·阳和汤》中评阳和汤,谓之"前托里消毒但能治气血不足之症。若真阴疽,恐未必有效。虽古方颇多,回阳温经诸法,皆刚燥之药,于气血虚弱者不宜。惟王洪绪立此方,真能从至阴之处透至阳分,转重为轻,允称良剂"。

因其能温阳补血,温通止痛也可用于关节疼痛。此方由麻黄、熟地黄、鹿角胶、姜炭、桂枝、白芥子组成。麻黄止痛、桂枝、白芥子温通自不必说,其余数味温阳补血。在治疗关节肿大不红甚至色瘀暗,肢冷甚至肌肉萎缩等证颇有疗效。

两方皆重用黄芪,四神煎偏于清热解毒,阳和汤偏于散寒通滞,临床上两方可参照使用。

（三）经方中已列明治疗雷诺综合征之法
——手足厥寒治验案

2012年9月22日晚，友人何某自香港致电，谈及其在悉尼当厨师的小儿近旬每夜右手疼痛，不能入睡，曾经西医诊治，服药十余天，没有任何效果。并询问"这估计是什么原因引起的？有何对策？"两地相隔颇难判定是什么问题，若能自行缓解者，通常有两种可能。一者颈椎综合征，可能尚有肢麻；二者或为雷诺综合征。便问道："疼痛时指端是否冷冻，肤色有否紫色苍白？每次发作持续时间？"友人再致电询其儿。即复曰："每发中指、无名指、尾指冰冷发紫，疼痛难忍，几小时后自行缓解。平素嗜烟不嗜酒。因做厨师工作，每取冰箱冷冻物料后发作。故发病至今十余天不能上班。"答曰："恐十有八九乃雷诺综合征矣。"遂短信处方当归四逆加吴茱萸生姜汤，处方如下：

当 归 45克	桂 枝 45克	白 芍 60克	细 辛 15克
川木通 15克	炙甘草 30克	生 姜 30克	大 枣 30克
吴茱萸 15克（先用微开水煮沸片刻，捞出，与他药同煎）			

以水6碗，煎成碗半，再放水3碗，复渣煎成碗半，2次药混合，分3次温服。配4剂，连服4天。并嘱戒烟，避寒。

9月27日，何某来电；小儿服第1剂药后，当晚发作只有微痛，能安睡，大呼神奇，西药服十余天全无效果，不意中药竟如此捷效。4剂服完，痛已愈八九。为加强疗效，乘胜追击。上方更加麻黄15克（先煎），4剂，煎服法如前。

10月9日，友人来电谓，小儿前后服药8剂后症状再无发作。并已上班。惊叹中药之神效。

仲景早有明言，"手足厥寒者，脉微细欲绝者，当归四逆汤主之""其人内有久寒者，宜当归四逆加吴茱萸生姜汤主之"。本为千古之训，何异之有？建议再按原方连服七八剂，以巩固疗效。原预约10月30日医院颈椎专科专家诊期，不妨赴诊。

沛按：雷诺综合征（RD）是血管神经功能紊乱引起肢端小动脉异常痉挛的一种疾病，特点是所有患者都因寒冷而诱发，据其临床表现，应与中医学中所谓"四肢厥寒""痹证""厥证"相似。

当归四逆汤见于《伤寒论》第351条："手足厥寒，脉细欲绝者，当归四逆汤主之。"仲景用简短的八字，描述了末梢循环障碍的临床见证。临床以此方治疗上述症状，的确效如桴鼓。

本方从桂枝汤化生而来，即桂枝汤去生姜，加当归、细辛、木通。

必须注意，仲景在当归四逆汤条文后加了一句："其人内有久寒者，宜当归四逆加吴茱萸生姜汤。"所谓久寒者即病证迁延日久之意。

吴茱萸为温里散寒止痛之品，仲景每用于里寒证之日久者。如温经汤用本品，其证有："妇人少腹寒，久不受胎。"又如《金匮要略》九痛丸治"连年积冷，流注心胸痛……"久治不愈者常加此品。

吴茱萸气味俱厚，辛辣臊苦（臊原指动物体臭，泛指异常气味）。我通常用量6～12克，用于久寒还是要重用的，或用至20～30克。

仲景吴茱萸汤则用吴茱萸一升（约现今200mL），当归四逆加吴茱萸生姜汤，吴茱萸用二升（约现今400mL），温经汤吴茱萸为三两。也就是说用于温中止呕，一般无须大量，而用于内有久寒，散寒止痛，则用量相当大。

不过仲景用本品注明：汤洗七次，是把辛臊之味洗之令减。我用大量时，会叫药房另包，嘱病人煎药前先煮一两沸，去水后，再与他药同煎，可减辛性。

我还曾治一颈椎综合征术后头痛甚，经年不愈。用葛根汤后剧痛已缓。但仍未全控制。加大量的吴茱萸后，诸症明显改善。

吾父，广州市名老中医黄继祖治雷诺氏征，除内服当归四逆汤外，尚有一外用浸泡的验方：商陆30克、沙姜30克。煎温水泡患肢，甚效。

莉娜按：唐宗海在《伤寒论浅注补正》中所说，"此因脉细，知其寒在血分，不在气分，故不用姜、附，而但用桂、辛以温血也"。此方用大枣25枚，除了炙甘草汤的30枚外，用量算是很大的了，可见此方补益营血的作用是很强的。

加用吴茱萸、生姜，则诚如成无己在《注解伤寒论》所说，"茱萸辛温，以散久寒；生姜辛温，以行阳气"。

岳美中亦曾有用当归四逆加吴茱萸生姜汤治疗雷诺综合征的案例，"朱某，女，已婚。1959年3月来诊。自述于1958年12月发现两手发紧、麻木、厥冷、抽搐、发绀。3个月前两手指尖发白，继而青紫、麻木，放入热水中则刺痛，诊断为'雷诺现象'，经中西药及针刺治疗均未效。至12月份，右手食指末梢发现瘀血青紫小点，逐渐扩大如豆粒，日久不消，最后溃破，溃后日久，稍见分泌物，创面青紫，现已2个月，经外敷药物治疗不效。诊其两脉细弱，舌尖红，两侧有白腻苔，双手置于冷水中经5分钟后指尖变暗，10分钟后指尖即现发绀，15分钟后发绀更加明显，尤以中指为甚。余无其他阳虚体征，投以仲景当归四逆汤以通阳和营。当归9克，细辛3克，木通1.5克，白芍6克，炙甘草4.5克，桂枝6克，大枣5枚，服药3剂。1月18日，手指遇冷则青紫如前，惟左脉现紧象。前方加吴茱萸4.5克，生姜6克。同时针刺足趾相应部位出血。2月9日，其方共服16剂，指尖发绀大为减退，右手食指创口愈合，舌两侧之苔渐退，脉稍见有力。3月6日，前方又服17剂，手指创口愈合未发，指尖冷水试验疼痛减轻，脉已渐大，舌两侧白腻苔已不甚明显。惟晨起口干，右侧腹痛。原方当归、芍药各加3克。又服6剂停药观察。于1962年12月13日追访，手指坏疽未发"。

（四）此方乃通治风寒湿邪之剂
——桂枝芍药知母汤治结节性红斑案

伍某，女性，35岁，2011年3月底，患者无明显诱因出现发热，体温最高39℃，双下肢出现散在红斑硬结，直径1～2cm。以伸侧为主，有压痛及肤温增高，并伴有明显关节疼痛。4月2日，在我市某三甲医院住院，查血常规：NE76.3%，胸片：右肺中叶感染。CRP40mg/L，ESR51mm/L，RP、ANCA四型均为阴性。诊断为：①结节性红斑，②右肺中叶感染。予抗感染治疗，并使用激素。治疗后体温明显下降。4月12日停用激素，出院。

其父母曾因复发性口腔溃疡请黄师诊治，以甘草泻心汤治疗，皆愈。故4月15日前来就诊。当时仍有低热，咳嗽，痰稠，双下肢散在暗红色的斑块硬结，疼痛不可触摸，伴关节疼痛。黄师认为此历节痛，风寒湿热杂至。当予桂枝芍药知母汤合木防己汤。处方如下：

桂　枝 15克	赤　芍 60克	知　母 20克	麻　黄 15克（先煎）
白　术 30克	薏苡仁 90克	防　风 15克	石　膏 90克（包煎）
甘　草 30克	附　子 12克	防　己 24克	4剂

4月19日复诊，已无发热，咳嗽减少，红斑结节疼痛有所减轻，唯难以入睡仍守原方，麻黄减至12克，桂枝加至20克，附子增至25克处方如下：

桂　枝 20克	赤　芍 30克	知　母 20克	麻　黄 12克（先煎）
白　术 30克	防　风 20克	防　己 24克	附　子 25克
甘　草 30克	薏苡仁 60克	石　膏 120克（包煎）	

继续守方治疗，患者已无发热，结节红斑逐步消退，压之尚余轻痛。其间患者无明显心悸，睡眠亦改善，麻黄遂以最大量加至18克。至5月20日复诊时，结节、疼痛已微，仍遗留褐色斑块。原方去薏苡仁，加桃仁、牡丹皮。

沛按：《金匮要略》治风湿相搏之桂枝附子汤、白术附子汤、甘草附子汤。称之为风湿三方。更有麻杏苡甘汤、麻黄加术汤等方，各有侧重。而桂枝芍药知母汤又是诸方之综合化裁而成。方中有芍药知母能清蕴热又可制燥，使久服而能任药。今用赤芍更能凉血散血。故魏念庭曰："此方乃通治风寒湿邪之法，非专为瘦人而设也。"

临床运用此方，我喜与木防己汤合用。木防己汤出自《金匮要略·痰饮咳嗽病脉证并治》："膈间支饮，其人喘满，心下痞坚，面色黧黑，其脉沉紧，得之数十日，医吐下之不愈。木防己汤主之。"此方原治支饮。吴鞠通却常去人参以之治痹。《温病条辨》有加减木防己汤。《吴鞠通医案》痹门共十五案，其中用本方竟占六案。其他如痰饮门、寒湿门、中风门等皆有用之，均去人参而重用石膏。如《痰饮门·赵案》吴氏谓："石膏少用万不见效。"该案"前后共用石膏百斤之多"，吴氏治痹是活用了仲景此方。

用木防己汤合桂枝芍药知母汤也取防己利湿而清热，与石膏配合知母、芍药更能清内郁之热，制温药之燥也。

莉娜按：《经方实验录》中记载一位曹沧州先生的医案："据舍亲童公邃君云：'民国六七年间，于役吴门，一山东人名扬宜德者，为先兄卫兵，患腹部膨胀，不更衣者二月有余，而健饭特甚，腹大几如五石瓠，甚至行坐不得。营团各军医百治乏效，复数更外医亦然，因就诊于曹先生沧州。先生闵其情，复怜其贫，即令服生石膏半斤。次日，病依然，于是又半斤加至一斤。至第四日，复加至二斤，便乃大下，悉属黑粪，其硬如石，约二便桶许。体腹顿时瘦削，向之手臂如碗者至此仅有一握，神志疲倦异常，且须倩人扶掖而后能行。于是先生令止服，改为四君子汤等大剂，凡调理三月始瘥。'"

可见当时很多医生石膏的用量也是很大的，而曹颖甫师徒也是很认同这种做法的。

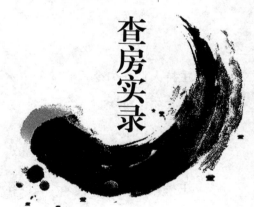

第二部分

黄仕沛访谈、查房实录

一、黄仕沛教授访谈实录

主持人：我们今天非常荣幸请到了黄仕沛教授，黄教授是岭南的经方大家。黄教授您好！

黄教授：您好！

主持人：黄教授，今天您已经在 ICU 查过房了，下午还要进行专题演讲，可不可以事先透露一下您下午讲课的内容？

黄教授：下午准备讲《金匮要略·中风历节病脉证并治》中的续命汤。但是光讲续命汤，大家对中风的了解还不会全面，所以就把篇中的几个复方也略讲一下，也是为了更全面地了解续命汤的运用吧。

主持人：我们也是充满期待。黄教授您是五代中医，您的父亲是研究温病的大家。您起初也是研究温病，在五十岁左右转而研究《伤寒论》，能不能给我们讲一下您的这个转变从何而来呢？

黄教授：我开始的研究是不是偏了一点呢？确实！我从 60 年代初就学中医了，是中医学徒。因为据说当时广州中医学院每年只有二百多名毕业生，全广东分配下来，广州剩下的就不多了。所以，为了弥补中医人才缺口广州市就搞了中医学徒班。我们当时全市的中医学徒一共有 500 多人，比中医学院的毕业生还要多。当时的一个口号就是"抢救中医遗产"。那时提倡名中医带自己的儿子，"父传子，亲带亲"嘛！我 1961 年进入了学徒班，当时就是学《黄帝内经》《伤寒论》《金匮要略》等，是学经典。当时什么都叫"运动"，中医当时也有个"温课运动"，就是要温习中医经典。这在当时蔚然成风，全国都开展了"温课运动"，所以当时大家的经典基础都比较好。我资质不高，也不是努力过人，好在那时打下了一点点基础，在临床上，我可以应用《黄帝内经》《伤寒论》《金匮要略》的理论治病。我其实那时很崇拜那些伤寒派的医家。

主持人：呵，当时好像有"四大金刚"。

黄教授：那时候"四大金刚"早已经没有了。但当时还是有很多经方派医生的。"四大金刚"之一，陈伯坛，他的孙女是我的同班师姐，我们当时都向她拿资料，学陈老的东西。但是光学没用啊，关键要用得上！当时也不晓得怎么去用。中医界流传有一种观点，就是学《伤寒论》《金匮要略》是学它的"法"，要"守其法而不泥其方"。更有"南方无伤寒""古方不能今用"。其实这些提法都是有失偏颇的，是置仲景方而不用的肇端！

70 年代中期，我去了越秀区卫生学校当老师。经方都是在课堂上面讲，还是不知道怎么用。80 年代初期的时候，我有一次去越秀区人民医院会诊，有一个病号，18 岁，极度的消瘦，继发性闭经，腹胀，胀的不能吃东西，每顿饭只能吃 1 汤匙的量，西医诊断为席汉综合征。当时我们几个中医会诊，大家都觉得是虚证，有的说用补中益气汤，有的说用归脾汤。我偶然看她的脚，她下肢胫部就是《金匮要略》所说的"肌肤甲错"，皮肤结了褶皱。我一想，这个是"干血痨"啊。《金匮要略·血痹虚劳》篇："五劳虚极羸瘦，腹满不能食，食伤、忧伤、饮伤、房室伤、饥伤、劳伤、经络营卫气伤，内有干血，肌肤甲错，两目黯黑。缓中补虚，大黄䗪虫丸主之。"腹胀，消瘦，不能吃东西，没有月经，肌肤甲错就是仲景描述的这个病。结果几个中医师都同意我的提示。我平时没有看过这种病，但为什么一下子就想到干血痨呢？就是因为读书时记住了。所以我经常鼓励学生要多背诵，尤其是对经典的背诵，可能有些背不出来，但要熟知，知道里面有什么、讲什么，起码能够有一个印象。我记得吴鞠通《温病条辨》的序里面说："进与病谋，退与心谋。"就是说你没有看过这个病的时候，你心里都要经常想"假如我看到这个病会怎么样"。就好像我刚才在 ICU 看的那个腹胀病人，她就跟《金匮要略》水气篇的描述非常吻合，"心下坚，大如盘"。从病机到症状，这都不是大承气汤证，没有痞、满、燥、实、坚那几个条件，只有胀、满，是气虚水气为患。所以我用了厚朴生姜半夏甘草人参汤合枳术汤。这个干血痨的病人我用了大黄䗪虫丸。这件事以后，才引起我对经方的注意，她的症状和经方描述的情况相同，方证对应。你说这个病人补中益气汤可不可以呢？可以啊，她消瘦乏力，闭经，是中气虚。归脾汤行不行？也可以，脾气虚，不能生血统血嘛。但是经方就不一样了，经方得有证，有这个证才用这个药。证就是证据。到 90 年代我就觉得"今是而昨非"。感觉自己以前学的知识不够扎实，治起病来都是试试看，胸无定见，所以我就把以前的知识暂时忘掉。"四大金刚"陈伯坛的《读过伤寒论·序》中说："仲景书必跳出旁门方可读，犹乎段师琵琶，须不近乐器十年乃可授。"

主持人：就学仲景！

黄教授：对，重新再来，学习仲景的知识，方证对应。我看历代医家都用这个方法，这个名词虽然是现代的，尽管还有很多其他理论，什么五运六气、气化学说、六经等都离不开方证。离开了方证，也就失掉了仲景的精髓。你学仲景，不用他的方法，不用他的方子，不用他的药，那怎么反映仲景的思维、仲景的经验？比如麻黄汤。有这八个症状，你就可以用麻黄汤了。那你用其他的辛温解表药能不能解决麻黄汤的病证呢？一般不行。所以最关键就是要方证对应，你刚才说的"四大金刚"中，为首的是陈伯坛，他说了一句话："真武、四逆、吴萸、理中，不可同鼎而烹。"什么意思啊？就是这三个方证都是温阳的，但是这三个方各有各的方证，你不能混淆。从临床上看，确实也是见过很多这样的例子。方证对应，真的非常重要。

主持人：今年6月份，中国中医药出版社出版了您的《黄仕沛经方亦步亦趋录》一书，我看到这个题目觉得很有趣，为什么叫"亦步亦趋录"呢？

黄教授：其实出版社也曾经说："不要用这个名好吗？"呵呵，我说："一般人很难理解的。"也有人认为我是太呆板了，没有什么创造。这个名称，我觉得有三个内涵。一个就是谦虚一点，没有创造、没有创新，都是按仲景的东西去做，就好像孔子说"述而不作"，只是"述"圣人的东西，不去发挥，没有创作。其实有继承才能有创新。你继承都没有做好，哪能创新呢？第二个意思就是这本书里有我学生的不少心血，他们也是按仲景的方来看病，有很多病例都是他们的。中医就是这样一代一代地传下去的。从徒弟跟师的角度看，这也是"亦步亦趋"嘛！第三个就是要遵从运用仲景的法、运用仲景的方，一定要按照仲景的原意。仲景怎么走，我就怎么走，这就是"亦步亦趋"的意思。谈到创新是另外一回事了，我们其实也不希望这么快就创新，还是要慢慢来。我书里的病例也不是要把什么疑难病、复杂病都记录下来，主要是想还原仲景是怎么治病的。我们临床上碰到病症的时候，能够想起来仲景怎么说，就可以直接用了。

主持人：我看到书中有个题目叫作"不传之秘在'辨'字"，而我们通常说"中医不传之秘在于'量'"。可不可以谈一下您为什么提出这个观点呢？

黄教授：我们在临床上肯定要辨证嘛！临床上每个老师都有他的辨证心得，细说起来"辨"有很多，比如你跟一个人很熟悉，那就没必要把他的外貌、形象、着装都说出来才知道他是谁，只要一听到他的声音，或者他的脚步声你就知道是他了。但是别人可能不会知道。这就是所谓"只可意会，不能言传"。诊病也是一样，其实你早已熟知，看到病人就会条件反射，一个病人烦热，呕吐，胸满，那就会很自然地想到用小柴胡汤。如果病人除了胸满外，还有痛，还就不仅是小柴胡汤能解决问题了。仲景胸痛用什么药？小陷胸汤、栀子豉汤、瓜蒌薤白汤都是针对胸痛的。再具体辨证，如果胸满，心悸，脉促，那肯定用桂枝去芍药汤了。一般仲景针对脉促的情形就去掉芍药，这是仲景的规律，这叫"辨"。像治"脉结代，心动悸"的炙甘草汤，仲景就不用芍药，这些都可以称为"辨"。

主持人：可见掌握了"辨"字，这个病人的病机就能掌握了，而且方药自然也就出来了。说它是不传之秘，正是体现了其最深奥、最巧妙之意。

黄教授：嗯，所以我们学《伤寒论》，最关键、最重要的就是要摸透仲景的规律，这样你就能"辨"了。刚才ICU查房那个腹胀病人，他一伸出舌头，我就心中有数了。舌头比较胖大，很多水，何以辨之呢？从水气来辨，什么方子是治水胀的呢？我就想起了《金匮要略·水气病》篇里的枳术汤。

主持人：对于想提高临证水平的中医，您有什么建议？

黄教授：我还是那句老话，"要专"。学仲景的东西，学经方，你不专是不行的。仲景这一套理论，在中医学里面可以说是一个奇葩，它是一个独特的体系。他的辨证方法、用药规律是独有一套的，不遵循他的规律就学不到手。

主持人：所以要专。

黄教授：我们广东的陈伯坛，还有另外的"四大金刚"，在中医学历史上也许不占什么地位，但其实他们的贡献非常大。他们都是实实在在的经方派医生。我再重复陈伯坛《读过伤寒论·序》中那句话："仲景书必跳出旁门方可读，犹乎段师琵琶，须不近乐器十年乃可授。"这说明仲景学说是自成体系的。什么叫"旁门"呢？不是仲景学说就都叫旁门。要学仲景的东西，就要不受任何学术体系的影响，起码暂时放下。做学问还是应该由约到博，等到了一定的境界，再由博返约。我经常对我的学生说："你学经方的时候，如果再看其他方子都没有什么味道了，那你就入了门了。"只有一门深入才能领悟仲景的精髓。

主持人：我们经方班今天就要结束了，对于首次国际经方班，您有什么感想？

黄教授：很兴奋！为什么这样说呢？大家都认为岭南地区没有伤寒，但是经方班在岭南独树一帜。而且，经方班能够把经方发扬光大，我觉得不简单，毕竟经方医学本来是主流医学。近10年，经方在全国范围内开花结果，我听李赛美教授说现在中医热就数经方最热。这个班也体现了邓老提倡的学经方、用经方的初衷，所以我很兴奋。

主持人：这次来自马来西亚、新加坡等海外的朋友，他们觉得我们的课是真材实料，听完以后立刻就能用，他们也成了经方班的铁杆粉丝！感谢黄教授的精彩讲述。我听后觉得豁然开朗！谢谢！

黄教授：不客气！希望你们都能成为中医的栋梁！

——原载于中国中医药出版社出版《名师经方讲录（第四辑）》

二、黄仕沛教授查房实录 1

病例 1

【病情介绍】

主管医生：患者黎某，女，57 岁，因"突发活动后胸痛 4 小时"于 2011 年 9 月 24 日入院。患者于当日下午游玩后出现胸骨后疼痛，反射至左肩背部及左下颌部，呈持续性，伴恶心欲吐，无烧心感，无冷汗，自服铝碳酸镁片，疼痛无明显缓解，10 分钟后服用心力丸及救心丹，疼痛仍无法缓解，遂到医院急诊就诊，查心电图示：ST-T 改变，考虑为冠心病心绞痛，予静滴前列地尔改善循环、果糖二磷酸钠营养心肌、舌下含服硝酸甘油温通心脉、口服阿司匹林抗血小板等治疗后症状缓解，收入病房。

当夜 23 点 10 分患者突然出现咳粉红色泡沫样痰，大汗淋漓，面色口唇苍白，继而神志不清，呼之不应，瞳孔 2mm 等大等圆，对光反射迟钝，肢体僵硬，听诊双肺满布湿啰音，血压测不到，心率 12 次 / 分，测心梗定量两项结果：TnI 17.82ng/mL，TnT 2161ng/mL，考虑急性心肌梗死导致心源性休克，给予阿托品 1mg、肾上腺素 1mg 静推，球囊辅助通气，予多巴胺 80mg 静滴，碳酸氢钠 50mL 静推。此后，患者心率 70～80 次 / 分，呈交界性，血压 100/59mmHg，生命体征稳定，转入 ICU 监护治疗。转入症见：神志不清，呼之不应，瞳孔直径 2mm，等大等圆，对光反射迟钝，肢体僵硬，四肢厥冷，球囊辅助通气，心电监护示：呼吸 19 次 / 分，血压 88/46mmHg，心率 70～80 次 / 分，呈交界性。患者既往患有 2 型糖尿病、高血压病多年，未坚持行降糖及降压治疗，血压、血糖控制不详。

中医诊断：真心痛——热毒血瘀；西医诊断：①冠心病，急性非 S-T 段抬高型心肌梗死，心源性休克，心功能 IV 级。②高血压病 3 级，极高危。③ 2 型糖尿病。治疗上予血管活性药物维持血压，给予阿司匹林、波立维抗血小板聚集，低分子肝素抗凝，联合头孢硫咪及佐朋加强抗感染，果糖、门冬氨酸钾镁营养心肌，前列地尔改善心肌局部循环，奥西康保护胃黏膜防消化道出血，苁蓉通便口服液辅助通便及补液支持治疗。目前患者神志转清，所以请教授指导下一步中医中药治疗。

【查房实录】

黄教授：她现在还痛吗？

主管医生：不痛了。对答呢，她可以点头，摇头，只是现在上呼吸机，没有办法把舌头伸出来。这是我们教授过来查房，你可以点头，摇头来回答他的问题，行吗？

患者：点头。

黄教授：你现在还胸痛吗？

患者：摇头。

黄教授：胸闷吗？

患者：摇头。

黄教授：还觉得怎么不舒服，有汗出吗？

患者：摇头。

主管医生：她痛的时候会有微微的汗出。

黄教授：（诊脉）脉弦滑。这几天的大便怎么样？

主管医生：到现在还没有见大便。

黄教授：（腹部触诊）有没有发热？

主管医生：今天早上 38.4℃。

黄教授：（按病人肩部）这些地方痛不痛？

患者：摇头。

黄教授：我们记录的是舌苔黄腻吧？

主管医生：是的。

黄教授：她血象怎么样？

主管医生：白细胞 13×10^9/L，今早刚出的结果。

【名师精析】

黄教授：患者抢救过来了，很成功，胸痛消失了。从病历上看，她的舌苔黄腻，脉象是弦滑的。今天看不到舌象，但是脉弦肯定的，还有一点数。她昨天还有胸闷，想吐，发热 38.4℃，这很符合经方中的柴胡证："呕而发热者，小柴胡汤主之。"但是仅小柴胡汤还不行，解决不了胸痛，她发作的时候，有心阳虚的症状，所以以小柴胡汤为基础，合上桂枝汤，就是《伤寒论》中的柴胡桂枝汤。桂枝汤有什么用？它不仅仅有解表的作用，还有温通心阳的作用，所以临床上凡是心率、心律失常的，心悸的，都可以用桂枝。你看《伤寒论》中心悸的用桂枝，气上冲的用桂枝，心痛、胸满的也用桂枝，所以桂枝是不能少的。我的意见是不要太复杂，桂枝汤里有芍药，我们要去掉，为什么要去掉芍药呢？芍药性阴，不利于温心阳，尤其是对于脉促、胸满的病人。比如《伤寒论》第21条："太阳病，下之后，脉促胸满者，桂枝去芍药汤主之。"炙甘草汤，是桂枝汤的变方，治脉结代，心动悸，也是没有用芍药的，这是张仲景的用药规律。所以用柴胡桂枝汤去芍药。一是能够解决她的发热情况，二是能够温通心阳。用于胸阳不振，表邪未解的病人，予桂枝去芍药汤解肌和阳，宣通气机。因为她现在38.4℃还在发热，所以柴胡的量一定要足。张仲景的小柴胡汤中柴胡用了半斤，如果按照现在的度量衡换算，一两相当于15.6克，那么半斤就是八两，要用到124克多，但是分3次服，那就1次量相当于41克多，所以我们就把柴胡用到45克，这个剂量看上去好像很重，其实是没有问题的，临床上用起来很安全。还有半夏，我们现在的半夏都是过度炮制的，不是仲景那时用的半夏了，止呕的效果也不太好，而且半夏的其他作用诸如下气，治咽喉肿痛等的作用也已经很少了，所以半夏的量也要大一些。好在小柴胡汤、桂枝汤里都有生姜，所以也能止呕。桂枝在桂枝汤中用三两，在治"心下悸，欲得按者"之桂枝甘草汤中是用四两，那就相当于1次的量约20克，所以我们用20克差不多了。处方：柴胡45克，黄芩20克，法半夏24克，炙甘草12克，党参30克，桂枝20克，大枣15克，生姜10克。3剂。她怎么喝中药，通过胃管吧？

　　主管医生：对，通过胃管打进去。每天分2次。

　　黄教授：就这样吧。现在医院都是机器煎药了，不用说多少水煎了。就每天吃2次吧。仲景方都是3次的，我们就简化一点。

主管医生：我们也可以每天喂 3 次的。

黄教授：喂 3 次量就不一样了，那就得加量了。

主管医生：很多病人喝中药之后确实能缓解症状，尤其是一些用上呼吸机的病人，用了中药之后，能明显的缩短上机时间。

黄教授：这个病人现在四肢还是温暖的，有发热，有汗出，曾经想吐，曾经有呕，胸痛，脉弦滑而数，这些都是很符合这个方证的。（完）

病例 2

【病情介绍】

主管医生：患者梁某，男，68 岁，因"反复咳嗽，咳痰，气促三十余年加重半天"于 2011 年 9 月 9 日入院。患者三十余年前出现咳嗽咳痰，活动后气促，曾多次就医并行治疗。本次入院当日中午突然出现发热，测体温 38.5℃，自服"感冒药"后症状缓解而入睡，醒后再次出现发热伴有恶寒、咳嗽、咳痰、痰多黏稠、色偏白、易咳出、气促、呼吸困难、胸闷、不能行走等症。遂入呼吸科治疗。入院后气促加重，端坐呼吸，口唇发绀，全身湿冷，听诊双肺呼吸音减弱，双肺底可闻及呼气相鼾音，心音遥远，未闻及明显杂音，双下肢轻度水肿。心电监护示：HR 160 ～ 180 次 / 分，SpO_2 80%，BP 140/99mmHg；血常规：WBC 29.35×10/L，NEU% 78.7%；血气组合示：pH 7.314，PO_2 47.3mmHg，SRE −3.5mmol/L；胸片：肺气肿并双肺感染，双侧少量胸腔积液未排。考虑重症肺炎可能性大，不排除支气管哮喘持续状态。目前患者予面罩高流量吸氧，静推西地兰、呋塞米强心及减轻心脏负荷，甲泼尼龙解痉等处理后症状缓解不明显，转入 ICU 予呼吸机治疗。转入时症见：神清，精神疲倦，气促，端坐呼吸，口唇发绀冷汗淋漓，双下肢轻度水肿。

诊断：中医诊断：肺胀——痰浊阻肺；西医诊断：①慢性阻塞性肺疾病（喘息性支气管炎急性发作）急性加重期1型呼吸衰竭。②高血压病2级极高危。③肺源性休克。9月12日，发现患者的尿是墨绿色的，便查尿组合和中段尿培养加药敏。结果尿白细胞3000个/μL，红细胞2000个/μL，尿液中有粪便残渣，尿培养可见尿肠球菌，考虑存在膀胱－直肠瘘。请肛肠科医生作肛检，于膀胱注入亚甲蓝液后肛门口可见明显蓝色液体流出。后来又行肠镜检查，提示循腔进镜15cm处可见一直径0.5cm左右的瘘口，所以明确膀胱－直肠瘘诊断。9月20日发现患者又多了一个瘘口。这几天尿道口只是漏了一些红色的液体，没有见大便残渣，这和他一直没有进食有关。前天给他胃管打进一些糖类的营养药，可是他腹胀得厉害，一直捂着肚子，我们只能将其引流出来。他问题非常多，但是现在最想解决的就是腹胀和膀胱－直肠瘘的问题。

【查房实录】

黄教授： 尿量怎么样？

主管医生： 尿量根本就无法估算，因为它这里也漏，那里也漏。

黄教授： 生命体征怎么样？

主管医生： 生命体征还是可以的，他偶尔会醒，有时候我们晚上给他用些镇静药，他也睡得着，早上时候我们停药他就清醒，问他时还会点头说他腹胀得很厉害。双肺感染虽说比以前好了，但还是差强人意，还不能脱呼吸机。现在主要是以肠外营养为主，糖类等肠内营养暂时不能给，如果能用中药解决他腹胀的问题，就可以给他糖类营养。

黄教授： 腹胀得很厉害。

主管医生： 对，他腹部很明显的胀起。

黄教授：那个瘘怎样解决？

主管医生：他的瘘，从里面看，与肠道粘连得非常厉害，因为他40年前做过阑尾手术，20年前做过胃大部切除术，所以他腹腔里面粘连得厉害。因此，只做了一个瘘口。

黄教授：但是你看，把这个瘘管拔除以后，瘘还是存在的吧？

主管医生：是啊。

黄教授：那以后都很麻烦啊。

主管医生：泌尿外科医师说如果肠道的东西不从这里排出，这个膀胱瘘可能会慢慢修复。

黄教授：这都是一个问题啊。

主管医生：我们现在就给他每天100mL的膀胱灌洗。

黄教授：有没有发热？

主管医生：没有明显的发热。体温36～37℃。又做了全腹部CT，提示盆腔没有占位性病变。

黄教授：嗯，排除肠梗阻了吗？

主管医生：都没有。

黄教授：能说话吗？

主管医生：问他话可以点头。他虽然腹胀，但还是有排气的（指瘘管）。

黄教授：有排气，就是还有肠蠕动。

主管医生：是的，他们做瘘的医生说有排气就可以给他试一下进食，结果他进食后就胀得更厉害了。

黄教授：噢，一进食就胀得更厉害。

主管医生：他本来就胀，一进食之后腹部就更明显的鼓了起来。

黄教授：那喝中药有没有什么办法？

主管医生：就是想用中药来加强他的肠内蠕动。

黄教授：对啊，但是他又胀起来怎么办？

主管医生：量少一点，可以试一下。

黄教授：有没有呕吐？

主管医生：因为我们都是用胃管的，没有呕。

黄教授：他现在还要插呼吸机，如果拔除了呼吸机会怎么样呢？

主管医生：试过一次，他血氧就掉得很厉害，整个人就发绀了。

黄教授：那说明他的肺功能还是不行。

主管医生：对，但是已经比以前好多了，他之前报的是双肺感染，现在胸片看双肺感染已经比以前好转了一点。

黄教授：还是要把感染控制好，肺的问题要处理好。

主管医生：对，肺与大肠相表里，控制好肺，肠子的情况也会减轻。

黄教授：对，从整体来考虑。他有时神志还是不清的？

主管医生：嗯，但多数时候神志尚清。我们晚上给他镇静药，让他睡觉。

黄教授：他神志不清的时候，有没有肺性脑病的表现？

主管医生：没有。

黄教授：为什么神志会这样呢？如果单纯的肺部感染怎么会有神志不清呢？

主管医生：有时给了他镇静药神志就变模糊了。但是停了镇静药还可以。

黄教授：不用镇静药可不可以呢？

主管医生：不用的话晚上就会比较烦躁。因为上着呼吸机，所以都会给一点点，但不多。

黄教授：（诊脉）脉是沉略带数的。（腹部叩诊）

主管医生：今天体温是 37℃。

黄教授：伸出舌头我看看（诊舌），黄厚腻苔。他有没有汗出？

主管医生：刚来的时候，9 月 9 日，出汗很厉害，后来就没有了。

黄教授：如果用中药泻下的方法治疗，会不会影响那个瘘？

主管医生：应该不会的。因为外科建议只要排气，我们就可以给他进食。

黄教授：这个病人还是比较复杂的。

主管医生：是啊，也不知道他的瘘是怎么生出来的。

黄教授：按道理讲，如果是肠粘连，也不会造成那个瘘啊！

主管医生：我们也做过灌肠疗法，可以肯定他的瘘是比较光滑的，没有任何出血点。

黄教授：大便有没有送去检验，还有没有其他的感染？

主管医生：大便没有检验，但是尿检验是屎肠球菌，不过现在没有了。他的痰培养也是正常的。

黄教授：白细胞很高？

主管医生：进来的时候很高，后来就下降了，有一段时间降到一万二左右，现在是一万左右。现在抗生素用的是万古霉素和头孢硫咪。

黄教授：这个病人要好好分析，那个直肠瘘的原因也不清楚，为什么会产生这个瘘，现在还不明确。患者现在生命体征平稳，不过还要上呼吸机，说明呼吸功能还是不好，肺部感染、尿路感染，可能时间越长就越麻烦。

主管医生：他之前还检出鲍曼不动杆菌，后来就没有了。

【名师精析】

黄教授：这个病人首先给我们的印象就是腹部胀满，而且胀的非常厉害。叩诊的时候呈鼓音。从中医角度来分析，这个胀满只是痞、满，没有燥、实、坚，不是大便燥实，所以基本上排除大承气汤证。其次，他一直不能脱离呼吸机，一旦脱机，就会喘得很厉害，血氧饱和度迅速下降，最后出现发绀。还有就是他的舌苔非常厚、腻、黄，不过虽然黄厚，但却不是腐苔，也不干，是湿润的，好像有很多水气。脉呢，沉数。沉以候里，是里证；数呢，就不一定是热，有时候虚证也会出现数脉，当然数脉临床更多见的是虚实夹杂的病人。通过腹部叩诊、舌象、脉象来考虑，这个病人是有水邪在作怪，包括他喘，这也是有饮邪的表现，那么湿润的舌苔，水邪的成分非常多。我习惯从经方的角度考虑问题，我首先想到的是《金匮要略》的枳术汤，原文是："心下坚，大如盘，边如旋盘，水饮所作，枳术汤主之。"这个条文的描述就非常符合这个病人现在的情况。"心下坚""坚"就是比较硬满；"大如盘，边如旋盘"，是说好像一个圆盘放在腹中，腹胀得非常厉害。这个方子非常简单，2味药，枳实7枚，白术二两，行气化饮，但是仅仅这两味药还不够的。他是9月9日进来的，现在月底了，也有20多天了，饮食不能进，病人的正气明显不足，所以这个病人虚实互见，他的手脚不温，手脚是凉的。《伤寒论》第66条说："发汗后，腹胀满者，厚朴生姜半夏甘草人参汤主之。"这个方子很好背呀，方名就把药物组成都说出来了，厚朴、生姜、半夏、甘草，人参。这个方子就是虚实互见的时候用，尤其针对腹胀的病人。方中人参对于这病人最好用红参，也就是吉林参。枳实要重用，原方用七枚，我们用60克。至于白术，我觉得改用苍术吧，因为有资料说汉代的白术其实即现代的苍术。而且苍术去水的功效要比白术好，苍术25克。厚朴、生姜张仲景都用了半斤，所以也要重用。枳实 60 克，苍术 25 克，厚朴 20 克，生姜 30 克，法半夏 25 克，炙甘草 12 克，红参 15 克（另炖，兑）。3 剂。方子就这样，另外可以用一些物理疗法，比如热敷腹部等。

主管医生：我们准备用莱菔子来热敷腹部。

黄教授：可以，莱菔子有理气作用。

主管医生：这个病人很复杂，听上去他还有肠鸣音，但是一给他肠内营养液，他就胀肚子，如果中药开对了，肚子是会马上软的。

黄教授：这个问题说明此证虚实夹杂，以实为主，以虚为次。仲景厚朴生姜半夏甘草人参汤，你看方子药名的排列，人参是最后的，仲景用人参的方，通常是三两，而这个方只用一两，是仲景方用人参最轻的方，只是厚朴的八分之一，轻重悬殊，可见仲景的意思不在补。如果他喝了中药排气增多了，就是有效了。

主管医生：有人遇到便秘、腹胀等经常给大承气汤，或者直接上大黄。

黄教授：大承气汤要符合痞、满、燥、实、坚这 5 个条件，这才能用大承气汤。但这个患者不燥啊，舌苔那么湿，像有水一样的，显然就不适合用大承气汤了，对吧？

【编者谨按】

黄教授对《伤寒论》的熟悉程度令后学钦佩，其条文亦是信手拈来，洋洋洒洒，看似偶然，实则是中医扎实功底的体现。第一位患者是个急性心肌梗死的病人，心梗后继发心衰、心源性休克，经西医的抢救治疗，情况基本稳定。主要见症为腹部胀满，发热，恶心，舌苔黄厚腻，水滑，脉沉数。黄教授以《伤寒论》为本，从小柴胡汤、柴胡桂枝汤、桂枝去芍药汤、炙甘草汤等角度对胸痛一类病人作出了诠释，如"呕而发热者，小柴胡汤主之""脉促，胸满者，桂枝去芍药汤主之"等。正因为黄教授抓住了患者的主症，才使得看似复杂的病症简单化。

第二位患者主症为腹部胀满，食后尤甚，喘，不大便，舌苔黄厚腻，水滑，脉沉数，这位患者的辨证要点在于虚实证的鉴别诊断，其腹胀，满，喘，不大便似属阳明里实，然细细推敲，却与患者其他临床表现相悖。其年岁已过古稀，多年喘病，张口抬肩，不能平卧，其正气已虚，虽舌苔黄厚，却充满津液，且脉势偏沉，此虚象已现，倘若攻伐，必生他变。黄教授同样以"经"为本，条清缕晰，娓娓道来，此病人一方面水邪为患，泛滥中焦，一方面中土羸弱，气机不畅，故生本证。诸症备矣，唯当以化饮行气之品，以解危急。

临床诊疗上，对于看似为阳明证的患者，切不可犯"一叶障目，难见泰山"之弊，法应从整体分析，再做斟酌。"不识庐山真面目，只缘身在此山中"，只有跳出思维的固囿，才能"山重水复疑无路，柳暗花明又一村"。

——原载于中国中医药出版社出版《名师经方讲录（第四辑）》

三、黄仕沛教授查房实录 2

病例 1

【病情介绍】

主管医生：患者男性，50 岁，因"言语不利，右侧肢体乏力 6 天"入院。缘患者 6 天前晚上 4 点钟去厕所时，出现右侧肢体无力，但尚可行走。至次日早上 8 点，患者往当地医院就诊，考虑为"脑梗死"，予对症治疗后，于当日 12 点转入我科。入院时测右上肢肌力 0 级，右下肢肌力Ⅲ级，反应减慢，感觉性失语。经补液、扩容和中药治疗后，目前情况：患者精神倦怠，言语涩謇，偏瘫，口舌歪斜，头晕，口气重，喉痰鸣，腹胀，大便秘结，舌质暗，苔黄腻，脉弦滑。

中医诊断：中风—中经络（痰热瘀阻）

西医诊断：脑梗死

【查房实录】

主管医生： 你好，黄教授来给你看病了。

黄教授： 好点没有？

主管医生： 他还是说不出话来。

黄教授： 嗯，应该好多了吧。嘴唇还是暗红的。有没有发热啊？

主管医生： 没有，肺部感染的情况和痰不是很多。

黄教授： 精神还是不太好。总是想睡觉吗？

患者家属： 没生病的时候很精神，这几天好像要把这些年没睡够的觉都补上去一样，老是打哈欠，一直想睡觉。

黄教授： 大便通了没有？

主管医生： 昨天通了。

黄教授： 腿能抬起来吗？

患者家属： 前几天不行，这两天稍微好一点。

黄教授： 手呢？能动一点吗？

患者家属： 基本上不行。

黄教授： 口干吗？有没有口苦？

主管医生： 他可能不太理解您的问题。

黄教授： 看一下舌头。（指导患者伸舌）舌质比较红，苔黄厚腻。脉有点弦。

病例 2

【病情介绍】

主管医生： 患者赵某，女，26 岁。因"视物模糊 1 年，加重伴嗜睡，反应迟钝 1 周"于 2012 年 9 月 20 日收入院。缘患者于 2011 年 5 月第一次起病，出现复视，视物模糊，考虑为"视神经脊髓炎"，经激素冲击治疗后遗留视物模糊。后于 2011 年 10 月出现左侧肢体麻木，经激素冲击治疗后麻木消失，但仍有视物模糊。入院前 1 周，患者出现精神差，嗜睡，反应迟钝等症，遂往我院就诊，门诊拟"视神经脊髓炎？"收入院。现症见：患者精神疲倦，面色萎黄，嗜睡，视物模糊，反应迟钝，言语混乱，记忆力严重下降，站立行走受限，无发热恶寒，无异常汗出，无胸闷心悸，无腹痛腹泻，纳差，二便正常。查体：神志清楚，高级神经功能减退，双软颚上抬乏力，咽颚反射迟钝。四肢肌力 IV$^+$ 级，四肢肌张力正常，未见肌肉萎缩及肌束颤动。生理反射存在，病理反射（－）。舌红苔黄腻。辅助检查：2011 年 10 月我院头颅及颈椎 MRI 示：①脑干多发性硬化。②颈椎 MRI 平扫未见异常。体感及视觉诱发电位示：考虑视神经脱髓鞘改变。

【查房实录】

主管医生： 黄教授来给你看病了。

黄教授： 自己感觉怎么样？

患者： 还行，就是有点累。

黄教授： 那你知不知道自己经常讲错话？

患者： 有时候知道。

黄教授： 但是你控制不住？

患者： 有时候讲得太快了。

黄教授： 讲得太快就会乱，是吧？没有幻觉？幻听？

患者： 没有。

黄教授： 有时候记忆不太好，是吧？

患者：是。

黄教授：记不记得月经什么时候来啊？

患者：说不清楚。

黄教授：那昨天晚上吃饭记得吗？

患者：记得。

黄教授：晚上睡觉怎么样？

主管医生：睡得比较多。

黄教授：你白天一直打瞌睡，那晚上睡得好不好？

患者：睡得好。

黄教授：晚上没有醒来过吗？

患者：有啊。

黄教授：晚上睡得好的话，为什么又会醒呢？

患者：因为吊着针。

主管医生：她有时候说话是答非所问的。我们经常问她同一个问题，但结果却不一样的。

黄教授：看看舌头。口干不干？

患者：有点。

黄教授：喝水多不多？

患者：蛮多的。

患者家属：昨天一天都没喝水。

黄教授：但是她自己说喝水是蛮多的。大便怎么样？

患者：还行。

黄教授：手脚都没问题？行动方不方便？

主管医生：走路还可以，手脚的神经系统检查都没有什么异常。

黄教授：有没有头痛？

患者：有一点点。

黄教授：有没有头晕？

患者：没有，就是有一点点头痛，好像平时没有休息好一样。

黄教授：摸摸脉。脉还是有点滑，左脉沉一点，右脉是弦滑。

病例3

【病情介绍】

主管医生：患者黎某，女，40岁，因"右眼睑下垂伴四肢乏力3年，加重半年"入院。缘患者于3年前无明显诱因出现右眼睑下垂，视物重影，当时未予重视，2010年11月3日出现言语不利，说话带鼻音，吞咽障碍，饮水呛咳，晨轻暮重，遂在我院住院治疗，诊断为"重症肌无力"，出院后一直口服溴吡斯的明片，症状可控制。半年前自觉服药后症状改善欠佳，一直在我院门诊行中西医药调理，症状仍有所加重。此次入院患者于2012年9月10日行胸腺切除术，术后出现肌无力危象，予行血浆置换术后症状缓解，日前用大剂量激素冲击治疗。现症见：患者精神疲倦，面色㿠白，白天汗出较多，畏冷，四肢稍乏力，晨轻暮重，无发热，头晕头痛，恶心呕吐，腹胀痞闷，四肢抽搐等症，纳、眠差，小便调，大便稍软，月经量少色暗，内含少许血块。舌淡苔白，脉沉。

【查房实录】

主管医生：您好，我们请黄教授来给你看病了。

黄教授：她的眼睑下垂没有了？

主管医生：现在下垂得不是很明显，这次住院主要是觉得全身乏力。

黄教授：想睡觉吗？

患者：没有啊。

黄教授：白天还是很精神的？

患者：是。

黄教授：很多汗出啊？

患者：我怕冷，所以有时候不敢把被子拿开，就有点汗。

黄教授：以前声音也是这样吗？

患者：不是，之前插了管。

主管医生：可能和重症肌无力的症状没完全好也有关。

黄教授：看看舌头。舌质比较淡，口淡不淡？

患者：不淡。

黄教授：想不想喝水？

患者：想喝水。

黄教授：喜欢喝热的还是冷的？

患者：热的。

黄教授：大便怎么样？

患者：现在正常，每天都有。

黄教授：好，我们回去讨论一下病情吧。

【名师精析】

黄教授：今天看到三个病人，都挺有意思的，好像初步印象都可以跟经方对得上。从西医角度，我就不分析了，大家都比较清楚。从中医角度来说，这三个病人有共同点，也有各自特殊的地方。共同点就是都属于中医"中风"范畴。因为中医"中风"并不单单是指现在的脑血管病。其实传统的"中风"包括了"痿证"。原来《千金方》说"中风"有四种，包括偏枯、风痱、风懿和风痹。风痱就是"痿"了。《黄帝内经》无"中风"一病，但有"三厥"：煎厥、大厥、薄厥，是吧？"阳气者，烦劳则张，精绝，辟积于夏，使人煎厥。目盲不可以视，耳闭不可以听，溃溃乎若坏都，汩汩乎不可止。阳气者，大怒则形气绝，而血菀于上，使人薄厥。有伤于筋，纵，其若不容，汗出偏沮，使人偏枯""血之与气并走于上，则为大厥。厥则暴死，气复反则生，不反则死"。比如说那位视神经脊髓炎的病人"目盲不可以视"，就是视神经的问题，属痿证，跟《黄帝内经》"厥"差不多。所以后世认为"中风"相当于《黄帝内经》的"厥"。其中薄厥就是阳气上迫。薄者，迫也。煎呢？就是煎熬的意思。使人煎厥之后出现什么呢？"目盲不可以视，耳闭不可以听"。就是来得很急，而且看不到又听不到，甚至昏迷。这些都是对"中风"的描述。等到了金元四大家的时代，大家开始怀疑传统治疗方法的效果，于是出现"火、气、痰"的学说：河间主火，东垣主气，丹溪主痰。到了明代，王履提出了"真中"跟"类中"的说法，认为我们现在看到的"中风"跟张仲景说的"中风"不一样，所以叫"类中风"，只是类似而已。可是到了张景岳的时候，他更认为这些都不是风，因此不要叫"类中风"了，干脆叫"非风"好了，"非风"就不是风了。而清代叶天士开始明确了"内风"的概念，提出肝肾不足，阴虚风动。到清末明初的时候，有西医进来了，认为"中风"跟血压高、脑出血有关，以民国的"三张"（张伯龙、张山雷、张锡纯）为代表，其中张山雷写了一本《中风斠诠》，里面详细地论述了历代对"中风"的看法，逐渐把所有肢体的活动障碍都归入在内。张锡纯有建瓴汤、镇肝熄风汤等方子，大家应该很熟悉了。其实，回顾中医"中风"一证的发展沿革，历代名家，各执一词，很多都是从病名上做文章，而不是从治法上下功夫，所以让人难以把握。我觉得仲景的"中风"治法，现代并没有过时。陈修园说："火气痰，三子备；合而言，小家伎。"就是认为从金元开始的"中风"论述都是"小家伎"，违背了张仲景的诊断和治疗。当然，我们并不是否认后世的发展，只是提醒大家要怎样对待张仲景关于中风的论述和方治。

至于中风的方治，我觉得《金匮要略》的中风篇对后世影响很大，所列方剂，至今仍有其实用价值。可惜现在的中医内科书只介绍了《金匮要略》中风按中经络、中脏腑的分类，而忽略了经方的治疗。《金匮要略》中风篇里面的方，一个是侯氏黑散，一个是风引汤，一个是防己地黄汤，还有就是续命汤和千金三黄汤。侯氏黑散："治大风，四肢烦重，心中恶寒不足者。"它里面有14味药：菊花、白术、细辛、茯苓、牡蛎、桔梗、防风、人参、白矾、黄芩、当归、干姜、川芎、桂枝等。比较复杂。但我看这个方的关键是一味——菊花。因为方里面其他的药分量很少，比如说桂枝三分，桔梗八分，防风十分等。而唯独菊花四十分，说明这个方以菊花为主。结合后世的经验，大剂量的菊花常常可以平肝熄风。防己地黄汤，这也是一个怪方，我形容是"不可理喻""治病如狂状，妄行，独语不休，无寒热，其脉浮"。我们的切入点就是认知功能障碍，如狂状，妄行，独语不休，胡话等。跟刚才那位患者是不是很像？这个方组成是5味药：生地黄、防己、防风、桂枝、甘草。它的特点就是重用鲜生地黄，是《伤寒论》《金匮要略》所有方中用生地黄最多的方。我认为这里重用生地黄是对神志有作用，包括炙甘草汤、百合地黄汤也是。

另一首就是风引汤。风引汤"除热瘫痫"。它的组成有8味金石药：龙骨、牡蛎、滑石、石膏、寒水石、赤石脂、白石脂、紫石英，还有大黄、干姜、桂枝、甘草。特点是什么呢？重镇潜阳！我想我们药房可能凑不齐整个方。叶天士很喜欢用潜阳药治疗中风。当年叶天士和徐灵胎都很出名，都在苏州开业，但是叶天士比徐灵胎大20岁，是老前辈。他早年看到徐灵胎开的方，认为用药非常杂乱，喜欢用金石药。但是若干年以后，他才发现徐灵胎原来喜欢用金石药是唐以前的方，包括《外台秘要》《千金方》《伤寒论》《金匮要略》等经方，于是感叹这个徐秀才所学是有渊源的。后来叶天士在学习徐灵胎经验的基础上，自己再去解读。我感觉他是领悟了风引汤等方后，才开始运用大量的金石药。叶氏虽然有不足的地方，但是也有聪明之处。他说中风是肝肾阴亏导致，组方原则是金石药、凉肝药和滋阴药。"肝阳一证，必须介类以潜之，柔静以摄之，味取酸收，或佐咸降，务清其营络之热，则升者伏矣"。这是他的精髓所在。而这个组方原则实际上就是上面那三首方的主药组成，风引汤是金石药，侯氏黑散是清肝药，防己地黄汤是滋阴药。后世很多方都是根据这几个大法组成。不过，法归法，方药归方药。我不相信法，只相信方，就像徐灵胎说："一药有一药之性情功效。"比如说芍药甘草汤可以治脚挛急，或者腹中急痛，后世的解释是什么呢？芍药酸，甘草甘，酸甘化阴，听起来理论很明白。但是我觉得这样解释要不得，因为倒过来是讲不通的。如果不用芍药和甘草，用其他的酸甘药行吗？显然是不行的。所以说我们可以用后世的理论来解释张仲景的方，但是不能用这些理论来指导我们选药，更还原不了经方。比如说镇肝熄风汤之类的方药，虽然是根据上面的理论而来，但却替代不了经方。续命汤仍然是续命汤，如果尝试按照相关的理论组织一首方，并不能代替续命汤。又如解表用麻黄汤，桂枝汤。但是后人发展了，用"夏月之麻黄"香薷代替麻黄，是吧？如果在续命汤里面用香薷代替麻黄，行吗？当然不行！所以我觉得经方有自己的一套理论体系。那天刘方柏教授讲麻黄汤有八大证："太阳病，头痛，发热，身疼腰痛，骨节疼痛，恶风，无汗而喘者。"这是任何一首方都不可代替的。方中麻黄解表发汗，平喘，如果按这个思路组织一首方的话，疗效绝对和麻黄汤不一样。另外，麻黄汤八大证里面有头痛，身疼腰痛，骨节疼痛等四个痛证，其他的解表药都不能解决这四个痛证，只有麻黄汤可以。所以说方证很重要，我们一定要抓住方证。麻黄汤有麻黄汤的方证，桂枝汤有桂枝汤的方证，小柴胡汤有小柴胡汤的方证。不能说要解表就把所有的解表药都用上，好像有人用银翘散加桂枝，这是什么意思呢？如果连最基本的要求都达不到，分析病机有什么用呢？所以不管用什么理论，都要辨方证。比如说中风，出现妄行，独语不休，这就是防己地黄汤的方证。然后再分析体质如何，适不适合用？阴虚的程度怎样？没有阴虚见证又怎么办？这样才能掌握此方的用法。我觉得经方最基本的思维就是方证。我们要掌握张仲景是怎么用的，但不要过于强求去了解为什么，因为很多情况下是了解不了的。就像我们买了台电脑或者电视机，只要会用它们就够了，而不用理解为什么会出图像，会有声音，是吧？我们是临床医生，照用就好。当然，如果能够理解病机的话，就最好了，因为方证后面都隐藏有病机。

具体到这几个病人，我觉得大体都可以从这4首方入手。第1个脑梗死的病人，我认为可以4首方组合：麻黄15克（先煎），大黄15克（后下），防风15克，生地黄90克，石膏90克（包），桂枝15克，滑石60克（包），龙骨30克（包）。

第2个小姑娘，嗜睡，舌苔白腻，用麻黄附子细辛汤合防己地黄汤：麻黄15克（先煎），生地黄150克，制附子25克，防己15克，细辛10克，防风15克，桂枝15克，甘草15克。

最后一个重症肌无力的病人，可以用续命汤合千金三黄汤加减：北芪120克，川芎9克，麻黄15克（先煎），当归24克，桂枝15克，党参30

克，甘草 30 克，枳实 20 克，干姜 6 克。

主管医生：您刚才没有讲到千金三黄汤？

黄教授：千金三黄汤也是中风篇的附方，组成有黄芪、麻黄、黄芩、独活、细辛。其特点是黄芪与麻黄同用，非常适合这个病人。

主管医生：我发现这几个病人的处方里都有麻黄，会不会有副反应呢？

黄教授：我刚刚看了这几个病人的心率都不是很快，麻黄主要的副反应就是让病人心跳加快。所以《伤寒论》里面讲麻黄要先煎，去上沫。同时我用麻黄是逐步加量，最安全的用量一般是 12 克，但是每个人的耐受能力不同。我通常 12 克开始，然后慢慢递增到有些反应为止，或退后 3 克。如果有急性、刻不容缓的病情，那么就要马上用大剂量。另外，麻黄一般要和桂枝同用。为什么麻黄汤有桂枝呢？后世的解释是桂枝助麻黄解表，其实不是这样。麻黄该解表的时候自己就能解表了，不需要桂枝助，用桂枝的目的是减少麻黄的副作用。《伤寒论》第 64 条说："发汗过多，其人叉手自冒心，心下悸，欲得按者桂枝甘草汤主之。"为什么发汗过多会心悸？现在吃西药发汗会不会心悸？都不会。所有的发汗药中只有麻黄会造成心悸。所以张仲景说的"发汗过多"，是如实地反映临床，这是用了麻黄以后造成的心下悸，可以用桂枝甘草汤解决。所以《伤寒杂病论》里面大部分情况下，麻黄都和桂枝一起用，比如说续命汤、麻黄汤、大青龙汤、小青龙汤等都是这样。刚才的方子里，因为药房里金石药没有那么多，只能用龙骨、石膏、滑石，都需要包煎。另外，风引汤里面有大黄。大黄是治疗中风非常好的一味药，特别是针对颅内压高的病人，它可以改善颅内压，但是一定要大剂量。所以研究经方一定要重视方证，先从药入手，再理解方，再理解证。

主管医生：黄教授，我想问一下为什么给重症肌无力的患者用这么大量的甘草呢？

黄教授：为什么我们用经方的时候，很多病人都觉得好像很热而受不了呢？这时候我们可以重用甘草和大枣，可以中和温性。如果有些病人热证很明显的话，还可以加石膏。另外，我用甘草还考虑到它有类似激素的作用，能够调整免疫功能。其实，干姜也有这样的作用。比如说用甘草泻心汤治疗狐惑病，实际上就是口、眼、阴部溃疡，里面用了大量的甘草和干姜。为什么口腔溃疡还用干姜呢？其实张仲景不在乎热不热，里面有大量的甘草垫着，所以我们照用甘草泻心汤的效果很好。我日常用麻、附、辛、姜等辛热药，病人甚小反馈有喉咙痛、流鼻血等不适，关键就是要掌握甘草、大枣的使用。大家看看当归四逆汤用多少大枣？ 25 枚，因为里面有细辛、桂枝、当归等都是辛燥温热的。吴茱萸汤，也是要重用大枣。可惜临床上大家很容易忽视这一点。

主管医生：今天真的是又上了一堂课，非常谢谢黄教授！原来我们都是从中医内科的角度想问题，现在听您讲完以后，感觉回到了正确的辨证上，相信这对我们临床选方用药都会很有裨益。再次谢谢您！

【编者谨按】

首届国际经方班，黄教授以"《金匮要略·中风》续命汤小议及各方在临床上的运用"为题的讲座广受欢迎，得到一致好评。与讲座不谋而合，此次查房恰为中风患者，可谓理论的回顾，临床的见证，课程的延续。三则病案，一则诊断为"脑梗死"，一则考虑"视神经脊髓炎"，一则诊断为"重症肌无力"。若从西医辨病思路着手，疾病南辕北辙，病因迥然不同，难以归纳共通之处，亦难以想象使用类似方药治疗。黄教授崇《黄帝内经》

及仲景之"中风"，认为传统的"中风"应涵盖痿证，故"视物模糊，嗜睡，反应迟钝"当属"中风"，"右眼睑下垂伴四肢乏力"亦属"中风"范畴。侯氏黑散、风引汤、防己地黄汤、续命汤以及千金三黄汤。他人或重此四方的病机治法。黄教授却是更重相应方证，提出经方最基本的思维就是方证，当据仲景所载方证，一一对应，区别适应证和禁忌证，选用合适的方药。第一则病案，典型的"中风"表现，可以四方组合；第二则病案，神志症状明显，故取防己地黄汤，另伴有嗜睡、反应迟钝等阳虚情况，需加麻黄附子细辛汤；第三则病案，从风痹辨治，用续命汤。故虽同为"中风"，治疗却有异。临床识病因，究病机固然重要，但黄教授另辟蹊径而辨方证，亦不失为事半功倍之法！

——转录自李赛美主编《理论与临床讲录》（卷三）

第三部分

黄仕沛经方医话

一、通过临床用历史观点看《伤寒论》条文

《伤寒论》是一本临床实录，仲景把所见的都写进去了，由于时代不同，他只能用他的表达方式去表达。现代人怎么破解，虽不容易，但若紧贴临床，有时仍可见端倪。如果再像古代注家那样，注来注去，终究无益。正如陈瑞春说的，"总是希望把《伤寒论》说得更透彻一点，说得更明白一点，有时候不免为注而注，失却了注疏的本意。"所以我们必须通过临床，持历史观点去看待仲景的条文。

《伤寒论》条文有 15 条均是仲景告诫不可妄用烧针、温针、火熏、火灸、熨等治法的。仲景用了这么多的篇幅，可见此等方法是当时颇为流行的一种方法。此外仲景指出的"汗、吐、下"其实不是今天我们常用的"汗、吐、下"，那时的"汗法"常是"以火迫劫之""熨其背"等；"下法"则是"以丸药下之"等；退热常是"以冷水潠之"（第 141 条）。这些原始的治疗方法大多以"外治"为主，颇为粗暴、野蛮，而且此等方法往往造成严重的后果。如第 6 条仲景提出："若火熏之，一逆尚引日，再逆促命

期。"同时此等治疗方法往往超出当时人的生理、心理承受能力。2015 年 4 月 14 日《广州日报》题为"未杀癌细胞，先杀脑细胞"的报道说："癌细胞在 42℃的高温持续烤半小时，会把癌细胞烤死。"专家说："全身达到这个温度大脑会烧坏。"

到了仲景时，才大力推行煎剂（汤液家），规范了"汗、吐、下"等治法。应该注意到上面所说的 15 条条文中明显的心因性病症占了 9 条之多，如惊痫、惊狂、奔豚、惊、胸烦、谵语等，仲景称这些病证为火劫、火逆、火邪等"坏病"。

古时有病很多时采用"汗法"，当时是怎样"以火迫劫之"的？《黄帝内经》有"渍形以为汗"，怎样"渍形"？可能是一种加温浸泡的外治法。另《灵枢·痈疽篇》："发于胁，名曰败疵，败疵者，女子之病也，灸之，其病大痈脓治之，其中乃有生肉，大如赤小豆。坐陵翘草根各一升，以水一斗六升煮之，竭为取三升，则强饮厚衣，坐于釜上，令汗出至足已。"从这段文字我们可以看到当时治疗痈脓，也是用熏蒸的方法发汗的。仲景是反对这种治法的，正如第 85 条："疮家虽身疼痛，不可发汗，汗出则痉。"而这种熏蒸方法是："强饮厚衣，坐于釜上。"釜不是盆，釜下面仍有火，这样温度不好控制，病人存在心理压力是必然的，引发癔病性抽搐（痉证）也不奇怪。

《汉书·苏武传》载："单于使卫律召武受辞，武谓惠等：'屈节辱命，虽生何面目以归汉？'引佩刀自刺。卫律惊，自抱持武。驰召医，凿地为坎，置煴火，覆武其上，蹈其背，以出血。武气绝，半日复息。惠等哭，舆归营。单于壮其节，朝夕遣人候问武，而收系张胜。"这段文字再次说明当时"火迫"等治法的流行、滥用。苏武自刺，伤到什么程度没有说，但也用"火迫劫"并且还"蹈其背，以出血"苏武当然承受不了故"气绝，半日复息"。

陈寿在《三国志·卷二十九·方技》载华佗的一则"以冷水潠之"的"成功"案例，足以说明当时此类外治法的流行："有妇人长病经年，世谓寒热注病者。冬十一月中，佗令坐石槽中，平旦，用寒水汲，灌，云当满百。始七八灌，会战欲死，灌者惧欲止，佗令满数。将至八十灌，热气乃蒸出嚣嚣高二三尺。满百灌，佗乃使燃火温床，厚复良久，汗洽出，著粉，汗燥便愈。"

所以这些治法造成奔豚，"剧则如惊痫，时瘛疭"是时有发生的，甚至"促命期"，与现在的灸法、温针等不同，当时未有不锈钢毫针。针具较粗，把针烧红扎进肌肤，做成"核起而赤"是必然的了。

此外，仲景条文中很多"汗法"引起的不良反应，有些未必是"汗法"本身的误用，而是"汗法"中某些药物的不良反应。例如第64条："发汗过多，其人叉手自冒心，心下悸，欲得按者，桂枝甘草汤主之。"我看这条的发汗过多，必定是麻黄剂的使用不当或者是患者对麻黄剂的耐受力问题而出现的副反应，甚至可能诱发基础病。因为发汗药中，没有任何一种药会影响心律、心率的，只有麻黄才会。而桂枝是可以减轻或抵消麻黄这一副作用的，所以仲景在使用麻黄时，尽量与桂枝同用。仲景用麻黄有26方，其中用桂枝的有14方，占其大半。在桂枝剂中又可以看出桂枝是治心悸的一种良药。同样第88条，"汗家重发汗，必恍惚心乱，小便已阴疼，与禹余粮丸"。"恍惚心乱"我看未必是如注家所说的发汗过多，阴液耗损，尿源不足，也极可能是麻黄之弊。据我的临床观察，麻黄对部分老年男性的患者会造成小便不利，这是否可能与激发前列腺肥大有关？虽暂未见有相关报道，但值得引起注意，加以观察。

二、《伤寒论》乃救误之书

徐灵胎的《伤寒论类方·自序》有："不知此书非仲景依经立方之书也，乃救误之书也……盖因误治之后，变证错杂，必无循经现证之理，当时著书，亦不过随证立方，本无一定之次序也……后人各生议论，每成一书，互相訾议，各是其说。"

诚如徐灵胎所言，《伤寒论》实救误之书也。太阳病篇有条文 178 条，其中论及误治的条文有 89 条（50%），列出处方的误治条文有 66 条（37%）。太阳病篇有处方 72 首，误治处方 51 首（71%），其中误治后伤阳 27 首（41%）。

以下是对列出处方的 66 条误治条文的分析：

	伤阳（条）	其他误治（条）	所有误治（条）
	27	39	66
汗	12	5	19
下	7	23	30
汗+下	3	7	10
吐	1	4	5
烧针	2		
汗+烧针	1		
火迫	1		
水渍	1		

从此表可以看出：

1.同一种误治法可以造成不同的变证，典型的例子如第20、25、26条。第20条"发汗，遂漏不止，其人恶风"明显是伤阳，故为桂枝加附子汤证。第25条"大汗出"仍为桂枝证，继予桂枝汤；邪不解，"形似疟"予桂枝二麻黄一汤。第26条"大汗出后"伤阴，予白虎加人参汤。

2.同是汗不得法，同是伤阳也会出现不同变证。如第20条"发汗，遂漏不止，其人恶风，小便难，四肢微急，难以屈伸者"，桂枝加附子汤；第64条"其人叉手自冒心，心下悸，欲得按者"，桂枝甘草汤；第65条"其人脐下悸，欲作奔豚"，茯苓桂枝甘草大枣汤；第68条"反恶寒者，虚故也"，芍药甘草附子汤；第71条"大汗出，胃中干，烦躁不得眠"，五苓散；第82条"其人仍发热，心下悸，头眩，身𥉉动，振振欲擗地者"，真武汤。

3.相对来说，汗后引起的伤阳相对较多，但并不是必然的。

4. 不同误治后，可能出现同一证，如第 63 条的麻杏石甘汤是发汗后，第 162 条是下之后。

5. 汤药治病很可能在仲景之前的年代未能发展成熟。往往先民喜用烧针、温针、火熏、水溃等易引起大发汗，而且对病人造成严重心理压力的办法，或者造成大下的丸药治病。于是就有了太阳病篇的种种误治后的条文。例如，第 112 条："伤寒脉浮，医以火迫劫之，亡阳必惊狂，卧起不安者，桂枝去芍药加蜀漆牡蛎龙骨救逆汤主之。"第 117 条："烧针令其汗，针处被寒，核起而赤者，必发奔豚。气从少腹上冲心者，灸其核上各一壮，与桂枝加桂汤，更加桂二两也。"第 118 条："火逆下之，因烧针烦躁者，桂枝甘草龙骨牡蛎汤主之。"

综上所述：《伤寒论》乃"救误之书"，审证不问因，没有必要拘泥于因何种误治造成变证，但"知犯何逆，随证治之"便可。

三、"方从法立，以法统方"辨

　　教科书常说的"方从法立，以法统方"，方是辨证论治的一个环节。但实际临床时，是否确立了"法"就万事大吉？假设辨证是"外感风寒"，是否确定了"解表散寒"便可以？就可以任选辛温解表目录下的任何一首方：桂枝汤，麻黄汤，九味羌活汤，荆防败毒散……我认为定出了"法"，这只是一个宏观的提法，辨治过程还远远未完成。就好像找地址，只是找到了某市、某区、某街，还是找不到某号的，还要"对号"。由于过分强调"法"，因而普遍产生一种说法就是"守其法而不泥其方"。这种提法，大大地妨碍着我们细致入微的辨证和精确的遣方选药。因而自拟方满天飞，全然不顾古人千锤百炼的成方效方。使中医的辨证论治庸俗化、粗略化。这个流弊造成中医正统经验丢弃，临床疗效下降。实际上，临床如离开"证"去侈谈用方，只根据"法"去立方（方从法立），终究是会"药不对证"的，仲景常以桂枝证、柴胡证示人，这就是"方证"。同时桂枝汤证下，还要考虑出现的兼证，会衍生出：桂枝加芍药汤，桂枝去芍药汤，桂枝加厚朴杏子汤，桂枝加大黄汤，桂枝加附子汤，桂枝加龙骨牡蛎汤，桂枝加芍药生姜各一两人参三两新加汤，桂枝去芍药加蜀漆牡蛎龙骨救逆汤……"方证"对了，这处方就叫"丝丝入扣"。辨证很大程度上是"辨方证"。所以我说应是"方从证立"（观其脉证，随证治之）。"方从法立，以法统方"是不全面的，更会误导人"守其法"便可以天马行空，"不必泥其方"了。

在"辨证"的前提下"立方"，还考虑了"证情"的轻重缓急、"正气"的盈亏盛衰等。所以，选药、用量、煎法、服法、将息法都十分细腻，十分讲究，这就是"方术"，仲景序说"宿尚方术"没有说"宿尚法术"。

四、"方证对应"随笔

中医原来"证""症"是没有区别的，其义一样都指症状（病变中所表现的单个症状与体征）或某证（对疾病的某个阶段的病位、病因、病性等的概括）。"证"这个词《伤寒论》用得最多，《黄帝内经》中仅《至真要大论》一处提到（"证有中外，治有轻重"）。

而"证候"的"候"在《黄帝内经》中有多种含义。如作症状解"此其候也"（灵枢·水胀）、作判断解"候病所在"（灵枢·卫气失常）、作疾病的阶段解"五日谓之候"（六节藏象论）、作等候解"候气奈何"（素问·离合真邪论），而仲景更是把"证"和"候"作为互词；如《金匮要略·黄疸》："夫病酒黄疸，必小便不利，其候心中热，足下热，是其证也。"可见古人"证"与"候"字的使用基本相同，都是指疾病的表现。并且将"病""证"与"候"连在一起使用。如病候、证候。最早把证与候合起来成一个词的是王叔和《脉经》："声色证候，靡不赅备""五脏六腑气绝证候。"

《伤寒论》中"证"字的使用有多种如：

1. 症状：如"辨某病脉证并治"，桂枝汤方后"病证犹在者，更作服"，"观其脉证，知犯何逆，随证治之"（此句则是前者指证状、后者指归纳证状后的结论），"其证唇口干燥"。

2. 指病理反应的部位：如"阳明少阳证不见者为不传也""无少阴证者，大青龙汤主之""表证仍在，此当发其汗""太阳病外证未解""太阳病证不罢者不可下""伤寒呕多虽有阳明证不可攻之"。有时却又会省略此"证"字，如"食谷欲呕属阳明也，吴茱萸汤主之"。

3. 指病理诊断的结论：如"血证谛也""脏结无阳证""寒实结胸无热证者""结胸证悉具，烦躁者亦死"。

4. 论中更多的、更有意思的是指某方的症状归纳。如"证象阳旦（汤）"，"病证象桂枝（汤）"，"太阳病桂枝证"，"伤寒中风有柴胡证，但见一证便是"（后者是指症状），"凡柴胡病证而下之，若柴胡证不罢者，复与柴胡汤"。这是《伤寒论》特有的表述方式，也是仲景辨方证，方证对应思路的体现。

"症"和"证"中医一向都是同义，《伤寒论》中更见不到"症"字。"症"和"证"作不同的表述，是近现代的事。我记得七十年代中医杂志曾有过争论，不过现在基本约定俗成了。

那么"症候群"又是什么？根据上述意思"症""证"和"候"有时是互用的。"症候群"也可理解为"症状群"了。

经方的"症状群"可以认为是"经方综合征"，它有独立存在的价值。不要以为"症候群""综合征"是西医的专利。

症状群的概念，最早提出的应是仲景，《伤寒论》《金匮要略》中有太多条文叙述一组症状，然后说明应用什么方治疗了。如："太阳病，头痛，发热，汗出，恶风，桂枝汤主之""太阳病，头痛，发热，身疼，腰痛，骨节疼痛，恶风，无汗而喘者，麻黄汤主之。"可以看到，麻黄汤和桂枝汤所治疗的是一组"症候群"，而不是"病"。或者会问，仲景在句子开头不是写"太阳病"了吗？其实太阳病不是病，是指一个类型的病证而已（此是另一问题，暂不在此详议），而在"太阳病"后加上一连串症状，才能限定麻黄汤或桂枝汤所适应的特定的"症候群"。甚至不用"太阳病"只要出现上述"症状群"的就可以使用麻黄汤或桂枝汤。又如："伤寒五六日，中风，往来寒热，胸胁苦满，嘿嘿不欲饮食，心烦喜呕……""干呕、吐涎沫、头痛者吴茱萸汤主之"等。当然《伤寒论》中的症候群，不一定全在一条条文内叙述，有时是在多条内叙述的。

有些综合症状（综合征）与西医的很吻合，如狐惑病就与眼口生殖器综合征很相似。

学习经方的人都知道，经方治疗的是"方证"，"证"是什么？从上述麻黄汤、桂枝汤条文看，证就是一组（若干个单个症状）特定的症状群。当它们出现时，就用某张方主之，大多能取得预期效果。

要注意，历代的经方家，无论他用什么理论、什么观点去诠释《伤寒论》，只要他在临床时运用经方，都离不开"方证"。日本汉方古方派不去诠解，只要方与证相应就可应用经方。事实上至目前为止，历史上没有任何一种理论或任何一个医家能完满、正确地诠释伤寒论。《读过伤寒论·序》更说"注伤寒无异于删伤寒"。既然注解未必对临床有直接的指导意义，也未必能代表张仲景的原意。那么这些诠释又有什么意义？而作为一个临床医生，只要谨守仲景的辨证用药规律，就可重复仲景的疗效，又何必理会怎么诠释？所以陈伯坛有句说话："吴萸、四逆、理中、真武，不可同鼎而烹。"就是说几首温里方，各有其"症候群"不能混淆，不能只是寒者热之，一味扶阳便了。尝读许叔微、徐灵胎、曹颖甫、吴棹仙、胡希恕、刘渡舟、黎庇留、易巨荪、冉雪峰、岳美中，以至吴鞠通等人的《医案》运用经方时都没有离开"症候群"。更不用说大力提倡"方证相应"的吉益东洞及各日本古方派的医生了。当年易巨荪、黎庇留、陈伯坛等广东"四大金刚"以升麻鳖甲汤治鼠疫，其思路就是"方证对应"。

说到吉益东洞，他是日本汉方古方派的代表人物，（早他两三百年已有日本医家指出：体用理气等皆为佛老之浮辞非圣人之教。对金元医学过于穿凿架空感到不满，而提倡仲景之学）东洞生时大约是中国清朝乾隆年间，他提倡实证，提倡用仲景方，方证相对，且出类拔萃。影响深远，同时认为仲景与内经理论无关。民国初的中国医家有很多是受此派思想影响的，如章太炎，陆渊雷、胡希恕等。但中国人出于民族自尊心，一提日本两字就反感，况且中医受"内经一元化"观点影响甚深，（中国文化从百家争鸣，到罢黜百家独尊儒术。医学也从疾医、阴阳医。从经方家、医经家到独尊内经）所以如果不要内经，岂非废医存药？中医是绝对不肯的。所以时至今日，伤寒被越解越玄，经方派仍为极少数一派。开出一首经方，有时会被人视为异类，方证相应仍未能普及。中医药疗效每况愈下，中医存在的意义备受质疑。

其实方证相应、方证对应并非吉益东洞的发明，而是仲景在《伤寒论》中早有明示。第317条通脉四逆汤方后曰："病皆与方相应者，乃服之。"孙思邈还有历代伤寒家提倡，如今被公认诠释伤寒较中肯的柯韵伯也提倡："有是证，用是方。"

其实方证相应并非一成不变地"依照框架套用药"，这是一种误解。首先，目前一些中医"不按框架"用药，故此天马行空，随意组方，推理、思辨重于实证。所以徐灵胎早就批评："自宋以还，无非阴阳气血，寒热补泻，诸肤廓笼统之谈，其一病之主方主药茫然不晓。"

在"守其法而不泥其方"的庇护下，创新方大行其道。每个医家出一本书都有一百几十条自己的方，试把《景岳全书·新方八阵》拿来数数有多少新方，而这些新方果真是经过临床总结得来的吗？显然是臆度而来者较多。

更有一些临床医生经方不会开，时方也不会几首（汤头歌诀不读），随证处方，"相对斯须，便处汤药"那斯须的时间真能组织到一首好方吗？王清任说过："古人立方之本，效与不效，原有两途。其方效者，必是亲治其症，屡验之方；其不效者，多半病由议论，方从揣度。"

仲景的方只有30多首，多是经他临床经验而来，大多切用。所以有框架不套用，而自出心裁，难道个个都是仲景？

照框架套用，其实也是非常灵活的，只要你掌握住仲景的用药，熟悉经方的规律，就不会呆板地对待了。如仲景说："有柴胡证，但见一证便是，不必悉具。"如"呕而发热者，小柴胡汤主之"（其实，有时少阳不少阳也不用管，要知仲景并非少阳才用小柴胡），经方家用小柴胡汤如有"发作有时"的病证都有机会用之。我曾治一例丑夜则发热，反复缠绵已3年，每发2～3小时，口干渴，汗出而热退。处以小柴胡汤加石膏，多年怪疾告愈。当然"但见一证便是"原是专指小柴胡汤的，但其他方也有如是运用，如甘草泻心汤为治狐惑病之方，"狐惑之为病，状如伤寒，默默欲眠，目不得闭，卧起不安，蚀于喉为惑，蚀于阴为狐，不欲饮食，恶闻食臭，其面目乍赤、乍黑、乍白……"狐惑病另一症状，"目赤如鸠眼"。此方症状表现由头至脚，临床上此方的治疗面非常广泛，未必要所有症状悉具，只要是黏膜损溃，分泌物清稀，反复不愈者，某一局部症状出现皆可用之。如急慢性结膜炎（目赤如鸠眼）、急性或复发性口腔溃疡（蚀于喉）、阴部白斑（蚀于阴）以及牛皮癣、暗疮、湿疹、急慢性荨麻疹（其面目乍赤乍黑乍白）、痔疮等（蚀于阴），我曾于临床使用几乎都无不效！

甘草泻心汤临床应用范围之广，《皇汉医学》载《生生堂治验》中就有一梦游医案，"盖因仲景原文曰：目不得闭，卧起不安。一语，有类于'梦游'"。临床用此法，只要对症，皆能有效，就如："伤寒，脉结代，心动悸，炙甘草汤主之。"就算不是伤寒，只要脉结代，心动悸便可予之。《经方实验录》说用此方百数十次，无有不效者。

《黄帝内经》谓"谨守病机，各司其属"。而我却推崇"谨守方证"有无矛盾？没有，不用怕，你读了内经还是有用的。如八纲、阴阳、表里、寒热、虚实，仲景是非常讲究的，如病机十九条"诸病水液，澄澈清冷，皆属于寒"大凡分泌物、排泄物，包括二便、带下、涕、唾、脓、溃是"澄澈清冷"的用干姜必效。要注意仲景是叫你用干姜！（金匮小青龙治鼻塞清涕出，甘草干姜汤治肺痿吐涎唾，甘草干姜汤证有"必遗尿"，肾着汤证有"小便自利"，小青龙治妇人吐涎沫，四逆汤、四逆散、半夏泻心汤等方治下利，都内有干姜），仲景没有叫你用其他温药代替，有时是不可代替的。甚至妊娠羊水过多都可以用干姜来治疗。我治过一例妊娠糖尿病羊水过多的患者，除控制饮食外，用甘姜苓术汤（肾着汤）治疗1周，羊水减至正常后产下一男婴。这是根据方证而为之的："肾着之为病，其人身体重（内经"妇人身重九月而瘖"。与此身重不同，纯属用词上偶合），腰中冷，如坐水中（病人自会描述），形如水状，反不渴（糖尿病本口渴，现反不渴。如口渴者，自非用此方矣），小便自利（糖尿病尿多），饮食如故（多食）……腰以下冷痛，腹重如带五千钱，甘姜苓术汤主之。"

方证对应结合八纲，就不会盲目套用经方了，我常用的是排除法。无表证就可用里药、无热象就可用温药……无明显的表里寒热虚实尽管照用。

如病人"脚挛急"，其余什么症状都无，就可照用芍药甘草汤。咽中如有炙脔，咽中帖帖，咽之不下，吐之不出，你就照用半夏厚朴汤（引申到治疗喉源性咳嗽，一些被诊为热咳、燥咳的，干咳无痰、久久不愈的，此方加甘桔汤、柯子散必效）。夜尿多，遗尿，排除了热象就可用甘草干姜汤、甘姜苓术汤。什么补肾方远不及这些方。

方证对应，类似于对号入座，其实非常尖端，非常高精。历代医家所追求的用药"丝丝入扣"就是方证对应。伤寒大家刘渡舟，曾专撰文论述方证对应。

方证对应是经方之魂，是辨证施治的具体体现，是最高深的技能，也是最基本的功夫。

方证对应暂时只能应用于仲景经方。后世方有待发掘。

"证"是什么，要掌握，"证"的实质是什么？却不用我辈费心。更无谓凭空思辨。

仲景之学，至平至易；仲景之门，人人可入。

五、再议《古今录验》续命汤

（一）源流

续命汤是林亿从《古今录验》一书中辑录而来的。《千金》《外台》以续命汤为名之方，不下 30 首。两书中治风之剂即使不叫"续命"，方中药物也多是类同"续命"。

（二）续命汤方证

续命汤为《金匮要略·中风历节病脉证并治》的附方，"治中风痱，身体不能自收持，口不能言，冒昧不知痛处或拘急不得转侧"。组方麻黄、桂枝、当归、人参、石膏、干姜、甘草各三两，川芎一两，杏仁四十枚。续命汤方证以"中风痱"为"的证"，原文可以这样理解：

1."中风痱"是"中风"的一种。

"中风"是一类疾病的总称，如《千金方》："中风大法有四：一曰偏枯，二曰风痱，三曰风懿，四曰风痹。”

2. 方证理解

（1）"身体不能自收持"，指四肢肌力下降，肌张力降低。

（2）"冒昧不知痛处"，指感觉障碍。

（3）"口不能言"，指言语蹇涩，吞咽功能障碍。

（4）"拘急不得转侧"，指肌张力增高及伴发神经性疼痛等症状。

（5）"并治但伏不得卧，咳逆上气，面目浮肿"，指的是重症损及呼吸肌或伴发肺部感染。

3. 从现代医学的角度看，我们并不能将"中风痱"等同于脑卒中，续命汤的症状包括了吞咽、呼吸功能障碍，感觉、运动功能障碍等神经功能缺损表现。从中医的角度看，我们也不能将"中风痱"等同于《黄帝内经》的"厥证""痿证"。

当然续命汤也常用于中风偏枯者（脑卒中），但必须排除所谓阴亏风阳内动者。续命汤在治疗其他疾病引起的神经功能缺损方面，在《黄仕沛经方亦步亦趋录》中已经列举了数个医案。这里我准备介绍一下，中国中医科学院刘洋博士曾向我讲述的，一个他运用续命汤治疗"脑干梗死"的验案。

刘某，女性，62岁，乃刘老师学生之母。2010年12月17日发病，患脑干梗死。住山西医科大学附属医院。饮水呛咳，语言不清，四肢功能障碍，搀扶下可勉强活动。初曾拟河间地黄饮子，服药1周，疗效不佳，便停服中药。由于是后循环梗死，害怕再次梗死危及生命中枢，医院要求患者仍留院观察，经过一段时间住院治疗后，患者神经功能缺损症状没有任何改善。学生中途回京向刘老师细诉病情，并诉除上述情况外，患者前胸后背及腹部常年自感寒冷。于是处以续命汤合栝蒌薤白汤：炙麻黄10克，桂枝 10 克，北杏仁 10 克，川芎 15 克，当归 12 克，干姜 15 克，石膏 30 克，党参 15 克，天麻 12 克，石菖蒲 5 克，郁金 15 克，远志 15 克，薤白 12 克，全瓜蒌 20 克，法半夏 20 克，炙甘草 10 克。10 剂，后自接服 10 剂。

服药 2 周后，患者吞咽困难、构音障碍、四肢运动功能均恢复正常。

关于肝风内动的问题，我在 90 年代观察了 83 例中风（脑卒中）患者的舌象变化。其中舌红绛者仅 14 例。其他均为舌暗淡、舌淡红苔白。且 14 例舌红绛者中，11 例是属于病情较重的中脏腑病人，这其中又有 9 例死亡，而 9 例死亡病例中，脑出血者占 6 例，脑梗死者占 3 例，2 例属大面积的脑梗死。红绛舌患者，可视为真阴耗损、风阳内动。但从比例上说，毕竟为少，大部分患者仍有续命汤的使用空间。故遇中风病者，断不应先入为主，开口便说是肝风内动。

（三）续命汤组成

1. 综合唐前多首续命汤的组成观之，此类方的药物大致上由以下几类药物组成：

（1）辛温类：如麻黄、桂枝（桂心）、细辛、独活、干姜、生姜、附子、防风等。

（2）寒凉类：如石膏、羚羊角、升麻、生地黄、天冬、麦冬、石斛、地骨皮、黄芩、葛根、荆芥、防己等。

（3）养血活血类：如当归、川芎、芍药等。

（4）补气类：如人参、白术、茯苓、甘草等。

2. 麻黄是最为关键的药物。

麻黄一药，首载于《神农本草经》："主中风，伤寒头痛，温疟，发表出汗，去邪热气，止咳逆上气，除寒热，破癥瘕积聚。"

（1）麻黄的六大功用：①解表发汗，②止痛，③平喘，④利尿消肿，⑤振奋沉阳，⑥破癥瘕积聚。

（2）续命汤用麻黄是取其温散宣通、振奋沉阳。

本方不能以麻黄汤、大青龙汤观之，而是以还魂汤为基方。

（3）续命汤用麻黄不在乎发汗，方后所云，"汗出则愈"，不同于表证的"邪从汗泄"。我认为"汗出"是服药后药力已到了"知"的程度而已。

（4）关于麻黄与北芪同用

续命汤加黄芪，亦是麻黄可否与黄芪同用的问题，这其实是毋庸多辨的。仲景书八方用黄芪，其中三方是与麻黄同用的：计有防己黄芪汤，方后喘者加麻黄；乌头汤，千金三黄汤。特别是千金三黄汤为"治中风，手足拘挛，百节疼痛，烦热心乱，恶寒，经日不欲饮食"的，实开后世中风用黄芪之先例，我就是受此方的启发，每于续命汤中加黄芪的。质疑续命汤加黄芪者，是基于续命汤是治风之剂，是大青龙的变方这一观点的。而我却以为此方实是还魂汤的变方，能振奋沉阳，故与黄芪同用而无碍。如防己黄芪汤治汗出而肿，方后却云喘加麻黄。是取麻黄可平喘，而非取麻黄以发汗。乌头汤是取麻黄以止痛，也非取其发汗，故与黄芪同用而无妨。实为"在此方则取此长，在彼方则取彼长"也。

由此观之，中风的病因不一定都用"外风"来理解。从我们多例用续命汤的病例来看，都是迁延数月甚至1年多才用药的，以外邪、邪仍在表来解释也欠通。仲景将中风分为中经络、中脏腑是以病情之轻重而言，并非邪之深浅而言。所以教科书把续命汤归入中经络之中，是埋没了续命汤的功效。我们几例用续命汤的案例都是病情严重，不应是中经络了。

3. 麻黄与桂枝相配

仲景 20 多首麻黄剂中有 14 首与桂枝同用，其实主要是为了减轻麻黄致心悸的副作用，即佐制作用，而非单纯的"协同"作用。

4. 麻黄配补益药

5. 麻黄配清热药

6. 现代药理研究

现代药理认为，麻黄中所含麻黄碱具有中枢神经兴奋作用，较大治疗量即能引起大脑皮层和皮层下中枢特别是脊髓的兴奋。同时，麻黄碱可致汗出、心悸、烦躁，故仲景必"先煮去上沫"，主要是针对麻黄碱。

7. 麻黄的用法、用量

麻黄的功用及发汗力取决于：个体差异（耐受性），绝对用量，服药方法，配伍。

（1）麻黄用于平喘我通常用 6～10 克。

（2）温通、发汗则 15 克以上，最重用过 35 克，每日 2 剂，即 1 日量 70 克。

（3）但耐受量是因人而异的，所以安全起见从小剂量开始，每天递增为宜。我通常每天（次）递增 3 克，至起效或不适便中止或退减用量。

（4）如病者服药后，烦躁不寐，可嘱咐病人中午 12 点前服药。

现代药理研究麻黄可致血压升高，但据本人临床所见，有高血压史的中风病人，服用续命汤后，血压变动并不明显。

（四）对续命汤方证的进一步理解

续命汤以麻桂剂为基方，在仲景方以至后世方中，有些含麻桂剂的方证似乎颇难理解，通过理解续命汤，让我们敞开思路，跳出前人窠臼，兹举几则以供参考。

1.《金匮要略·水气病》篇："心下坚大如盘，边如旋盘，水饮所作，枳术汤主之。"而另一则曰："气分，心下坚大如盘，边如旋杯，水饮所作，桂枝去芍药加麻黄附子细辛汤主之。"

此方之麻黄、桂枝、生姜、细辛、附子振奋沉阳，也类续命汤之意。麻黄能兴奋脊髓神经，正如篇中曰："大气一转，其气乃散。"《黄仕沛经方亦步亦趋录》中所录续命汤通腑案，患者为恶性肿瘤腰骶椎转移，小便潴留，大便不通，以桃核承气汤、大承气汤治疗无效，改予续命汤合大承气汤，就是取其"大气一转，其气乃散"之效。前文所述以桂枝去桂加麻黄附子细辛汤治疗顽固性呃逆案也是如此。

兹再摘中国工程院院士、中国中医科学院王永炎教授以桂枝去芍药加麻黄附子细辛汤治疗急发痿证（格林－巴利综合征）医案一则，佐证此方与续命汤实有亲缘关系。

男性少年，15岁，因双腿软不会走路1天而入院。缘10天前由夜间露宿淋雨，尔后恶寒发热，头痛身重，咳嗽，经服中西药物，发热退净已3天。于入院前1天突发走路总欲跌倒，进而双腿软弱不能走路，翌日发现双上肢也力弱，手足发冷，四肢麻木，腰腿冷汗频出，气短心悸，舌苔白腻，舌质偏淡，脉沉迟。中医辨证为寒湿深入脉络，肾心肺脾阳虚致痿。治以祛寒湿，温心肾为主。处方：麻黄9克，附子10克，细辛6克，桂枝10克，炙甘草6克，生姜3片，大枣10枚，仙灵脾10克。服2剂则气短心悸即除，肢冷汗出明显好转。再服 6 剂四肢瘫痪开始恢复。以本方加减服药 24 剂后，双上下肢肌力基本恢复，治疗 1 个月可以自己走路。（摘自《燕山医话》）

2. 非独续命汤才能治痹

前面曾述及以麻黄、桂枝配合补益药如阳和汤可以治痹，在某种情况下麻黄配以清热药，仍可治痹，所谓制性取用也。兹录《长江医话》载一则江西已故名医姚荷生先生医话，甚具启发性：

抗战期间姚老先生遇一患者，男，近酒色，炎夏外出，中途步行。双足灼热难忍，于清溪中洗濯。顷刻间脚痿不能任地，遂抬回家中，请姚老诊治。见其床前堆毛巾甚多，频频拭汗，尤以下肢为甚。但双足不冷，无恶风，口微渴，余无特殊。姚老根据季节、病史判断其属《黄帝内经》所谓："湿热不攘"所致，但据患者的生活史，当挟有肾虚。以苓桂术甘汤合二妙散。化气行湿兼以清热而不碍正虚之法。姚老自以为考虑周全。谁知连服 6 剂，毫无起色。患者焦急。请了一个草医，但此医常以猛药治顽疾，又末敢轻信。故而拜托姚老主持判定。姚自问无能速效。半出虚心，半出好奇，于另室窥之。草医来见到患者未及问病便说："你这是冒暑赶路，骤投冷水得的呵！"姚已叹其诊断之神，又闻其确有把握治愈，并刻期三天下床行走，更觉得有必要观其处方。见其处方二十余味，反复玩味，似不出麻杏苡甘汤大法。另草药外敷未见处方。患者见处方后，对用麻黄二两深有顾虑，草医说："照本意要用四两，你们害怕，今用二两，决不可少。"患者要姚老做主，姚再三考虑，该草医既然认识本病发病原因，用药又无大错，只恐万一大汗亡阳，嘱其预备人参末，以妨不测，结果服药后，大汗顿减，下床行走，一如预言。姚老叹服，又以为归功于外敷的草药。

不久，天气更加炎热，一人平时冒暑营生，突遇暴雨，两脚痿废，其子背负来求诊于姚，亦见其汗出淋漓。姚亦效前例而用：麻杏苡甘汤合三妙散（麻黄连根节用24克），1剂。翌晨患者即能步行来复诊，取效之速，超出前例，又未用外敷药，可见前例也未必是草药之功。（摘自《长江医话》略有删节）

麻杏苡甘汤可以治痹，不独续命汤。其实越婢加术汤何尝不能治痹？《金匮要略》载《千金方》："越婢加术汤治肉极热，则身体津脱，腠理开，汗大泄，历风气，下焦脚弱。"虽然指的是治"历风气"，但如用于上两例均有"汗大泄""下焦脚弱"似乎更贴切也。

六、《金匮要略·中风》乃启后世中风证治之先河

中风证治，自金匮始，继则金元四大家，明张景岳、李中梓，清叶天士、王清任，及至清末民初三张等。虽代有发明，但其治不出仲景法。所以陈修园《医学三字经》说得好："人百病，首中风，骤然得，八方通，闭与脱，大不同，开邪闭，续命雄，固气脱，参附功，顾其名，思其义，若舍风，非其治，火气痰，三子备，合而言，小家伎，暗斜昏，急救先，柔润次，填窍方，宗金匮。"

中风之治，《金匮要略·中风》篇中载有中风方5首：续命汤、三黄汤、风引汤、侯氏黑散、防己地黄汤等。这几首方不但指导着后世的发展，而且在临床上仍有很好的疗效。遗憾的是，在目前的教科书上，对这几首方并不重视，甚至只字不提了。因此，在学习历代医家经验时，不要舍弃《金匮要略》的成法成方。

《金匮要略》各方方证：

1.《古今录验》续命汤治中风痱，身体不能自收持，口不能言，冒昧不

知痛处，或拘急不得转侧。

麻　黄 三两	桂　枝 三两	当　归 三两	人　参 三两
石　膏 三两	干　姜 三两	甘　草 三两	川　芎 一两五钱
杏　仁 四十枚			

上九味，以水一斗，煮取四升，温服一升，当小汗。薄覆脊，凭几坐，汗出则愈，不汗更服。无所禁，勿当风。并治但伏不得卧，咳逆上气，面目浮肿。

2.《千金》三黄汤治中风手足拘急，百节疼痛，烦热心乱，恶寒，经日不欲饮食。

| 麻　黄 五分 | 独　活 四分 | 细　辛 三分 | 黄　芪 二分 |
| 黄　芩 二分 | | | |

上五味，以水六升，煮取二升，分温三服，一服小汗，二服大汗。心热加大黄二分，腹满加枳实一枚，气逆加人参三分，悸加牡蛎三分，渴加栝蒌根三分，先有寒加附子一枚。

3. 侯氏黑散治大风四肢烦重，心中恶寒不足者。《外台》治风癫。

菊　花 四十分	白　术 十分	细　辛 三分	茯　苓 三分
牡　蛎 三分	桔　梗 八分	防　风 十分	人　参 三分
矾　石 三分	黄　芩 五分	当　归 三分	干　姜 三分
川　芎 三分	桂　枝 三分		

上十四味，杵为散，酒服方寸匕，日一服，初服二十日，温酒调服，禁一切鱼肉大蒜，常宜冷食，六十日止，即药积在腹中不下也。热食即下

矣，冷食自能助药力。

4. 风引汤除热瘫痫。

大　黄 四两	干　姜 四两	龙　骨 四两	桂　枝 三两
甘　草 二两	牡　蛎 二两	寒水石 六两	滑　石 六两
赤石脂 六两	白石脂 六两	紫石英 六两	石　膏 六两

上十二味，杵，粗筛，以韦囊盛之，取三指撮，井花水三升，煮三沸，温服一升。治大人风引，少小惊痫瘈疭，日数十发，医所不疗，除热方。巢氏云：脚气宜风引汤。

5. 防己地黄汤治病如狂状，妄行，独语不休，无寒热，其脉浮。

| 防　己 一分 | 桂　枝 三分 | 防　风 三分 | 甘　草 一分 |

上四味，以酒一杯，浸之一宿，绞取汁，生地黄二斤，咬咀，蒸之如斗米饭久，以铜器盛其汁；更绞地黄汁，和，分服。

续命汤显然为"内虚邪中"立论而设。可惜"内虚邪中"之说，自金元之后，尤其是"真中""类中"说之后，已形同虚设。特别是晚清近代医家，多认为中风病全属类中风。如张山雷等明确指出："晚近医家所谓真中、类中之界限，即外风、内风之畛域，然自真中、类中显然分别之后则类中之病，所在多有，而所谓真中者，不可复视。"彻底否定了真中风的存在。续命汤等汉唐一度流行的开闭治风良方，被视为鸠鸩。如冉雪峰先生也说："数千年来治疗中风，暗如长夜，不知枉杀多人。"及至1986年制定了"中风病中医诊断、疗效评定标准"统一了中风的病名，但中风的治疗，仍按类中风的方药。续命汤等治外风之方，不复再治中风了，诚为可惜。

另一首载于《金匮要略·中风》的方是"千金三黄汤"。此方的特点是黄芪与麻黄同用。麻黄有开闭还魂，破癥瘕积聚的作用，即有活血化瘀的作用。与黄芪同用，有类于后世王清任的补阳还五汤。

有一位网友说我用续命汤加黄芪是一大败笔。我问他怎样理解？他说黄芪是固表止汗药，麻黄是解表发汗药，没有理由同用的。说我是受了王清任补阳还五汤的启发，所以用黄芪。我说：仲景黄芪、麻黄同用，早有定例，如：三黄汤、乌头汤、防己黄芪汤等都是黄芪与麻黄同用的。尤其是防己黄芪汤，治"风湿脉浮身重，汗出恶风者"。（水气篇是风水脉浮……）方后"喘者加麻黄"。为什么要加麻黄？是因为"喘"。徐灵胎说过："药之功用，不止一端。在此方，则取此长，在彼方则取彼长。"相反我觉得王清任用黄芪有可能是受三黄汤的启发。

另外的三首方防己地黄汤、风引汤、侯氏黑散，恐怕也是被人遗忘了的。如防己地黄汤，清·沈明宗《金匮要略编注》说："非治中风之方，乃编书者误入，何能得其狂状妄行？"其实这三方对后世内风说影响甚大，可以说是开内风之先河。

防己地黄汤的方证原文说："治病如狂状，妄行，独语不休，无寒热，其脉浮。"很明显就是精神症状，认知障碍。但从方药测证，以生地黄养阴填补为主，其证应有阴虚见症。

《神农本草经》谓干地黄："治折跌绝筋，伤中逐血脉，填骨髓，长肌肉……除寒热，积聚，除痹。"仲景用地黄有10首方，其中3首是用鲜地黄，包括炙甘草汤、百合地黄汤、防己地黄汤。这三个用鲜地黄的方，都有与"神"相关的症状。本方连酒共六味，其他四味如防己，防风，桂枝，甘草用量甚轻，而鲜生地黄却用二斤。是所有仲景方用生地黄最重的（炙甘草汤用一斤，百合地黄汤用汁一升）。所以用此方时，生地黄非重用不足以为功。

叶天士喜用生地黄育阴，《临证指南医案·肝风门》的 32 个医案中，用地黄的有 20 多案，可见地黄的重要性。吴鞠通的复脉汤、一甲、二甲、三甲复脉汤、大定风珠及张锡纯的建瓴汤皆用地黄。

鲜生地黄难觅，我常用是干地黄，用 60～120 克，甚至 180 克。此方少佐桂枝通经活血，防己、防风润燥祛风。所以陈修园说："急救先，柔润次，填窍方，宗金匮。"

清·林佩琴在《类证治裁》中，归纳叶天士的经验说："凡肝阳一证，必须介类以潜之，柔静以摄之，味取酸收，或佐咸降，务清其营络之热，则升者伏矣。"肝阳暴涨，肝阴亏耗，除必须柔静以填阴，滋水以涵木之外，还必须用介类金石药以潜阳。清末民初的张伯龙以"潜镇摄纳"为中风治疗之纲。张山雷的《中风斠铨》订"治风八法"，并提出治疗中风应以介类为第一良药。张锡纯镇肝熄风汤、建瓴汤等方都可以看到是以上述叶氏所说为制方法则的。

风引汤就是一首以介类金石为主的潜镇方，用了 8 种金石药（石膏、寒水石、滑石、龙骨、牡蛎、赤石脂、白石脂、紫石英）。《徐批临证指南医案》徐灵胎有一段话很有意思，耐人寻味："但阳气上升，至于身体不能自主，此非浮火之比，古人必用金石镇坠之品，此则先生（指叶氏）所未及知也，忆余初至郡中治病，是时喜用唐人方。先生见之，谓人曰：有吴江秀才徐某，在外治病，颇有心得，但药味甚杂，此乃无师传授之故。已后先生得宋版《外台秘要》读之，复谓人曰：我前谓徐生立方无本，谁知俱出《外台秘要》，可知学问无穷，读书不可轻量也。先生之服善如此，犹见古风。所谓药味杂，即指金石药也。"

侯氏黑散 14 味药中 9 味的用量是 3 份，白术、防风 10 份，黄芩 5 份，桔梗 8 份，唯独菊花是 40 份，是全方的主角。菊花，《本经》载："主风头眩，肿痛，目欲脱，泪出，皮肤死肌，恶风，湿痹，久服利血气。"后世菊花是凉肝熄风的要药，如羚角钩藤汤配以羚羊角、钩藤、白芍、桑叶等治肝阳上亢、肝风内动、头目眩晕、四肢抽搐。侯氏黑散另一特色药是矾石，张锡纯认为是"皂矾"，皂矾是涤痰药，中风多挟痰上扰。

综观三方是滋阴养液、平肝潜阳、熄风祛痰之剂。与上述肝阳之治是基本一致的，我常以防己地黄汤为基础，合三方的主药为一方，称为"中风三方互联"，保留经方力专用宏的特色，运用得当，疗效颇佳。

七、仲景甘草泻心汤的临床应用

（一）本方来源及组成

甘草泻心汤是汉·张仲景《伤寒杂病论》的方剂，分别见于：

1.《伤寒论》第 158 条："伤寒中风，医反下之，其人下利日数十行，谷不化，腹中雷鸣，心下痞硬而满，干呕，心烦不得安。医见心下痞，谓病不尽，复下之，其痞益甚。此非热结，但以胃中虚，客气上逆，故使硬也。甘草泻心汤主之。"

2.《金匮要略·百合狐惑阴阳毒病证治》第 10 条："狐惑之为病，状如伤寒，默默欲眠，目不得闭，卧起不安，蚀于喉为惑，蚀于阴为狐，不欲饮食，恶闻食臭，其面目乍赤、乍黑、乍白。蚀于上部则声喝，甘草泻心汤主之。"

方剂组成：

| 甘　草 四两 | 黄　芩 三两 | 人　参 三两 | 干　姜 三两 |
| 黄　连 一两 | 大　枣 十二枚 | 半　夏 半斤 | |

上七味，水一斗，煮取六升，去滓再煎，温服一升，日三服。

（二）关于"痞证"

1."痞证"的病因病机

（1）131 条："病发于阳而反下之，热入，因作结胸；病发于阴而反下之，因作痞也，所以成结胸者，以下之太早故也。结胸者，项亦强，如柔痉状。下之则和，宜大陷胸丸方。"

（2）151 条："脉浮而紧，而复下之，紧反入里，则作痞，按之自濡，但气痞耳。"

（3）153 条："太阳病，医发汗，遂发热恶寒，因复下之，心下痞，表里俱虚，阴阳气并竭，无阳则阴独，复加烧针，因胸烦，面色青黄，肤（目闰）者，难治；今色微黄，手足温者，易愈。"

（4）149 条："伤寒五六日，呕而发热者，柴胡汤证具，而以他药下之，柴胡证仍在者，复与柴胡汤。此虽已下之，不为逆，必蒸蒸而振，却发热汗出而解。若心下满而硬痛者，此为结胸也，大陷胸汤主之。但满而不痛者，此为痞，柴胡不中与之，宜半夏泻心汤。"

可见"痞证"的症状是以心下"但满而不痛者，此为痞""按之自濡，但气痞耳"为主。"痞"是由于太阳病、少阳病误下，邪陷而形成的。为寒热互结，里气已虚之证。

2. "痞证"的治法

"痞证"的治疗因见证不同，治法各异，主要以"五泻心"为主。

（1）大黄黄连泻心汤

154条："心下痞，按之濡，其脉关上浮者，大黄黄连泻心汤主之。"

大黄黄连泻心汤方：

大黄二两，黄连一两。

上二味，以麻沸汤二升，渍之须臾，绞去滓，分温再服。

（2）附子泻心汤

155条："心下痞，而复恶寒汗出者，附子泻心汤主之。"

附子泻心汤方：

大 黄 二两	黄 连 一两	黄 芩 一两	附 子 一枚
炮去皮，破，别煮取汁			

上四味，切三味，以麻沸汤渍之，须臾，绞去滓，内附子汁，分温再服。

（3）生姜泻心汤

157条："伤寒汗出解之后，胃中不和，心下痞硬，干噫食臭，胁下有水气，腹中雷鸣，下利者，生姜泻心汤主之。"

生姜泻心汤方：

生 姜 四两	炙甘草 三两	人 参 三两	干 姜 一两
黄 芩 三两	半 夏（半升，洗）	黄 连 一两	大 枣 十二枚

上八味，以水一斗，煮取六升，去滓，再煎取三升，温服一升，日三服。

（4）半夏泻心汤

149条：（见上）

半夏泻心汤方：

| 半　夏（半升，洗） | 黄　芩 三两 | 干　姜 三两 | 人　参 三两 |
| 炙甘草 三两 | 黄　连 一两 | 大　枣 十二枚 | |

上七味，以水一斗，煮取六升，去滓，再煎取三升，温服一升，日三服。

（5）甘草泻心汤

158条："伤寒中风，医反下之，其人下利日数十行，谷不化，腹中雷鸣，心下痞硬而满，干呕心烦不得安，医见心下痞，谓病不尽复下之，其痞益甚，此非结热，但以胃中虚，客气上逆，故使硬也，甘草泻心汤主之。"

甘草泻心汤方：

| 炙甘草 四两 | 黄　芩 三两 | 干　姜 三两 | 半　夏（半升，洗） |
| 大　枣 十二枚 | 黄　连 一两 | | |

上六味，以水一斗，煮取六升，去滓，再煎取三升，温服一升，日三服。（林亿谓此方应有人参。千金、外台此方皆有人参。）

（三）关于"狐惑病"

《金匮要略·百合狐惑阴阳毒病脉证治》第10条："狐惑之为病，状如伤寒，默默欲眠，目不得闭，卧起不安，蚀于喉为惑，蚀于阴为狐，不欲饮食，恶闻食臭，其面目乍赤、乍黑、乍白。蚀于上部则声喝，甘草泻心汤主之。"

第13条："病者脉数，无热，微烦，默默但欲卧，汗出，初得之三四日，目赤如鸠眼；七八日，目四眦（黑），若能食者，脓已成也，赤小豆当归散主之。"

从上述原文看，"痞证"的主要表现是以"心下痞，按之濡"为主。"狐惑病"是以眼、口腔、生殖器为主要病变部位，非常近似现代医学的"白塞氏综合征"。

白塞氏综合征由土耳其医生白塞氏于1937年首先报告。主症：①反复发作的口腔溃疡。②多发性生殖器溃疡。③眼部损害，如结膜炎，虹膜睫状体炎，眼色素膜炎，视神经炎等。④各型皮肤损害，如结节性红斑或多形红斑，毛囊炎样或痤疮样皮疹及皮下血栓性静脉炎等。次要症状：①关节痛或关节炎，肌肉酸痛。②低热、反复发热或间断发热。③消化道溃疡。④血管及心脏症状。⑤神经系统症状。一般临床上如果出现3个或者3个以上的主症，即可诊断为完全型，如出现2个主症再加2个次症，可诊断为不完全型。单独出现两个主症为可疑型，其中口腔溃疡为必要症状。亦有人提出此病应为"张仲景综合征"。

狐惑病的临床表现是变化多端的，从原文可以看出，其病变部位由上至下所及甚广。按"方证对应"的原则，甘草泻心汤的临床应用范围也非常广泛。包括：神经系统疾患，口腔、咽喉疾患，二阴疾患等。

（四）甘草泻心汤小议

甘草泻心汤结构严谨、面面俱到，是一首适应证广泛、临床疗效显著的名方。不能只从辛开苦降药性组合这方面去理解本方，还应当根据仲景辨证用药规律，从多角度去理解。

1. 从方证理解此方乃小柴胡汤衍化而来

从149条可见："伤寒五六日，呕而发热者，柴胡汤证具，而以他药下之，柴胡证仍在者，复与柴胡汤。此虽已下之，不为逆，必蒸蒸而振，却发热汗出而解。若心下满而硬痛者，此为结胸也，大陷胸汤主之。但满而不痛者，此为痞，柴胡不中与之，宜半夏泻心汤。"本来"呕而发热者，柴胡证具，而以他药下之。"误下之后有三种趋势。

（1）假如"柴胡证仍在者，复与柴胡汤。此虽已下之，不为逆。"此时再予柴胡汤后："必蒸蒸而振，却发热汗出而解。"

（2）另一种情况是转向"结胸"，这时应是"心下满而硬痛"，那么就用大陷胸汤主之。

（3）第三种情况是转为"痞""但满而不痛"。是邪热内陷，正气受损。这个时候"柴胡不中与之"宜半夏泻心汤。

而甘草泻心汤是半夏泻心汤中甘草加一两成四两而成。其证是因"医见心下痞，谓病不尽，复下之，其痞益甚。"所以加重甘草以补中和胃。

从此方可见甘草泻心汤是小柴胡汤去柴胡易黄连，去生姜易干姜而成。正如柯韵伯指出本方乃："稍变柴胡半表之治，推重少阳半里之意。"所以柯氏又说："不往来寒热，是无半表证，故不用柴胡。痞因寒热之气互结而成，用黄连干姜之大寒大热者，为之两解……"

2. 从组方结构理解此方乃理中汤衍化而来

这个观点来自于林亿，他在整理按语中写道："半夏、生姜、甘草泻心三方，皆本于理中也。"有一定道理。理中汤是甘草、人参、白术、干姜。治中焦脾胃虚弱，水谷不化，"自利不渴属太阴""太阴之为病，腹满而吐，食不下，自利益甚，时腹自痛，若下之，必胸下结硬"（273条）。此方：温中散寒，健脾燥湿。而泻心汤兼夹热证故加入黄连、黄芩。

3. 从仲景用药规律看，此方可治狐惑病及多种皮肤病、黏膜病变不足为奇

我以前读《金匮要略》由于思维定式认为甘草泻心汤是治痞的方，何以能治狐惑病？百思不得其解。后从仲景用药规律去思考，方明白个中意趣。

（1）甘草泻心汤核心组成部分之一是甘草干姜汤

①《黄帝内经》病机十九条谓："诸病水液，澄澈清冷，皆属于寒。"甘草干姜汤是仲景治疗澄澈清冷之涎、沫、便、溺、脓液等排泄物、分泌物、渗出物的主方。

《金匮要略·肺痿肺痈咳嗽上气病脉证治》："肺痿吐涎沫而不咳者，其人不渴，必遗尿，小便数，所以然者，以上虚不能制下故也。此为肺中冷，必眩，多涎唾，甘草干姜汤以温之。"吐涎沫、多涎唾、遗尿、小便数等都是指排泄物、分泌物方面的病证。当然还要有"其人不渴"等为佐证，并且分泌物、排泄物是"澄澈清冷"的属于"肺中冷""上虚不能制下"者。

仲景有干姜的方如：理中汤、四逆汤、桃花汤、小青龙汤、肾着汤、干姜半夏人参丸等，都是有"吐涎沫""下利""下利清谷""小便自利"等证的。所以有用甘草干姜汤、肾着汤治遗尿、用小青龙汤治过敏性鼻炎鼻流清涕的案例。

甘草泻心汤是以甘草干姜汤为核心，从半夏泻心汤重用甘草衍化过来的。所以甘草泻心汤治狐惑病的关键药物是甘草。此方用甘草四两，除橘皮竹茹汤用甘草五两外，此方可算是仲景用甘草量较大的了。

甘草用于外科溃疡、渗出性疾病在后世医方、医案中都不难见到，如四妙勇安汤里面也有大量的甘草。现代药理研究表明：甘草具有肾上腺皮质激素样作用，可以稳定生物膜，减少炎症物质释放，并可以缓解黏膜刺激，保护黏膜，修复黏膜溃疡。个人本方甘草用量常为30克，生用。

干姜主要针对清稀的分泌物、排泄物、渗出物。有迹象表明，干姜可能有调节免疫功能的作用。一般用6克，渗出清稀较多者量可增加。

②干姜辛温，也含"火郁发之"之意。

（2）甘草泻心汤中黄芩、黄连是核心组成的另一重要部分

泻心汤以黄芩、黄连为核心毋庸置疑。甘草泻心汤中的黄芩、黄连主要是针对：

①消痞

②清热燥湿

《金匮要略·疮痈肠痈浸淫病脉证治》，"浸淫疮，从口流向四肢者可治，从四肢流来入口者不可治""浸淫疮，黄连粉主之"。后世方如黄连解毒汤实是泻心汤演变。

③除烦

各泻心汤方证虽未直言"烦"，但芩连方如黄连阿胶鸡子黄汤有黄芩、黄连治"心中烦，不得卧"；小柴胡汤有黄芩治"心烦喜呕"；《金匮要略》千金三黄汤有黄芩治"烦热心乱"；乌梅丸有黄连治"得食而呕又烦者"。就连狐惑病之"默默欲眠，目不得闭，卧起不安"也是烦之一种，故日本人以泻心汤治梦游是有其道理的。

④止利

仲景单用芩连的方主要是针对下利的：如葛根芩连汤（第34条"利遂不止"）又如黄芩汤、黄芩加半夏生姜汤、白头翁汤、干姜黄芩黄连人参汤等。

（3）甘草泻心汤中的半夏

①仲景常用半夏以消痞止呕。如小半夏汤、小柴胡汤。

②生半夏对局部黏膜有刺激作用，能去腐生新。《伤寒论》第312条："少阴病，咽中伤，生疮，不能语言，声不出者，苦酒汤主之。"苦酒汤即由半夏、苦酒、鸡子壳组成。第313条："少阴病，咽中痛，半夏散及汤主之。"要注意此两方的服法；苦酒汤是"少少含咽之"，半夏散及汤是"少少咽之"。目的是使药物慢慢接触疮面，使腐去而黏膜易于修复。

半夏的修治炮制方法也必须注意。仲景所用半夏均为生半夏而非现在药店中之法半夏、姜半夏等。各方中半夏只言"洗"，把半夏的黏液洗去，便入煎剂。而苦酒汤是"洗"后，"内半夏，著苦酒中，以鸡子壳，置刀环中，安火上，令三沸，去滓，少少含咽之"。半夏散及汤则是"洗"后，"上三味，个别捣筛已，合治之，白饮和，服方寸匕。日三服，若不能散服者以水一升，煎七沸，内散两方寸匕，更煎三沸，下火令小冷，少少咽之"。此两方都是治咽喉疾患的，其煎煮只是"令三沸"并无久煎，目的是留半夏腐蚀之性。

③半夏有安眠作用。出自《黄帝内经》半夏秫米汤。《灵枢·邪客》篇治"目不瞑"："饮以半夏汤一剂，阴阳已通，其卧立至……其汤方以流水千里以外者八升，扬之万遍，取其清五升，煮之，炊以苇薪火，沸至秫米一升，治半夏五合，徐炊，令竭为一升半，去其滓，饮汁一小杯，日三稍益，以知为度，故其病新发者，复杯则卧，汗出则已矣，久者，三饮而已也。"

《吴鞠通医案》载有多例不寐，用此方大都取效。半夏治不寐，人多不知亦不信，我尝体验之，每于甘草泻心汤、柴胡加龙骨牡蛎汤、半夏厚朴汤中重用本品，常常获效，可证吴氏非谬。吴氏常用一至二两，我也常用45～60克，睡前服用效果更好。仲景方中虽未有用半夏直接治不寐者，但半夏泻心汤、甘草泻心汤、柴胡加龙骨牡蛎汤、半夏厚朴汤等含有半夏的方证都有精神症状，如心烦、惊、默默欲眠、目不得闭、卧起不安、咽中如有炙脔等。这其中与半夏的作用关系很大。狐惑病用本品则更不可减矣。

（4）临床运用甘草泻心汤时常加入的几种药物的说明

①苦参

苦参主要用于清热燥湿解毒。《金匮要略·百合狐惑阴阳毒病脉证治》第11条："蚀于下部则咽干，苦参汤洗之。"苦参不但外洗的效果好，也可以用来内服。《金匮要略·妇人妊娠病脉证治》第7条："妊娠，小便难，饮食如故，当归贝母苦参丸主之。"这里治的是妊娠湿热下注引起的小便难。渗出、瘙痒比较明显，可加苦参燥湿、解毒。

②升麻

很多人认为升麻是用来升清的，其实不然。《神农本草经》的记载，升麻有解毒的功效，仲景用升麻，如升麻鳖甲汤、麻黄升麻汤都是用于解毒的。现代的经方大师胡希恕在讲解升麻鳖甲汤时明确指出，升麻是杀菌解毒的药。国医大师裘沛然也有用升麻解毒的经验，裘老不但用升麻解毒，且明显不认同升麻升清。

升麻鳖甲汤是《金匮要略·百合狐惑阴阳毒病脉证治》的方，治阴阳毒。"阳毒之为病，面赤斑斑如锦纹，咽喉痛，唾脓血""阴毒之为病，面目青，身痛如被杖，咽喉痛"。

阴阳毒症状与腺鼠疫发热，淋巴结大，吐血的症状相似，在《章太炎医论》里面就有"鼠疫即阴阳毒并治法"的论述。1894年，省港鼠疫大流行，以易巨荪为首的伤寒"四大金刚"，就是以此方愈人无数的。易巨荪的《集思医案》中便有专门论述，并有医案七则。《广州近代老中医医案医话选》中就有《清代广州鼠疫流行用药经验一文》并载黎庇留医案五则。

《医学衷中参西录》转载了时贤刘蔚楚《遇安斋证治丛录》中的一段医话，应该是指此次疫症流行，当时引发了中医学术界与西医的一段纷争："前约二十年（即清朝末季）香港鼠疫流行，沿门阖户，死人如麻，香港西医谓中医不识治疫，请港政府禁绝中医，各中医求东华院绅联谒港督华民政务司，请选西绅院绅十人为监督，以病疫者发授中、西医各半，表列成绩，不尚空谈，一考，中医治效超过之，西医不服，三考，平均以百分计，西医得三十余分，中医竟超过六十分，中医赖以保存。"由此可见中医药在治疗 20 世纪那场鼠疫中的贡献。

当时还没发现鼠疫杆菌，更不知道用链霉素治疗，所以在这次鼠疫的治疗中，升麻鳖甲汤还是起了很大作用的。所以，此后才有了"省港大鼠疫，中医当救星"一语的流行。

③生地黄

《伤寒论》中地黄总体是用来治虚的。从"药证"看，地黄之用在于滋阴养血，从使用指征看，地黄用于皮肤干燥枯槁，大便干结，口干舌干，唇干裂，舌瘦苔少，或唇红舌红，脉细数、结代。叶天士有"看舌之后，亦须验齿"，唇舌干燥，牙齿枯槁也是地黄的使用指征。

《伤寒论》第 196 条："阳明病，法多汗，反无汗，其身如虫行皮中状者，此以久虚故也。"此乃阳明久虚，津液不足，汗源不充，故法多汗反无汗，而皮肤干燥瘙痒。如荨麻疹、带状疱疹、神经性皮炎等。特别是老年性皮肤干燥症，皮肤潮红、脱屑比较明显者，考虑为阳明久虚，津液不足的，可加生地黄，最大量用至 90 克。

仲景 10 首使用地黄的方剂，方中地黄用量最大的是防己地黄汤，用生地黄二斤绞汁，此方出自《金匮要略·中风历节病脉证并治》本治："治病如狂状，妄行，独语不休，无寒热，其脉浮。"此方重用生地黄，又有桂枝疏风，甘草改善黏膜的炎症渗出，如果是以"阳明久虚"为主的话，大可以直接改用此方治疗。

④石膏

仲景加石膏是用来除烦的，"烦躁而喘"，小青龙加石膏汤主之。石膏并非退大热之药，其实是清热保津，专为烦躁而设之品。《神农本草经》谓石膏微寒，又载石膏"主中风寒热，心下逆气，惊，喘，口干舌燥……"，并没有指出石膏可以退大热。再看《神农本草经》对其他药物功用的阐述，如黄芩直接谓"主诸热"；葛根"主消渴，身大热"；黄柏"主五脏肠胃中结热"，可见石膏并非退大热之药。

仲师用石膏一斤以上的方剂，如：木防己汤，此方出自《金匮要略》痰饮篇："膈间支饮，其人喘满，心下痞坚，面色黧黑，其脉沉紧，得之数十日，医吐下之不愈木防己汤主之。"方用木防己、桂枝、人参、石膏四味。其中石膏十二枚，如鸡子大，是仲景方中用石膏最重者，而本方绝非为大热而设的。用石膏半斤的各方，如：麻杏石甘汤、越婢汤，均为"无大热"。如第 63 条："发汗后，不可更行桂枝汤，汗出而喘无大热者，可与麻黄杏仁甘草石膏汤。"《金匮要略》水气病："风水恶风，一身悉肿，脉浮不渴，续自汗出，无大热，越婢汤主之。"用石膏半斤以下的各方，如：大青龙汤、小青龙加石膏汤、续命汤、风引汤等。大、小青龙加石膏都不是针对"大热"的，皆因烦躁而用之。续命汤更无"热"证，是为了使患者更能耐受温热的药物而已。

故有郁热者，可加石膏清热保津。甚至在皮疹渗出好转，唯余热未清时，可直接改用白虎汤清余热，养阳明。

⑤阿胶

甘草泻心汤加阿胶，主要用于补虚。黄连阿胶汤是在芩连同用的基础上加阿胶，方中阿胶用至三两，是仲景阿胶用量最多的方剂（另外一首用至三两的是黄土汤）。还另加了血肉有情之品鸡子黄二枚，这在仲景诸方中也是少有的，可见此方滋阴养血之力。此方用黄连四两，也是仲景诸方中用黄连最多的，并加黄芩二两，可见此方清热之力亦甚强。

甘草泻心汤加阿胶也就是取黄连阿胶汤之意，久病不愈者也可直接改用黄连阿胶汤。

⑥附子

第155条："心下痞，而复恶寒汗出者，附子泻心汤主之。"可见当须固阳时，泻心汤可加附子。《金匮要略·疮痈肠痈浸淫病脉证治》中又有"肠痈之为病，其身甲错，腹皮急，按之濡，如肿状，腹无积聚，身无热，脉数，此为腹内有痈脓，薏苡附子败酱散主之。"可见仲景在解毒排脓诸方中加入附子亦是早有先例的。故口腔溃疡，湿疹之类的疾病，在阳虚明显时，也可加附子。如前面讲的那个梁姓女子，每逢月经期口腔溃疡加重，而且月经常量多，淋漓不尽，一派阳气不足之象，故在甘草泻心汤的基础上加附子，疗效显著。

⑦麻黄

《伤寒论》第23条："太阳病，得之八九日，如疟状，发热恶寒，热多寒少，其人不呕，清便欲自可，一日二三度发，脉微缓者，为欲愈也；脉微而恶寒者，此阴阳俱虚，不可更发汗，更下，更吐也。面色反有热色者，未欲解也，以其不能得小汗出，身必痒，宜桂枝麻黄各半汤。"

《金匮要略·中风历节病脉证并治》"邪气中经，则身痒而瘾疹"，《金匮要略·水气病脉证并治》"脉浮而洪，浮则为风，洪则为气，风气相搏，风强则为瘾疹，身体为痒，痒为泄风，久为痂癞……"

风邪在表，不能发泄，比较常见，曹颖甫多用麻黄汤、麻黄加术汤。刘渡舟则多用麻黄连翘赤小豆汤治疗皮疹，此证是因风邪所致，故与甘草泻心汤证比较，瘙痒更为明显、渗出红肿较轻，且此方对过敏性皮炎、慢性荨麻疹等疗效更佳。如果是重症，可用甘草泻心汤加麻黄以加强药力。

（五）甘草泻心汤的临床应用

从《伤寒论》《金匮要略》原文来看，甘草泻心汤的治疗范围一是"痞证"，二是"狐惑病"。从"狐惑病"的条文中也可看到，此病的病变部位，所涉范围甚广，因此本方在现代临床上的应用范围也非常广泛，且疗效确切。兹就本人临床常遇到的应用本方取效的病证、病例列举如下：

1."痞证"
（1）消化系统疾患

如急慢性胃炎、溃疡病、胆囊炎、慢性胰腺炎、结肠炎等。属于"痞"证虚实互见、寒热错杂者。临床可视兼见症状加入其他药物，如痞满甚加入厚朴，泛酸加海螵蛸，呕吐加少量吴茱萸，泄泻加大干姜量，洞泄不止可加入石榴皮、赤石脂以固涩。

曾治一女，上腹胀满，腹泻反复不愈，经某三甲医院诊为"克隆氏病"。来诊主诉如上，舌苔薄黄，脉弦滑。予甘草泻心汤，连续服用3个月。病情稳定，至今2年上述症状未见复发。

曾治一男性病者，钟某，"胃食管反流病"病史，嗜啤酒，常觉胃脘胀满，作 C⁻尿素呼气试验：阳性，提示存在幽门螺旋杆菌感染，以甘草泻心汤治疗。服 1 个月后症状消失。复查阴性。

（2）冠心病

冠心病心绞痛多属"胸痹"，但有个别稳定型心绞痛患者，临床表现并无"心痛彻背，背痛彻心"，也没有"胁下逆抢心"等典型表现，只是"胸痹心中痞气，气结在胸，胸满"，临床也可从"痞证"考虑。如有胸痛隐隐可加入桂枝。

曾治一妇，姓郑，65 岁，2005 年 6 月 14 日诊。1 周前因发热恶寒，胸闷欲吐，西医诊为感冒。打针服药后，发热已退，但腹泻每日四五次，胸闷加甚，再请西医复诊，心电图诊断为：冠状动脉供血不足。因前后已花千余元，经济困难，遂请中医诊治。患者自诉胸部翳闷，常要深吸气，腹泻便溏，每日一两次，口苦，舌苔黄腻。用半夏泻心汤加厚朴、瓜蒌皮。3 剂后，胸闷已舒，腹泻已止。

按：第 131 条曰，"病发于阳而反下之，热入因作结胸，病发于阴而反下之，因作痞也"。第 149 条，"伤寒五六日，呕而发热者，柴胡汤证具，而以他药下之，柴胡证仍在者，复与柴胡汤。此虽已下之，不为逆，必蒸蒸而振，却发热汗出而解，若心下满而硬痛者，此为结胸也，大陷胸汤主之。但满而不痛者，此为痞，柴胡不中与之，宜半夏泻心汤"。

此例初之时，呕而发热，本宜小柴胡汤，但以他药下之，虽非服了泻下药，但可能因抗生素之类而致泻下，徒伤里气，邪热内陷而作痞。此例如果胸痛，则可能属结胸或胸痹。但今满而不痛，故属痞证，半夏泻心汤与此例方证相应也。

2. 白塞氏病

白塞氏病 1937 年由土耳其医生白塞氏首先报告。以眼、口腔、生殖器为主要病变的独立性综合征。本病多认为与狐惑病相似，故曾有人提出称此病为"张仲景综合征"。用甘草泻心汤治疗本病的报道不少，疗效很好。《赵锡武医疗经验》中就有一篇《漫谈狐惑病》，介绍他用甘草泻心汤、赤小豆当归散内服，苦参汤、雄黄散外洗治疗本病的经验。胡希恕的金匮讲稿中亦明确指出，白塞氏病就是狐惑病。

3. 神经系统疾患

《金匮要略》把百合病、狐惑病、阴阳毒合为一篇是有其深意的。我个人认为。三病虽不同，但可前后互参。狐惑病（如条文描述），除有口腔、眼、生殖器病变外，尚会有"默默欲眠，目不得闭，卧起不安"等，这可以视为神经系统症状。而百合病则是以神经系统症状为主的，如"意欲食复不能食，常默默，欲卧不能卧，欲行不能行，饮食或有美时，或有不用闻食臭时，如寒无寒，如热无热"等。在临床上可以互参。故日本人也有以狐惑病的处方甘草泻心汤治夜游症者。《皇汉医学》载《生生堂治验》中有两则病例："某人来见先生，屏人窃语云：（小女年方十六，已许配矣，然有奇疾，其症无所闻也。每夜待家人熟睡后，窃起跳舞，其舞也，俏妙闲雅。天将明，罢而就寝。余间窥之。每夜异曲，从曲之变，而奇也不可名状，日中动止，无异于常，亦不自知其故，告之，则愕然，竟怪而不信。不知是鬼所凭耶，抑狐所惑耶？若他人闻之，恐害其婚，是以阴祝祈祷，但无效果。闻先生善治奇疾，幸来诊之。）先生应曰：'此证盖有之，所谓狐惑病也。'诊之，果然，与甘草泻心汤，不数日，夜舞自止。遂嫁某子。""又闻大津一妇人，有奇疾，初，妇人不知猫在柜中误盖之。二三日后，开之，猫饥甚，瞋目吓且走。妇人大惊，遂以成疾，号呼卧起，其状如猫。清水某者，师友也，乃效先生方，与甘草泻心汤以治之。求真按：前者所谓'梦游病'，后者即'凭依证'也。"

4. 口腔，咽喉疾患

《金匮要略》狐惑病之后为阴阳毒。狐惑病："蚀于喉为惑"。阴阳毒则有："咽喉痛，唾脓血。"故二病治法上可有互通之处。

（1）复发性口腔炎

典型的白塞氏病不如复发性口腔炎常见。各类型的口腔炎，用甘草泻心汤效果都非常满意。复发性口腔炎常与免疫调节有关，反复不愈，有些迁延十几年，妇女月经期往往发作。

曾治一女，梁某，口腔两颊内常溃疡，特别舌面溃疡，每于月经期更甚，右侧舌边有两个溃疡面，据其形容可容1粒大豆，疼痛难受异常，已七八年，请中医诊无非用些清热解毒之品，收效甚微，面色苍白，来诊时月经适至，量多，淋漓不净，舌色淡。即予甘草泻心汤加阿胶。3剂后，舌痛已无，溃疡面愈合。后用附子泻心汤巩固疗效，复发时间延长，效果满意。其胞姊也患此疾，从深圳来诊，亦以甘草泻心汤收效。

甘草泻心汤治疗复发性口腔溃疡，效果很好，虽原方不可减味，但临床仍要"观其脉证，知犯何逆，随证治之"。有一病者以往用此方几剂便控制症状。但某次多天仍未愈。后发现病者口干，舌干少津。即改用黄连阿胶鸡子黄汤加甘草3剂便愈。

黄连阿胶鸡子黄汤对于证属阴亏火旺者效果很好。此方为黄芩、黄连合用，更有芍药、阿胶、鸡子黄，滋阴养血。本方鸡子黄不要因煎煮麻烦而减去，用之其效微妙。尤其患者烦躁不寐、口干、舌红者效果更好。

此方尚可根据不同情况加入；石膏（牙龈肿痛）、生地黄（口干舌红）、升麻（咽喉肿痛）等。

（2）化疗后口腔炎

甘草泻心汤对于治疗化疗后口腔溃疡效果也很好，一肺癌化疗后并发口腔溃疡的患者，疼痛不能食，予甘草泻心汤，服药后2小时即不觉痛，可以饮食。

（3）口腔扁平苔藓

口腔扁平苔藓是一种皮肤黏膜慢性炎症。与自身免疫有关，目前尚无满意疗法，用激素可以暂时控制病情，但此治法妨碍中医药介入发挥作用。未用激素者，本方效果不错。

（4）化脓性扁桃腺炎

（5）会厌肿瘤术后感染（一例）

（6）鼻咽癌放疗后局部黏膜损伤化脓

患者潘某，男，50岁。鼻咽癌放疗后局部黏膜损伤，常咯出脓性分泌物。口干，舌淡苔白。以甘草泻心汤加麦冬30克，干姜用20克，7剂。分泌物明显减少，连服约1个月，已不见咯出脓性分泌物，唯口干吞咽困难。继以大剂麦门冬汤调治。

5. 眼部疾患

狐惑病其中一症状"目赤如鸠眼"，原文："病者脉数，无热，微烦，默默但欲卧，汗出，初得之三四日，目赤如鸠眼；七八日，目四眦黑，若能食者，脓已成也，赤豆当归散。"如按原文描述，此为狐惑病的一个症状，严重者会化脓，可以是急性（初得之三四日），也可以是慢性的。但单用赤豆当归散效果不一定理想，应与甘草泻心汤合用，赤小豆难觅，可以赤芍代之。

6. 小儿手足口病

小儿手足口病是由肠道科萨奇病毒和 E-17 病毒感染所致。以口腔黏膜疱疹、溃疡及手足臀部等处皮疹为主要特征的小儿传染病，近年发病率颇高。2010 年初我致电给我的学生——广州市越秀区儿童医院副院长郑明，告知她不妨试用甘草泻心汤治疗此病。4 ~ 7 月间，她对 62 例口腔黏膜病患儿进行观察治疗。其中手足口病 8 例，疱疹性口腔炎 19 例，溃疡性口腔炎 35 例。除 1 例合并化脓性扁桃体炎、牙龈炎结合西药治疗外，其余 1 ~ 2 天症状消失者有 39 例，5 天症状消失者有 3 例。手足口病的 8 例中，1 天症状消失者 2 例，2 天者 4 例，3 天者 2 例。初期她对干姜温燥、甘草重用都心存顾虑。后发觉并无明显不适及不良反应，且病情越重的，疗效越明显。

7. 皮肤疾患

《金匮要略》："其面目乍赤、乍黑、乍白。"乍赤——皮肤表面充血，潮红。乍黑——有可能是皮损后皮肤色素沉着。乍白——皮色不变，也有可能皮损后，周围循环不足表面苍白。临床上多种皮肤病均可考虑与此有关，如过敏性皮炎、湿疹、荨麻疹、痤疮等。

（1）急、慢性湿疹

病例 1：郑某 75 岁，糖尿病史 20 余年，2010 年 2 月初，头部皮疹，瘙痒。头皮搔破后渗出液较多，门诊考虑：糖尿病合并头部湿疹感染，曾经用克林霉素、甲硝唑及氧氟沙星等抗生素治疗，效果不显。于 2010 年 2 月 25 日住院。3 月 2 日查房。见患者皮损破溃，渗血明显，与头发胶结，瘙痒，疼痛更甚。嘱把头发剃尽，生理盐水清洁创面。以甘草泻心汤，干姜用 15 克，加苦参 15 克、石膏 90 克、生地黄 30 克。10 天，瘙痒止，渗出已无。出院，继续服上方约 1 个月。痊愈。

病例 2：陆某，女，22 岁，2010 年 12 月初诊，自诉有慢性湿疹病史 3 年，每因天气变化及饮食不节发作，症状加重，反复治疗无效。刻诊：全身散在皮疹，瘙痒难忍，皮疹溃破后有少量渗液，皮肤粗糙，双下肢为甚，并可见大片色素沉着。甘草泻心汤 4 剂，瘙痒及渗液均已减少。继续服药 3 个多月，湿疹无再复发。

（2）妊娠湿疹（第 25 案）

（3）慢性荨麻疹

慢性荨麻疹为难治的常见病，往往迁延数年，甚至数十年。通常如若风疹时现时散，风团淡红如云，恶风者我常用桂枝麻黄各半汤、麻黄连翘赤小豆汤。如舌质红口干渴，皮肤干燥者，当养阴祛风，用防己地黄汤。如疹色细碎红活成片，搔痒后有渗出者，我喜用甘草泻心汤，酌情加麻黄或生地黄或苦参或石膏等。

（4）带状疱疹

带状疱疹初期用此方甚佳，如有疼痛加麻黄。

（5）暗疮

暗疮（痤疮）用之效甚好，可酌情与桂枝茯苓丸合用，以活血化瘀。

8. 二阴疾患

"蚀于阴为狐"临床上如痔疮、肛瘘、前列腺炎、生殖疱疹、外阴白斑等均可考虑用此方。

（1）痔疮

"蚀于阴为狐"，痔疮发作为"蚀于阴"的表现，用甘草泻心汤常很快使疼痛、出血症状消失。痔核突出嵌顿可加皂角刺、穿山甲。出血加阿胶、仙鹤草。

（2）慢性前列腺炎

邓某，男，40岁，小便短涩，淋漓不畅，尿液混浊，排尿后尿道口仍有白色黏液流出，龟头常感酸胀刺痛，会阴部隐痛。经泌尿科诊断：慢性前列腺炎。反复治疗2年，症状时轻时重，近1周上述症状加重，遂转中医治疗。以甘草泻心汤加王不留行、皂角刺、炒山甲。1周后，小便利，尿色清，尿道口已无白色黏液流出。坚持服药2月余，诸症状消失，停药半年，未见复发。

八、经方辨治睡眠障碍

睡眠障碍中医称"不寐",其病机《黄帝内经》认为应以阴阳失调为主。《灵枢·大惑论》云:"卫气不得入于阴,常留于阳。留于阳则阳气满,阳气满则阳跷盛;不得入于阴则阴气虚,故目不瞑矣。"

从病机看,《灵枢·邪客篇》指出:"今厥气客于五藏六府,则卫气独行于外,行于阳,不得入于阴。行于阳则阳气盛,阳气盛则阳跷陷,不得入于阴,阴虚,故不瞑。"

从治法看,《内经·邪客篇》的原则是:"补其不足,泻其有余,调其虚实,以通其道而去其邪。"并提出用半夏秫米汤,"饮以半夏汤一剂。阴阳以通,其卧立至"。

《灵枢·营卫生会》:"黄帝曰:老人之不夜瞑者,何气使然?少壮之人不昼瞑者,何气使然?岐伯答曰:壮者之气血盛,其肌肉滑,气道通,营卫之行不失其常,故昼精而夜瞑。老者之气血衰,其肌肉枯,气道涩,五脏之气相搏,其营气衰少而卫气内伐,故昼不精,夜不瞑。"

又《素问·逆调论》中："胃不和则卧不安"等，则是指由其他原因导致的继发性的失眠。

《伤寒论》《金匮要略》称本病为"不得卧""不得眠"等。但"不得卧""不得眠"也有时夹杂在其他基础病之中，临床辨治时要加以鉴别，审因而治。如《金匮要略·痰饮》："咳逆倚息，不得卧，小青龙汤主之""咳逆上气，时时吐浊，但坐不得眠，皂荚丸主之。"《金匮要略·胸痹》："胸痹不得卧，心痛彻背者……"这些就不能视作"睡眠障碍"了。

又如《伤寒论》："发汗、吐、下后，虚烦不得眠，若剧者，必反复颠倒，心中懊侬，栀子豉汤主之。"（第76条）等均是继发性的失眠，临床上审因而治。

兹就个人运用经方辨治"阴阳不通"的睡眠障碍的点滴体会就正于同道，至于其他原因所致的，在此不以为主。

1. 酸枣仁汤

"虚劳虚烦不得眠，酸枣仁汤主之。"（《金匮要略·血痹虚劳》）

酸枣仁二升，甘草一两，知母二两，茯苓二两，川芎二两。

上五味，以水八升，煮酸枣仁得六升，内诸药，煮取三升，分温三服。

方证解：

（1）本方证为"虚劳，虚烦不得眠"。虚是虚弱，是什么虚？是肝血虚，肝者体阴用阳，是肝之阴血虚，有一系列的症状，如体瘦不耐劳，指甲软而无华，唇舌淡。劳是慢性，迁延日久。此外还有"虚烦"，这个虚烦如何理解？虚是阴血虚，阴虚必阳偏旺，会有口干，心烦。但又不同于栀子豉汤的"虚烦"是指无形之热，是相对有形之燥屎、痰、瘀而言。"烦"很明显是一种自觉症状。

（2）本方组成：酸枣仁，是一味常用的助眠药，《神农本草经》有"酸枣"未载有"酸枣仁"，仲景酸枣仁汤治失眠，可算是本品之最早记载。现在处方常写熟枣仁，按仲景用并无生、熟之别，临床使用宜稍重才有效。

2. 柴胡加龙骨牡蛎汤

《伤寒论》第107条：伤寒八九日，下之，胸满烦惊，小便不利，谵语，一身尽重，不可转侧者。柴胡加龙骨牡蛎汤主之。

组成：

柴 胡 四两	黄 芩 一两半	半 夏 二合半	人 参 一两半
姜 一两半	大 枣 六枚	大 黄 二两	茯 苓 一两半
桂 枝 一两半	龙骨、牡蛎、铅丹 各一两半		

临床可见，抑郁症的诸多症状与本方方证非常相似，现代临床多以此方治疗抑郁症，效果很好。

（1）方证解：

①本方以小柴胡汤为基础。小柴胡汤主治，第96条："伤寒五六日，中风，往来寒热，胸胁苦满，嘿嘿不欲饮食，心烦喜呕。或胸中烦而不呕，或渴，或腹中痛，或胁下痞硬，或心下悸、小便不利、或不渴，身有微热、或咳者。"

第107条"胸满烦"，正好是小柴胡汤的主症，故以本方为基础。

②本方除小柴胡汤（去甘草）外，尚有用大黄。如何理解大黄？

《金匮要略》痰饮篇苓甘五味姜辛夏仁大黄汤条说："若面热如醉，此为胃热上冲熏其面，加大黄以利之。"此方大黄非专为泻下大便而设，其中"除烦热"是本方证所侧重的。抑郁症患者，常有面部烘热，胸中烦热的表现。

烦的发展引申尚可为"如狂""谵语"等。

从另一角度看，可视作为大柴胡汤证。《伤寒论》第 103 条："太阳病……柴胡证仍在者，先与小柴胡汤，呕不止，心下急，郁郁微烦者，为未解也，与大柴胡汤，下之则愈。"第 136 条："伤寒十余日，热结在里，复往来寒热者，与大柴胡汤。"大柴胡汤为少阳阳明两解之法。"心下急"故加芍药。"热结在里"故加枳实、大黄。而现在看来，柴胡加龙骨牡蛎汤证乃属实证之不甚者，故不用枳实，而芍药总非"胸满"所宜，也去之。

《伤寒论》热结膀胱、热入血室、蓄血等证均有"发狂""如狂"之证。阳明腑实之发狂谵语也用大黄，所以狂躁型的精神病，也可考虑用活血化瘀之法。上海姜春华等 70 年代时，曾把活血化瘀药逐步筛选，精简药味，制订一方"达营汤"（莪术 60 克，三棱 60 克，赤芍 30 克，大黄 30 克）治周期性精神病 44 例，有效 40 例（90.9%），无效 4 例，我用之于临床，也颇理想，且不局限于周期性精神病。

③茯苓、桂枝：如上所述，仲景以"悸""惊""气上冲"每用苓桂剂，本证"惊"者用茯苓、桂枝，正是此意。

④龙骨、牡蛎、铅丹的用法很明显就是重镇安神。

仲景方中如桂枝甘草龙骨牡蛎汤、桂枝加龙牡汤、桂枝去芍药加蜀漆牡蛎龙骨救逆汤、风引汤等都是用作镇惊，铅丹有毒，可改用磁石代之。本方也可视作小柴胡汤予桂枝去芍药加蜀漆牡蛎龙骨救逆汤或桂甘龙牡汤的合方。（第 118 条："火逆下之，因烧针烦躁者，桂枝甘草龙骨牡蛎汤主之。"第 112 条："伤寒脉浮，医以火迫劫之，亡阳必惊狂，卧起不安者，桂枝去芍药加蜀漆牡蛎龙骨救逆汤主之。"）

⑤本方分量仅小柴胡汤的一半，可视为病情稳定后减量以调之。

⑥尚有"小便不利""一身尽重,不可转侧"。

"小便不利"可视作小便频急,紧张型的人往往多见。"一身尽重,不可转侧"可视作为精神疲惫,反应迟钝,甚至木僵型精神症状。

（2）临床应用:

①应用时掌握好本方的方证是疗效的关键。

②临床上可用于神经官能症、更年期综合征、抑郁症、焦虑症、小儿多动症、自闭症等。

3.黄连阿胶鸡子黄汤:

"少阴病,得之二三日以上,心中烦,不得卧,黄连阿胶鸡子黄汤主之"。（第303条）

组成:

| 黄 连 四两 | 黄 芩 二两 | 芍 药 二两 | 鸡子黄 二枚 |
| 阿 胶 三两 | | | |

上五味,以水六升,先煮三物,取二升,去滓,内胶烊尽,小冷,内鸡子黄,搅合相得,温服七合,日三服。

方证解:

（1）本方原为少阴热化而设的方。少阴肾水不滋,心火上炎,水不能制火,故应泻其实,补其虚。所谓泻南补北法。

（2）本证"心中烦,不得卧"。此心中烦特别明显,病人除烦之外,都有些"躁"动不安了。所以是不得卧,不是不得眠,也不是不得寐。临床上还可见舌红,苔少,口渴,齿衄,口疮等。

（3）方中黄连泻心火、助眠,但要重用。仲景用黄连方,以本方为最重

（四两），（葛根芩连汤、白头翁汤、黄芩汤、干姜芩连人参汤等三两，小陷胸汤、各泻心汤仅一两）。

（4）阿胶，鸡子黄滋阴养血。

（5）因黄连量大味苦，我常加甘草。

（6）此方为清心育阴、安神助眠之剂，疗效很好。但不要认为方中缺少安神药而乱加味，否则疗效便会打折扣。

4. 竹叶石膏汤

"伤寒解后，虚羸少气，气逆欲吐，竹叶石膏汤主之"。（第397条）

竹 叶 二把	石 膏 一斤	半 夏 半升	麦 冬 一升
人 参 二两	甘 草 二两	粳 米 半升	

上七味，以水一斗，煮取六升，去滓，内粳米，煮米熟汤成去米。温服一升，日三服。

竹叶石膏汤是白虎加人参汤的变方。会有心烦，口渴，汗多之症。

5. 半夏秫米汤（半夏泻心汤等）

此方出自《灵枢·邪客》："阳气盛则阳跷陷，不得入于阴，阴虚，故目不瞑。黄帝曰：善！治之奈何？伯高曰：……饮以半夏汤一剂，阴阳已通，其卧立至。"

秫米一升，半夏五合

方证解：《礼记》："五月生半夏，盖当夏之半"本品生于阴阳交会之时，能交通阴阳。后世如吴鞠通喜用此方，《吴鞠通医案》中载有多例以此方治不寐。但吴氏多从"胃不和则卧不安"解释。半夏和胃始自仲景，治痞之方多不离半夏。我每于柴胡加龙骨牡蛎汤、甘草泻心汤、半夏厚朴汤等方中重用本品。上述诸方都有精神症状，如心烦、惊、默默欲眠、目不得闭、卧起不安、咽中如有炙脔等，其中与半夏的作用关系很大。

半夏安寐，必须重用，吴氏每用二两。

吴氏用半夏秫米汤甚少与其他药合用。

6. 百合地黄汤

《金匮要略·百合病》："百合病者，百脉一宗，悉致其病也。意欲食复不能食，常默默，欲卧不能卧，欲行不能行，饮食或有美时，或有不用闻食臭时，如寒无寒，如热无热，口苦，小便赤，诸药不能治，得药则剧吐利，如有神灵者，身形如和，其脉微数。"

所谓"百合病"其实是能以百合为主而治的疾病，是仲景"以药名证"的一种病症。从症状表现及以药测证看是阴虚液燥，百脉悉病。症状有其特点：恍惚去来无定，"如有神灵，身形如和"，但又有口苦，小便赤，其脉微数等阴虚表现。

方证解：治"百合病"以百合为主，方有多首，如百合地黄汤、百合知母汤、百合鸡子黄汤、滑石代赭汤、百合滑石散、栝蒌牡蛎散等。"见于阴者，以阳法救之，见于阳者，以阴法救之""各随其证治之"。

百合地黄汤：百合七枚，生地黄汁一升。百合以养阴为主，仲景重用"七枚"。生地黄即鲜生地黄，亦宜重用。仲景用鲜生地黄，其证均与"神明"有关。均重用之，如炙甘草汤用一斤，防己地黄汤用二斤绞汁。此方用汁一升，究竟多少鲜地黄才能绞出一升汁液？未作考究，但肯定不是轻用。大剂量用地黄多会大便稀溏，所以方后云："大便当如漆。"

临床应用：多与甘麦大枣汤同用。

上海中医学院副院长金寿山先生说，"百合病，脏躁证，我认为是一而二,二而一之病，都是邪少虚多都是阴阳俱不足，不但不可攻，而且很难补，正如《灵枢·终始》所谓'阴阳俱不足，补阳则阴竭，泻阴则阳脱。如是者，可将以甘药，不可饮以至剂'"。甘麦大枣汤治："妇人脏躁，喜悲伤欲哭，象如神灵所作，数伸欠。"

程门雪氏曾指出："脏躁症喜悲伤欲哭，象如神灵所作，不仅见于妇人，也常见于男子。因此，如果把甘麦大枣汤作为妇科专方，就未免失之狭隘了。叶天士最赏识此方，在甘缓和阳熄风诸法中用之最多，散见于肝风、虚劳、失血等门内，凡见头眩、心悸、胸闷等症状时，辄用此方加味。"又曾说："叶氏用淮麦甘枣汤最得法，屡效大症。《古今医案按》附记中载之可证也。吾亦喜用此方，得效亦多。"还说："甘麦大枣汤是一张治心病、养心气、泻虚火的好方子。也是肝苦急，急食甘以缓之、损其肝者缓其中的好方子。如果进一步与百合地黄汤同用，来治神志不宁、精神失常的一类疾病，更有殊功。"

7. 防己地黄汤

《金匮要略·中风》防己地黄汤治："病如狂状，妄行，独语不休，无寒热，其脉浮。"组成：

防 己 一分	桂 枝 二分	防 风 三分	甘 草 一分

上四味，以酒一杯，浸之一宿，绞取汁，生地黄二斤，咬咀。蒸之如斗米饭久，以铜器盛其汁，更绞地黄汁，和，分再服。

方证解：

此方亦以鲜地黄为主。原治中风认知障碍，出现精神症状者。以方测证，应是用于阴虚阳浮，所谓肝阳化风。

本方证"如狂状，妄行"亦可用于梦游症，引申其意亦可治失眠。

8. 麻黄类方

麻黄类方可治睡眠障碍。睡眠障碍本是阴阳失衡的一个病症。既然阳浮于外，阴虚于内可以不得眠。那么阳气不振，阴翳不消也可看成是阴阳不能归位。

经方中麻黄有振奋沉阳的作用。麻黄类方用于失眠是理所当然的。

睡眠障碍按内经论都是"阴阳失调"，但以"阳不入阴"为主。如半夏秫米汤也是阴阳失调。只有小部分如"昼不精，夜不瞑"。《灵枢·营卫生会》："黄帝曰：老人之不夜瞑者，何气使然？少壮之人，不昼瞑者，何气使然？岐伯答曰：壮者之气血盛，其肌肉滑，气道通，营卫之行不失其常，故昼精而夜瞑。老者之气血衰，其肌肉枯，气道涩，五脏之气相搏，其营气衰少而卫气内伐，故昼不精，夜不瞑。"则是营气衰少卫气内伐。

《伤寒论》的失眠方都在少阴篇，有热化、寒化的不同。热化者"心中烦，不得卧"黄连阿胶鸡子黄汤，"少阴病，下利六七日，咳而呕渴，心烦不得眠者，猪苓汤主之"。寒化失眠者，白天"但欲寐"，则可选麻黄附子细辛汤。

从六经少阴"但欲寐"角度看，失眠也存在阳气衰少的情况。《伤寒论》中："少阴之为病，脉微细，但欲寐也。"白天但欲寐，晚上必然不寐，即《灵枢·营卫生会》所谓："昼不精，夜不瞑。"

引申开来，麻黄的组方在某种情况下，用之得当，是会收到满意的效果的。

但要掌握好下面几个要点：

（1）白天"但欲寐"，入夜不得卧。

（2）排除阴虚见证，有阳虚见证。

（3）掌握好麻黄剂的适应证、用量、服药时间。

九、关于柴胡去滓、半夏久煎的问题

　　仲景书中大、小柴胡汤，柴胡桂枝干姜汤，旋覆代赭汤，半夏、甘草、生姜三泻心汤等七个方剂的煎服法是"去滓再煎"的。历代注家大多认为此七方皆为"和解"剂所以要"去滓再煎"，这些方剂具有和合寒温、协调升降、燮理阴阳、互济刚柔的作用，所以凡以"和"法为主要目的之方剂，煎服多仿此为法。例如陈修园在《伤寒真方歌诀》中云：小柴胡汤"此乃和解之剂，再煎则药性和合，能使经气相融，不复往来出入。古圣不但用药之妙，其煎法俱有精义。"但是为什么此种煎服法便可达到"和解"的目的，各家均未说清楚。

　　除上述七个方外，仲景书中其实还有柴胡去半夏加栝蒌根汤，以及与和解剂搭不上边的甘遂半夏汤都是"去滓再煎"的。再者，此九方之外，具柴胡意的柴胡桂枝汤、柴胡加芒硝汤、柴胡加龙骨牡蛎汤为什么却没有"去滓再煎"？个人认为："去滓再煎"并不是因为"和法"而再煎的，从仲景方的规律看是另有其意的。

1. 关于柴胡类方"去滓再煎"的问题

大、小柴胡汤、柴胡桂枝干姜汤三个方以及柴胡去半夏加栝蒌根汤，四方柴胡均用半斤，均是"以水一斗二升，煮取六升，去滓再煎"。而其他用柴胡的方，有"和解"作用的，如柴胡桂枝汤、柴胡加龙骨牡蛎汤，此两方用柴胡四两，便没有"去滓再煎"。个人认为是柴胡的用量，决定了是否要"去滓再煎"。

仲景柴胡药用其根部，质不甚重，八两柴胡体积就很大了，用水少则不能浸透药物平面，不利于柴胡的有效成分释出，所以用水量须较大，先煮后须去滓再浓缩药液。其他柴胡剂如柴胡桂枝汤、柴胡加龙骨牡蛎汤虽不离"和解"，但只用四两柴胡，体积没那么大，所以不需要"去滓再煎"，只是"以水七升，煮取四升""以水八升，煮取四升"而已。再如第104条的柴胡加芒硝汤证："伤寒十三日不解，胸胁满而呕，日晡所发潮热，已而微利，此本柴胡证，下之以不得利，今反利者，知医以丸药下之，此非其治也，潮热者实也，先宜小柴胡汤以解外，后以柴胡加芒硝汤主之。"此方证虽有阳明证却也不离少阳证，但因方中各药用量殊轻，柴胡只是用二两十六铢，故也只须"以水四升，煮（小柴胡汤）取二升，去滓内芒硝"无须再煎浓缩。鳖甲煎丸、四逆散不是煎剂，不存在去滓的问题，故不在此列。

桂枝汤之桂枝用三两，麻黄汤之麻黄用三两，用量远少于柴胡的八两用量，所以说桂枝类方和麻黄类方均无须"去滓再煎"，这也是由药物剂量和体积所决定的。

2. 关于半夏久煎的问题

而所谓"和剂"的其他四个方（半夏、甘草、生姜泻心汤及旋覆代赭汤）"去滓再煎"的问题，也不是因"和剂"而要去滓。

此四方无用柴胡，体积不大，何以仍用此法煎煮？那就不妨从半夏的问题去看看。

《神农本草经》载本品："味辛，平。主伤寒寒热，心下坚，下气，喉咽肿痛，头眩，胸胀，咳逆，肠鸣，止汗。"《名医别录》主"消痈肿"。仲景应用半夏共四十余方，是经方最常用的药物之一，按其作用大抵可分几种情况。a. 作用于咽喉的：如半夏散及汤、苦酒汤是治疗咽中生疮等的，另外就是半夏厚朴汤、麦门冬汤、甘草泻心汤等有咽喉症状如咽中如有炙脔、咽喉不利、蚀于喉等的。b. 止呕：如大半夏汤、小半夏汤、小柴胡汤。c. 消痞：如三泻心汤、旋覆代赭汤等。d. 除痰：如小陷胸汤、小青龙汤等。e. 宽胸：如栝蒌薤白半夏汤等。还有一些方半夏的作用不明显的，如温经汤。

历来皆认为半夏有毒，而其毒并非如附子、乌头的毒。宋本《伤寒论》半夏散及汤条下有"半夏有毒，不当散服"，有人疑为后人加入。半夏为天南星科植物，有毒是指半夏麻辣燥涩之味，大抵天南星科植物的根部均对黏膜有明显的刺激作用。如半夏、南星以至日常食用的芋头，都是有类似半夏的刺激作用。仲景用半夏无论其作用于何，均是生用，仅注明"洗"之，即以水洗除粘潺，便入煎剂，需要保留其刺激黏膜作用者则不作久煎。当无须保留其刺激黏膜作用时通常都采用相对久煎的办法。这样，既保留了半夏的原有作用，也不至于过度炮制，并非如现在的法半夏、姜半夏等，过度炮制，把半夏制至"捏之便碎"，旧时药店标榜称之曰"通透法半夏"。

苦酒汤、半夏散及汤分别见于《伤寒论》第 312 条、第 313 条。"少阴病，咽中伤生疮，不能语言，声不出者，苦酒汤主之""少阴病，咽中痛，半夏散及汤主之"。咽中伤生疮当是咽喉肿物。相对于并列的第 310 条猪肤汤、第 311 条的甘草汤、桔梗汤的咽痛要严重得多，此时须赖半夏的刺激作用以破疮开结，因此仲景此两方的煎法是比较特别的。

苦酒汤：半夏十四枚（洗，破如枣核大），鸡子一枚（去黄，内上苦酒著鸡子壳中）。

上二味，内半夏著苦酒中，以鸡子壳置刀环中，安火上，令三沸，去滓，少少含咽之。不差，更作 3 剂。

半夏散及汤：半夏（洗），桂枝甘草（炙），各等分。

上三味，个别捣筛已，合治之，白饮和，服方寸匕，日三服。若不能散服者，以水一升，煎七沸，内散两方寸匕，更煮三沸，下火令小冷，少少咽之。

可以看到，此两方并不久煎，只"令三沸"。或直接作散用，若不能服散，才"内散两方寸匕，更煮三沸"。目的是保留其"生"之性，以达到破疮开结之功。服法是"少少含咽之""少少咽之"。使药液直接接触患处。

而其他用半夏之方则无须赖其破疮开结之功，故煎煮时间宜稍长。如三泻心汤、旋覆代赭汤。用于消痞和胃。七味药"以水一斗，煮取六升，去滓再煮取三升"。再观仲景方七味而无半夏者，如桂枝加厚朴杏子汤，是"以水七升，微火煮取三升"，桂枝加龙骨牡蛎汤七味是"以水七升，煮取三升"。

半夏剂中当以小半夏汤为基础，小半夏汤仅 2 味药：半夏一升，生姜半斤。但却是"以水七升，煮取一升半"，而同是两味的小方如甘草干姜汤、芍药甘草汤、桂枝甘草汤等都是"以水三升，煮取一升五合"，大黄甘草汤、枳术汤等都类同。小半夏汤用水多达其他上述汤药一倍以上，煎煮时间显然相应较长。

其他有半夏的三味方如：小陷胸汤是"以水六升……煮取二升"。

栝蒌薤白半夏汤则是全用"白酒一斗，煮取四升"。

附子粳米汤五味也"以水八升"。

大半夏汤只三味（半夏二升、人参三两、白蜜一升），却"以水一斗二升和蜜一升，煮取二升半"。

生姜半夏汤（生姜汁一升、半夏半升）是"以水三升，煮半夏取二升，内生姜汁（即与水共三升了），煮取一升"。

药味较多的如小青龙汤，有八味，虽然半夏用量不算多，仅用半升，但也"以水一斗……煮取三升"。

射干麻黄汤九味，用半夏大者八枚，"以水一斗二升……煮取三升"。

厚朴麻黄汤九味，用半夏半升，"以水一斗二升……煮取三升"。

青龙汤八味，用半夏半升，"以水一斗……煮取三升"。

小青龙汤的变方如：苓甘五味姜辛夏汤、苓甘五味姜辛夏仁汤、苓甘五味姜辛夏仁大黄汤等是"以水八升，煮取三升"或者"以水一斗，煮取三升"。

黄芩加半夏生姜汤六味，"以水一斗，煮取三升"。

半夏厚朴汤五味，"以水七升，煮取四升"。

厚朴生姜半夏甘草人参汤五味，也"以水一斗，煮取三升"。

柴胡桂枝汤用半夏只二合半（四分之一升），也要用水六升，煮三升。

尤其注意的是甘遂半夏汤（甘遂、半夏、芍药、甘草），各药用量并不大，半夏只用十二枚，但要以水一升（先煮半夏），煮取半升，去滓，再以水二升，和他药煮取半升，去滓，再以蜜半升和药汁，煎取八合。那么煎煮时间就不短了。

上随机列了 22 首半夏剂中，以水一斗以上者共 15 首，占大部分半夏剂，其余其实煎煮时间也不短。有可能半夏有毒故宜放水较多相应煎煮时间亦较长。久煎也好，去滓再煎也好，意义都是一样，使毒减的缘故。

仲景其他无半夏的方如桂枝汤"以水七升，煮取三升"。四逆汤类方，附子生用，无须久煎，且急病急煎，故多仅"以水三升，煮取一升二合"。

当然，其他一些体积大的方，或者有效成分难以溶出的方，还是需要多水、久煎的。

十、乌梅汤方证之我见

　　厥阴病篇和厥阴病是《伤寒论》的一个难点，陆渊雷曾说："伤寒厥阴篇竟是千古疑案，篇中明称厥阴病者仅4条。"有认为凡是有"厥"证者均属厥阴，有的人认为是寒证，有的人认为是热证，有的人认为是寒热错杂。但不管如何，厥阴病第1条："厥阴之为病，消渴，气上撞心，心中疼热，饥而不欲食，食则吐蛔，下之利不止。"《伤寒论》第338条："伤寒，脉微而厥，至七八日肤冷，其人躁无暂安时者，此为脏厥，非蛔厥也。蛔厥者，其人当吐蛔，令病者静而复时烦者，此为藏寒，蛔上入其膈，故烦，须臾复止，得食而呕，又烦者，蛔闻食臭出，其人常自吐蛔，蛔厥者，乌梅丸主之。又主久利。"这两条是最关键的描述。

　　这两条综合来说，厥阴病的主要见症是：①脉微，厥；②消渴；③气上撞心（此症很重要，近人沈尧封曰："厥阴病亦必内外证合见乃是真厥阴……而无气上撞心，心中疼热等证，皆似厥阴而实非厥阴也"）；④心中疼热，饥而不欲食；⑤下利；⑥烦躁；⑦或吐蛔。

就是说厥阴是六经之尽，发病已非短时，多为慢性、顽固者。厥阴的临床表现是寒热错杂的，从乌梅丸组方来看也是寒热互用、清补并施的。同时是以寒为主，以热为次的（少阳也有寒热错杂，但以热为主，以寒为次。如柴胡证误下后之半夏泻心汤证）。所以有人说厥阴是少阳之里，也就是说寒热错杂以寒为主而又顽固经久不愈的，或疑难病有上述见症者都可考虑从厥阴论治，考虑使用乌梅丸。乌梅丸条文中的蛔厥只是乌梅丸的一个适应证，并非乌梅丸只治蛔厥。当然，近代乌梅丸治疗范围甚广，是一首疗效显著的奇方。例如一些免疫性疾病都有报道运用乌梅丸治疗。

曾治一位 80 岁阿婆，心下疼痛不适多年，喜温喜按，神疲多衣，形寒肢冷，膝下见胀，日晡自觉有寒气透心，时心悸，欲呕泛酸，便溏，晨起见口苦。舌淡红苔厚黄干。

此病例用乌梅丸主要考虑：①寒热错杂，以寒为主，热为次。患者寒象明显不用说了。热象虽不重，但舌红，口苦，嗳气泛酸等均可考虑是热象；②患者有气上撞心的表现：一股寒气自内中出来，心悸（心律不齐）；③肢厥；④烦躁；⑤便溏（下之利不止，又主久利）。

我曾治一自河南省来求诊的久病不愈的男性，六十余岁病人，与这位阿婆症状类似。就抓住"气上撞心"（心悸，嗳气）、"心中疼热"为切入点。用了乌梅丸很快就症状消失，回河南后无再发病。

又近治一个卵巢癌手术后，化疗期间老妇，腹泻二十余天不止。舌红，畏寒，肢冷，神疲，不欲食。用乌梅汤 3 剂。腹泻止。

又治一慢性复发性口腔溃疡病史 20 多年的女性患者，心悸，气喘，不能卧，面色黧黑。先以木防己汤，1 周面色黧黑，心悸，喘满不能卧症状改善。再以乌梅丸（汤），现治疗 3 个月，口腔溃疡暂未发作（仍在治疗中）。

"气上撞心，心中疼热"这是两句话，前后所指部位不同。仲景所言

"心"，并无一定有所指。有时是泛指，有时是直指。泛指则会指胃脘或胸中，直指则是"心"。如"发汗过多，其人叉手自冒心，心下悸，欲得按者"，乃是直指。若如"心中懊憹"则与胃或胸中有关。"撞"即"冲"，有版本直接写"冲"（据《邓珍本金匮要略方论》）。如果联系第15条："其气上冲者，可与桂枝汤。"实是指"心"，是用桂枝的指征。乌梅丸中亦用桂枝，实乃直指"心"。而"心中疼热"之"心"则泛指胃或胸，如同"懊憹"，懊憹引申为"嘈杂"，嘈杂与泛酸有关，泛酸常感俗谓"烧心"，即心中疼热。

附：关于"虚烦"和"懊憹"

《伤寒论》中有3处提及"虚烦"一词。2条是栀子豉汤（第76条："发汗后，水药不得入口为逆，若更发汗，必吐下不止，发汗吐下后，虚烦不得眠，若剧者，必反复颠倒，心中懊憹，栀子豉汤主之。"第375条："下利后，更烦，按之心下濡。"），另外160条无方。还有的就是《金匮要略》两条，其中一条酸枣仁汤："虚劳虚烦不得眠。"另一条是《水气篇》："医以为留饮而大下之，气击不去，其病不除，后重吐之，胃家虚烦。"

对于"虚烦"的解释，酸枣仁汤属虚劳病下，"虚"便容易理解。而栀子豉汤之"虚"则难以理解了。因此，大多注家认为是"无形之邪，热扰胸膈"，相对水热互结等结胸有形之邪，为"虚"。但观《金匮要略·水气》及第160条，都是与有形之水气有关的，似乎此说又难以成立。

第375条似乎仲景自己已作了注解："下利后更烦，按之心下濡者，为虚烦也。宜栀子豉汤。"心下濡就是按之不硬。符合第221条："……胃中空虚，客气动膈，心中懊憹，舌上苔者，栀子豉汤主之。"亦即是说这个"虚烦"不是作病机解，不是正气之虚，也不是相对实邪而言，而是一个临床表现。腹诊按心下（胃脘）不硬而软。而这个"烦"字，不是心烦，是胃中空虚，懊侬而烦的烦。成无己的解释是较符合实际的："虚烦之状，心中温温欲吐，愦愦然无奈，欲呕不呕，扰扰乱乱，是各烦也，非吐则不能已。"就是说栀子豉汤的"虚烦"是与"懊侬"并论的。是胃中空虚，自觉一种莫名的痛苦，"懊侬"后世有人解作"嘈杂"。即《黄帝内经》所谓"胃不和则卧不安"，甚至"反复颠倒"，怎能睡得好？

还有"懊侬"是否与现代所谓的"懊恼"同义？或衍义为"懊恼"则有待考证。总的来说"虚烦不得眠，心中懊侬"（若剧者反复颠倒）就栀子豉汤的一个特征性证候，可以称作栀子豉汤证。

十一、《伤寒论》条文零敲碎打解

对于《伤寒论》的很多条文，不同的注家有不同的解释，千百年来争论不休。其实读《伤寒论》，关键在于立足临床去理解，用好经方，通过临床疗效去证实。《读过伤寒论·林序》林佩琴曰："注伤寒无异删伤寒。"就是批驳历代注家用各种推演的理论，以一家的想法，去解释伤寒，从而误导了后学者，使得很多医生如姜佐景在《经方不盛行的原因和补效》中提出的，"不知用""不敢用""不肯用"经方的情况。黄仕沛老师曾多次耐心地为网友解释《伤寒论》的条文，下文是部分内容的摘录，与同道共飨。

1. 学生问：关于《伤寒论》第 7 条的理解："病有发热恶寒者，发于阳也，无热恶寒者，发于阴也。发于阳，七日愈；发于阴，六日愈。以阳数七，阴数六故也。"

黄师答：首先，研究《伤寒论》有很多学说，也就是说，有很多门派，或观点，所以，很难说谁对谁错，否则历史上就不会有那么多注家出现。所谓："一家有一家的伤寒，一家有一家的仲景。"不过，离开临床去空谈，对临床未必有助。例如：关于六经的传变，也是众说纷纭。我觉得有些争拗是徒费唇舌，坚持下去，甚至伤感情。所以我把学习《伤寒论》者，大体分两类：伤寒学者和经方派。前者是研究这个学说，未必在临床上应用它，尝见很多伤寒老师临床上却没有用过伤寒方的或不精于用伤寒方者，大有人在。后者研究《伤寒论》为的是临床应用，并且忠实地执行仲景的方药。如宋代的许叔微，近世的曹颖甫、陈伯坛、易巨荪、黎庇留、胡希恕等。但某些研究伤寒论的学者，却终生不用伤寒方，或把经方彻头换面，美其名曰"守其法而不泥其方"。我不能说这种方法不好，但我觉得如此"不泥其方"——自创方好？还是直接用仲景的方好？那就要通过临床疗效去证实了，我则是觉得仲景方疗效常在意料之中。清·徐灵胎说过："盖方之治病有定，而病之变迁无定，知其一定之治，随其病之千变万化，而应用不爽，此从流溯源之法。"他对前人的诸种研究《伤寒论》的方法不赞成，而是着眼于仲景处方用药的探讨。

你所提出的第7条，此条我也曾经略作解释。不过，此条虽然重要，但并不是有方证的条文，关于此条文的解释，由于理解角度不同，见仁见智的解释历来就有数家，我说过可以并存。

"病有发热恶寒者，发于阳也，无热恶寒者，发于阴也，发于阳，七日愈；发于阴，六日愈。以阳数七阴数六故也。"我的观点是赞成《医宗金鉴》等注家观点。即发于阳为太阳少阳，发于阴为太阴少阴等。而有些人认为发于阳为太阳中风，发于阴为太阳伤寒。这个观点为《伤寒论》注家中的所谓的风伤卫，寒伤营，风寒两伤营卫的"三纲鼎立"说（关于一些注家不赞同"三纲鼎立"说容后再讨论）。这一观点都遭到了如徐灵胎，柯韵伯，广东陈伯坛等反对。当然，见仁见智，无可与不可。不过证之临床，我以为是第一种解释较近。临床上，大青龙汤、麻黄汤与桂枝汤相比，其发热程度都较明显。桂枝汤之发热并非大热，如论中说的只是"翕翕发热"；麻黄汤、大青龙汤证常见的则是大热、高热（古代未有探热针，无所谓高热）。所以"无热恶寒"，不是太阳伤寒，不是恶寒重发热轻，也不是恶寒在前，发热在后。

至于条文后半段："阳数七，阴数六"这是中国传统的象数。但仲景书只此一处，再无其他处提出。仲景是实践家，不重推理。故不宜用象数解释伤寒论。

六日愈、七日愈也都是约数。如"黄疸之为病，当以十八日为期"。是仲景临床观察所得，并非象数推理所得。

有些人说：发于阳是发于太阳中风，发于阴是发于太阳伤寒。"病有发热恶寒者，发于阳也；无热恶寒者，发于阴也"就是专门辨太阳伤寒和太阳中风初起的一个条文……

此解释乃方有执、喻嘉言等的意见。他们是基于"风伤卫，寒伤营"的观点出发的。而注家们各有注解，多认为"发于阳"是发于表证，"发于阴"是发于里证。而还有些注家则解为阳证不发热是发于阴，阴证发热是发于阳。

以上三种意见，见仁见智。可以并存证之临床。不过我还是倾向于"发于表，发于里"之说。

大家都知道，表证的恶寒是伴发热的，即使是太阳伤寒，都有发热。第3条曰："太阳病，或已发热，或未发热，必恶寒，体痛呕逆，脉阴阳俱紧者，名为伤寒。"要注意第7条是"无热恶寒"，而这条是"或未发热"，或未发热，始终是会发热的。同时，太阳伤寒与太阳中风的区别主要在有汗与无汗，脉浮缓与脉浮紧，而不是发热与不发热。看太阳伤寒的麻黄汤证："太阳病，头痛发热，身疼腰痛，骨节疼痛，恶风无汗而喘。"大青龙汤证也是："脉浮紧，发热恶寒，身疼痛，不汗出而烦躁。"怎么能说太阳伤寒是无发热的呢？所以方有执、喻嘉言的解释是站不住脚的。

第3条是说太阳病中的伤寒，所以开始便冠以"太阳病"三字，而第7条则只曰："病有发热恶寒者……"，一个"病"字，是不专指太阳病也。三阴病通常是无发热的，但有恶寒，这个恶寒当然要与表证的恶寒相鉴别。三阴病的恶寒是畏寒，只要加衣被是可暂缓的。而发于阳（表）的恶寒，虽闭户塞牖、重裘向火也不能缓解的。

至于"风伤卫，寒伤营"这个观点，很多医家都有不同的意见，特别是陈伯坛就是不同意此说的，那个说来话长也就不在这里讨论了。

2.学生问： 关于第12条："太阳中风，阳浮而阴弱，阳浮者热自发，阴弱者汗自出。啬啬恶寒，淅淅恶风，翕翕发热，鼻鸣干呕者，桂枝汤主之。"

太阳中风是表虚证，"阳脉浮"是卫阳奋起驱寒，而"热自发""阴脉弱"，是营卫弱不能固表，"啬啬恶寒"是虚人恶寒之象，"淅淅恶风"是惊怕风之象，"翕翕发热"如少火郁蒸，"鼻鸣"是少火逼上焦，不同于第6条，鼻息如雷盛热郁蒸。"干呕"是太阳犯阳明，而"欲吐"是少阳，如第4条所说，对吗？

黄师答：我认为这一条是桂枝汤证的首条条文，但不是桂枝汤证的唯一条文。《伤寒论》桂枝汤共22条，都是作为我们运用此方的依据。此条显示了桂枝汤的病机，以及使用此方治太阳中风的主症。桂枝汤的病机，是营弱卫强。正如第95条说的："太阳病，发热汗出者，此为荣弱卫强，故使汗出。"

"荣弱卫强"是个什么概念？是邪气袭于表，即使邪未犯营，但营气本自虚。所以第53条说："病常自汗出，此为荣气和，荣气和者，外不谐，以卫气不共荣气谐和故尔。"这里说的"营气和"，是说未受邪。第95条的"荣弱"是自身本弱。相对而言则是"卫强而营弱"了。所谓风、寒，只可视为外邪之泛称。桂枝汤未必不伤于寒，麻黄汤未必不伤于风。所以"风伤卫，寒伤营"之说有胶柱鼓瑟之嫌，因此很多医家从临床角度提出异议。

本条的核心是"汗出"。这个汗出是由于营弱。凡用桂枝汤以解外者，大多以"汗出"为依据。如第12条、第13条、第25条、第53条、第54条、第95条、第234条等各条都围绕汗出这一证的。当然桂枝汤的太阳中风还有"脉浮缓""发热""头痛""恶风寒"等。

至于"啬啬""淅淅""翕翕"等叠用词，除助语外，本身字义也是有的。如翕翕（合＋羽），就是指如鸡翅膀之下的温度。桂枝汤证之发热，临床一般不会是高热、大热、蒸蒸发热等，这是符合临床的。相比之下，麻黄汤、大青龙汤通常都是高热。

至于治法，既然是卫强营弱，营卫不和，当然是要"调和营卫"了。顺便一提，仲景之"和"法，应是桂枝汤而非小柴胡汤，其次是调胃承气汤、小承气汤。

桂枝汤除治表证太阳中风外，其治疗范围非常广泛。所以不能一见用桂枝就是解表。太阳中风的桂枝汤证其实是一类特异体质的患者。除太阳中风外，如气上冲、妊娠呕吐、肢节疼痛、腹痛等都可能用得上桂枝汤。尤其注意第54条："病人脏无他病，时发热，自汗而不愈者，此卫气不和也。先其时发汗则愈，宜桂枝汤。"这个病人没有其他症状，也没有痼疾，好端端的。不时会发热，且有自汗出，反复难愈。类似现在所说的"虚人感冒"。

3.学生问：关于第146条："伤寒六七日，发热微恶寒，支节烦疼，微呕，心下支结，外证未去者，柴胡桂枝汤主之。"柴胡桂枝汤的临床指征是什么？

黄师答：关于柴胡桂枝汤的临床指征，我曾经说过在小柴胡汤证的基础上，如果再有"肢节烦疼"，就可以使用了。

《伤寒论》第146条原文："伤寒六七日，发热微恶寒，支节烦疼，微呕，心下支结，外证未去者，柴胡桂枝汤主之。"我之所以感兴趣，除了这是一首好方，临床上经常用到之外，是因为牵涉到小柴胡汤证是否为表证，小柴胡汤能否解表的问题。这是很多人在纠结的一个问题。很多人认为，太阳病才是表证。小柴胡汤已经是"半表半里"了，应该不属于表证了。少阳病有三禁，很多人称小柴胡汤为三禁汤（禁汗，禁吐，禁下），那么小柴胡汤自然就不是发汗之剂了。所以经文146条所说的"外证未解"不是指小柴胡汤证，而是指桂枝汤证。这就关系到临床如何使用本方的问题了。

我却认为，小柴胡汤是有表证的，外证未解一语包括小柴胡汤证也包括桂枝汤证，我的理由是：

（1）要知道，仲景从来未有说过小柴胡汤或者少阳病是"半表半里"证。所谓"半表半里"不是仲景的原意。"半表半里"一词是成无己造出来的。如果承认了"半表半里"，小柴胡汤自然就不是解表方了。外证未解一语就单指桂枝汤了。我们看第148条"可与小柴胡汤"前，只提到"必有表，复有里也"。又说"此为半在里，半在外也"很清楚，不是半表半里。仍然是表证，不过还有里（虚），所以才说"必有表，复有里"。

（2）仲景在小柴胡汤的条文中，多次提到小柴胡汤是在有表证的情况下使用的。

如第104条："伤寒十三日不解，胸胁满而呕，日晡所发潮热，已而微利，此本柴胡证，下之以不得利，今反利者，知医以丸药下之，此非其治也。潮热者实也，先宜服小柴胡汤以解外，后以柴胡加芒硝汤主之。"不是明显的说了小柴胡汤是"解外"的方吗？

又如第231条："阳明中风，脉弦浮大，而短气，腹都满，胁下及心痛，久按之气不通，鼻干，不得汗，嗜卧，一身及目悉黄，小便难，有潮热，时时哕，耳前后肿，刺之小差，外不解，病过十日，脉续浮者，与小柴胡汤。"这条也同样明显地指出在"外不解"并且脉浮时使用小柴胡汤。

（3）"其在表者，汗而发之"。凡是表证都应该通过发汗来解决。仲景的发汗解表方除桂枝汤、麻黄汤、大青龙汤、葛根汤等外，毫不例外，小柴胡汤证也是通过发汗而解的，因为它是"外不解"的表证。如第149条提到："柴胡证仍在者，复与柴胡汤，此虽已下之不为逆，必蒸蒸而振，却发热，汗出而解。"另第230条也说："可与小柴胡汤……身濈然汗出而解。"这不是明摆着说小柴胡汤是发汗剂，是解决表证的吗？

第146条即本条提到的"发热，微恶寒"是否为桂枝汤的专利？同时小柴胡汤的热型，是否一定是"往来寒热"？我们还是问问仲景吧。仲景第99条："伤寒四五日，身热恶风，颈项强，胁下满，手足温而渴者，小柴胡汤主之。"指出"身热恶风"便可考虑用小柴胡，不用等"往来寒热"才用之。讲到这里，我记得有人说过，等了几十年都未等到一个"往来寒热"的病人。这就是了，身热恶风就可用小柴胡了。可见第146条的"发热，微恶寒"非独是桂枝汤证，也可以是小柴胡汤证。

本条还有一组主要症状是"微呕，心下支结"。如果只是这两个症状未必是小柴胡汤证，但如果更有"发热，微恶风寒"那就显然是小柴胡汤证了。正如第149条说的："伤寒五六日，呕而发热者，柴胡汤证具。"而第379条更直接了当地再次提出："呕而发热者，小柴胡汤主之。"所以第146

条所列的大部分症状都是小柴胡汤证。只剩下一个症状就是"支节烦疼"了，换句话说如果没有"支节烦疼"，此条就用小柴胡汤便可解决。但是现在除了小柴胡汤证之外，尚多了一个"支节烦疼"。当然我们不会忘记这是在有表证的情况下的支节烦疼。这个支节烦疼是桂枝汤证，桂枝汤可以解决周身骨痛。正如第372条："下利，腹胀满，身疼痛者，先温其里，乃攻其表，温里宜四逆汤，攻表宜桂枝汤。"又如第387条："吐利止而身痛不休者，当消息和解其外，宜桂枝汤小和之。"另外，第62条："发汗后，身疼痛，脉沉迟者，桂枝加芍药生姜各一两人参三两新加汤主之。"总之，在各种情况下，有身疼痛，支节烦疼都可考虑用桂枝汤（当然，再说得深入些，还要排除麻黄汤、大青龙汤证）。这就是我说柴胡桂枝汤的切入点在于"支节烦疼"的原因。

这里附带讲一句，上面提到少阳病不是半表半里，同时仲景也没有说过小柴胡汤是"和解"之方。只有说过桂枝汤是"和解"（如上第387条），除桂枝汤外，调胃承气汤、小承气汤都是"和"。这就是仲景原意！

4. 学生问： 葛根加半夏汤和小柴胡汤都有"呕"，应该如何区别？

黄师答：你提出"小柴胡汤和葛根加半夏汤如何区别"的问题，很好，就我个人理解简复如下，请参考。葛根加半夏汤见第33条："太阳与阳明合病，不下利，但呕者，葛根加半夏汤主之。"我得先从条文理解入手探讨。

条文首句是"太阳与阳明合病"，什么是太阳与阳明合病？就是既有太阳病又有阳明病。阳明指什么？我看未必是指"身热汗自出，不恶寒反恶热"也不一定指"胃家实"，其实是通指"胃与肠"也。有"呕"者责在胃，在肠者有可能是"自下利"，也有可能是"不大便"。当然"自下利"有阴阳之别。阴者太阴，阳者阳明。所谓"实则阳明，虚则太阴"。所以第

32 条是："太阳与阳明合病，必自下利，葛根汤主之。"而第 33 条"不下利，但呕"这就不在肠而在于胃了。

葛根汤本是桂枝汤之衍方，也有麻黄汤之意，所以能解决太阳无汗者。而项背强几几，反汗出恶风者，则桂枝汤加葛根便可，不宜用麻黄。

葛根既能解决"项背强几几"（其实此方解决强背强几几之证，不单靠葛根，还有麻黄和芍药甘草汤的作用。所以金匮治刚痉用葛根汤，治柔痉用栝蒌桂枝汤。两方均含芍药甘草汤，并非独任葛根一味也），也能止泻。

如第 34 条："太阳病，桂枝证，医反下之，利遂不止。脉促者，表未解也。喘而汗出者，葛根黄芩黄连汤主之。"这条就是治"利遂不止"。后世钱仲阳七味白术散治脾虚泄泻都用葛根。现在"二阳合病"表现为"自下利"当然不劳加减径用葛根汤则可。

假若胃肠反应不是下利而是"呕"则葛根汤便难以胜任，须加半夏矣。"太阳与阳明合病"除此两条，还有就是第 36 条："太阳与阳明合病，喘而胸满者，不可下，宜麻黄汤。"这一条的"阳明"既非呕也非下利，而是不大便。现在既有太阳之证又有阳明不大便之证，就要考虑表里先后缓急的问题。通常先解太阳，所以说"不可下"，是免邪之内陷也，不像葛根汤之"逆流挽舟"。另此时用"喘而胸满"桂枝汤之衍方葛根汤则显力所不逮矣，应直接用麻黄汤。

话说回来，葛根加半夏汤有呕，小柴胡汤也有呕，两者都有半夏生姜（小半夏汤）治呕毋庸置疑。但基础不同，现症也不同，一为太阳，一为少阳，所别不在话下了吧。

5. 学生问：老师可否比较一下第 32 条和第 34 条，葛根芩连汤也是用葛根，难道也有葛根汤"项背强几几""无汗"的临床表现？

黄师答：第32条："太阳与阳明合病，必自下利，葛根汤主之。"既然说"太阳阳明合病"，是太阳病仍在的。太阳病固然有表虚表实之分，表虚者有汗，表实则无汗，从用葛根汤来说，自然是"无汗"的，至于有否"项背强几几"并不重要。葛根可治有表证之下利，当然是涉及阳明（虚则太阴）。通过解表以治利，即后人所谓逆流挽舟也。

第34条："太阳病，桂枝证，医反下之，利遂不止，脉促者，表未解也，喘而汗出者，葛根黄芩黄连汤主之。"此条可分前后两段理解。这条开始已明示，"太阳病，桂枝证"，那是表虚无疑，与第32条表实不同，医误用下法，致"利遂不止"，那就不是一般的下利了，是腹泻不止了。邪热内陷而利，注家释为协热下利。表证其实并不明显，以侧重于阳明为主，所以用葛根芩连汤。

后一段文字，其实是仲景一个倒装笔法。即是说，太阳病桂枝证误用下法之后，"利遂不止"那就要用葛根芩连汤。但误下之后，未必一定是利遂不止的。还会出现"脉促""喘""汗出"，这个时候应该用桂枝加厚朴杏子汤了。试看第43条："太阳病，下之微喘者，表未解也，桂枝加厚朴杏子汤主之。"便是此条的意思。"太阳病，下之后，脉促，胸满者，桂枝去芍药汤主之。"因此第34条用桂枝汤是肯定了，因仍有桂枝证之汗出，还有脉促，是"表未解也"。喘则加厚朴、杏子。此时是否去芍药，那就要看是否胸满了。

有些注家认为"喘而汗出"是属阳明，故用葛根芩连。但我却认为，如果真属阳明之喘而汗出，自有麻杏石甘汤。如第162条："下后，不可更行桂枝汤，若汗出而喘，无大热者，可与麻黄杏仁甘草石膏汤。"第63条："发汗后，不可更行桂枝汤，汗出而喘，无大热者，可与麻黄杏仁甘草石膏汤。"

总的来说，葛根黄芩黄连汤治"利遂不止"，治不了"喘而汗出"。麻杏石甘汤治"汗出而喘"，却治不了"利遂不止"。

6. 学生问：老师可以说一下麻黄的各种副作用吗？

黄师答：回答这个问题，要从《伤寒论》第 64 条、第 88 条、第 31 条、第 14 条说起。

我说读伤寒要从实处去思考。例如第 64 条："发汗过多，其人叉手自冒心，心下悸，欲得按者，桂枝甘草汤主之。"以及第 88 条："汗家重发汗，必恍惚心乱，小便已阴疼，与禹余粮丸。"如果多从临床去体会，多从仲景的用药规律去思考，跟只看注家的注释，收获是截然不同的。

又如第 31 条："太阳病，项背强几几，无汗恶风，葛根汤主之。"以及第 14 条："太阳病，项背强几几，反汗出恶风者，桂枝加葛根汤主之。"这里两条如若从临床出发，所获的信息量同样是不同的。

第 64 条和第 88 条，都是讲发汗之后的不良反应的。第 64 条是出现"心下悸"，第 88 条是出现排尿困难。如果根据注家的理解，多从心阳受损，阴液受伤来看问题，按陈瑞春认为这类解释属于低级的重复。首先我们要问问发汗过多就会心悸了吗？为什么我们见大多西药的解热镇痛药，其发汗力要较中药强得多了，但也未见会出现心悸的？桂枝是发汗药，附子是止汗药，都是温阳药，都可温壮心阳，为什么不用附子而用桂枝？

其实，这两条的"发汗过多""汗家重发汗"用了什么发汗药？显然用的是含麻黄的发汗方。除了麻黄没有哪一种发汗药的副作用是心悸的。那么就不是"汗"本身的问题。正如卢兄昨日说的汗出不会亡阳，而是亡阳的病人才会汗出（绝汗）。麻黄发汗的同时，可造成心率、心律失常。

从仲景的原文可以看到，麻黄剂使用后出现心悸的副作用。而各种原因造成的心悸，都可以用桂枝去纠正，或者用桂枝去减少其副作用，这桂枝甘草汤就是最明显的一条。仲景用麻黄的 20 多首方中，起码有 14 首是与桂枝同用的。即是说用麻黄时，尽量同用桂枝，因为桂枝可以减少麻黄所致的心悸等副作用，除非要避开桂枝温热辛燥之性时才不同用。如越婢汤、麻杏石甘汤、麻杏苡甘汤等证是有"热"而不宜用桂枝的。麻黄汤主药当然是麻黄，但臣药不应是桂枝。因麻黄的发汗作用，根本无须桂枝去助其力，单味麻黄完全可完成其发汗的功能，如越婢汤没有桂枝仍然是很强的发汗剂。用桂枝主要是减少麻黄的副作用，所以在麻黄汤中桂枝应该是佐药（佐制）。

在有心悸或心悸同义（如气上冲，胸满，惊，脐下悸等）用词的方证条文中大多都用桂枝一药。因桂枝甘草汤心悸的症状非常明显且急、重（心悸得厉害，要用手按住胸口），所以组方简捷，只有两味，煎煮时间也快，用量重，用四两。其他方很多是根据心悸的缓、急、轻、重及兼证而调整桂枝的用量，与其他药物合用的。如桂枝加桂汤、苓桂术甘汤、苓桂味甘汤、苓桂甘枣汤、桂枝加龙骨牡蛎汤、桂枝甘草龙骨牡蛎汤、柴胡加龙骨牡蛎汤、桂枝去芍药汤、桂枝去芍药加蜀漆牡蛎龙骨救逆汤、炙甘草汤……例如炙甘草汤是治"脉结代，心动悸"的。而方中用了大量的滋阴养血药如生地黄、麦冬、阿胶、麻仁、大枣等，又用了桂枝等。因为，即便此证是阴虚血少，但心悸等症却要辛温的桂枝才能当其责。所以其组合是"七分阴药，三分阳药"。如果以为有心悸、舌红干等阴虚证者不能用桂枝而去之则大错特错了。

第88条其实也是麻黄的副作用，第20条也可看出："太阳病，发汗，遂漏不止，其人恶风，小便难……"临床可见，很多前列腺肥大患者，有时服用麻黄后，出现排尿困难，甚至小便刺痛。当然还有待观察更多病例，其机理还有待弄清。至少在运用麻黄利小便这一作用时，要排除对某些疾病不宜。

葛根汤是桂枝加葛根汤再加麻黄。两方都是治"项背强几几"的，不过葛根汤是无汗的。桂枝加葛根汤是汗出恶风的。就如同麻黄汤和桂枝汤一样，有汗用桂枝（汤），无汗用麻黄（汤）。这也是运用麻黄汤类方和桂枝汤类方时的鉴别要点之一。但换一个思维考虑一下，仲景为什么在桂枝加葛根汤条，"汗出恶风"前加一个"反"字？"反"是"不常"的意思。从临床所见看，正常人是无汗的。不正常才会无端端自汗出。当"项背强几几"的病人来诊时，大多用葛根汤，效果也很好，而只有很少数的病人"反"而出现"汗出恶风"的，用桂枝加葛根汤是不得已的。此两条也告诉我们葛根汤的主药未必是葛根，起码不能忽略麻黄的功用。

再从麻黄汤和桂枝汤来看。两者都有发热，恶（风）寒，但前者无汗，后者有汗，当然还有脉浮紧，脉浮缓之别。搞临床的都会发现，通常发热的病人，都是无汗的，甚少发热和汗出同时并见的，汗出热必退。当然也有些特殊体质者，发热伴随汗出。这就是桂枝汤体质，外感病麻黄汤证是绝对多于桂枝汤证的，所以使用麻黄汤（包括大青龙汤）的机会。较桂枝汤要多。

《温病条辨》第4条吴鞠通说："初起恶风寒者，桂枝汤主之。"他只用恶风寒作为桂枝汤的使用标准，是极有违仲景原意的。他的第5条："太阴温病恶风寒，服桂枝汤已，恶寒解，余病不解者，银翘散主之，余证悉减者，减其制。"粗糙地处理服桂枝汤后出现的新情况，也与仲景所说不同，与临床实际不符。即使要举一首伤寒方作为温病之首，以示温病羽翼伤寒、温病宗于仲景，也应举麻黄汤而非桂枝汤，因为临床上麻黄汤证远较桂枝汤证常见。从这个问题也使我们发现《温病学讲义》或《方剂学讲义》所说的白虎汤的"四大证"（大热、大汗、大渴、脉洪大）是不切临床实际的，是有违仲景原意的。

我举这几条仲景原文的阅读方法是要想说明，仲景书是从临床来的，是仲景临床的真实记录。读仲景书应处处从临床着眼，才能读以致用。

7. 学生问：老师可以解释一下第 18 条吗？

黄师答：关于第 18 条："喘家作桂枝汤加厚朴杏子佳。"可有两种读法。

（1）喘家，作桂枝汤，加厚朴杏子佳。

（2）喘家作，桂枝汤加厚朴杏子佳。

两种读法意思有所不同。我较认同的是第二种读法。第 18 条前后数条均是在讨论桂枝汤证及桂枝汤的加减用法。用桂枝汤的前提必然是具桂枝汤证。即使有喘证宿疾，如果喘证无发，是无须考虑的，这是仲景的风格，有是证，用是方，有是证，用是药。所以，应是"喘家作"，而不是"作桂枝汤"。喘证发作（当然这只是"微喘"），但又是桂枝汤证在，那就可以兼顾其喘。所以在桂枝汤的基础上加厚朴、杏子，就较全面了，较"佳"了。注意仲景是不会无见证而妄用药的，这是经方思维。正如大家说的，喘证可以小青龙汤，可以麻杏石甘汤。为什么不用？因为他是桂枝汤证。正如第 43 条："太阳病，下之微喘者，表未解故也，桂枝加厚朴杏子汤主之。"

8. 学生问：关于第 28 条，"服桂枝汤，或下之，仍头项强痛，翕翕发热，无汗，心下满微痛，小便不利者，桂枝去桂加茯苓白术汤主之"。是否应重用生姜而减芍药？

黄师答：共同切磋。第 28 条是千古奇案，在去桂、去芍问题上争议太多了。首先"心下满微痛"，不是胸满，不禁芍药。

这条不是明显的说服桂枝汤后"余证不解"的处理吗？《伤寒论》第 16 条指明桂枝汤："发热汗不出者，不可与之也，常须识此，勿令误也。"所以现在恶寒没有了，又无汗，不应当用桂枝了。如果"仍头项强痛，翕翕发热"，再有"心下满微痛，小便不利"就要在桂枝汤中去桂枝加茯苓白术了。当然，服桂枝汤出现的新情况也不止这些，还有第24条、第25条、第26条、第29条，都是桂枝服后的变证或出现新情况的处理。所以第16条说："太阳病三日，已发汗，若吐，若下，若温针，仍不解者，此为坏病，桂枝不中与之也，观其脉证，知犯何逆，随证治之。"

9. 学生问：关于第36条，"太阳与阳明合病，喘而胸满者，不可下，宜麻黄汤"。这条无阳明证何以称"太阳与阳明合病"？

黄师答：我认为仲景的条文很多是提示我们临证要鉴别的。这条所谓太阳与阳明合病也是，当出现太阳与阳明证类似时应作鉴别。此条用麻黄汤，当然病不在阳明，即使有阳明证也是应先治太阳为主，予麻黄汤以解外。胸满一证，太阳、少阳、阳明均可出现。少阳当然是"胸满胁痛者，与小柴胡汤，脉但浮者，与麻黄汤"（37条）。阳明的胸满，如第77条，"发汗，若下之，而烦热胸中窒者，栀子豉汤主之"（栀子豉汤证为阳明之始见证）而现在胸满而喘，脉但浮。虽有发热，不在阳明、少阳，仍应用麻黄汤。

10. 学生问：关于第100条，"伤寒，阳脉涩，阴脉弦，法当腹中急痛。先与小建中汤，不差者，小柴胡汤主之"。有人说到"先与小建中汤"，温中补虚、和里缓急，中气补足以后，腹中疼痛缓解了，如果仍然有少阳邪气不解，这就是所说的"不差者"，（"不差者"不是说的腹中疼痛不差，而是指少阳邪气不解）再给他用小柴胡汤来和解少阳。小柴胡汤尽管有人参、甘草、大枣这三个补脾的药，但是它毕竟是以柴胡、黄芩、半夏、生姜这些驱邪的药为主，因此它还是一个驱邪为主的方子，而不是一个以扶正为主的方子，因此还是应当先补里、先建中。

黄师答：这个解释也贴切。但我仍有些感想，在此提出供大家参考。

①此两方均可治"腹中急痛"。②仲景书是写实的，此条可能是当日仲景治病的实例——此病人因为腹中急痛，仲景先用了小建中，但没有治好，再用小柴胡就治好了。

这就与上述的解释稍稍有所不同了。上述意思是用了小建中之后，腹痛好了，但仍有"少阳邪气未解"，所以再用小柴胡解决少阳邪气。这么解释，即是说小柴胡汤只解少阳邪气，而不治腹中急痛了。我觉得非也，小柴胡汤解少阳邪气之外，仍可舒肝和中的，不是说木乘土吗？此段条文是以小建中汤为主题的，小建中汤与小柴胡汤都治里虚，亦能缓急。不过小建中汤以里虚为主，故名建中。而小柴胡汤亦治里虚，不过为次。两者有些细微的差别，但两方都可治腹中急痛，所以后面仲景还设了一方"四逆散"，四逆散的组成，不是两方的成分都有吗？与后世的"痛泻要方"其理则一。

其实，此类病人，临床上多见于一些胃肠神经功能症、应激性肠炎等患者。如果里虚明显则用小建中，如果里虚不甚小柴胡汤便可，如果里气不虚则四逆散、痛泻要方都可选择。

我最近治一顺德妇人，乳腺癌术后体弱甚，面白萎靡，发弱疏落。今年 2 月份起腹中急痛。缠绵不愈至 7 月间，某三甲医院转介来门诊，予黄芪建中汤。1 周腹痛愈，至今未发。

兹再录刘渡舟医案一则：

郝某，女，22 岁，学生。肝气素郁，经常胸胁发满，胃脘作痛，每至月经来潮之时，小腹拘挛作痛，月经色黑有块，舌苔薄白，脉弦细且直，此乃肝气郁结，血脉受阻所致，宜疏肝和血止痛。处方：柴胡 12 克，赤白芍各 10 克，炙甘草 6 克，党参 6 克，生姜 10 克，当归尾 12 克，泽兰 10 克。连服 6 剂，诸恙皆瘳。

此案是说刘渡舟是把小柴胡作疏肝之剂用的，此例腹痛亦为"小腹拘挛作痛"。小柴胡汤原方加减法：若腹中痛者，去黄芩，加芍药三两。第100条谓："不瘥者，小柴胡汤主之。"其加减法固在不言中也。兹再参阅刘渡舟对此条的解释："先与这个提法，就有一个试用，权用的意思……这个证既可以用小柴胡汤，又可以用小建中汤。"可体现仲景"诊断性"用药的思维。

11. 学生问：可以问一下关于第141条："病在阳，应以汗解之，反以冷水潠之，若灌之，其热被劫，不得去，弥更益烦，肉上粟起，意欲饮水，反不渴者，服文蛤散；若不差者，与五苓散。寒实结胸，无热证者，与三物小陷胸汤。白散亦可服。"如何理解吗？

黄师答：关于《伤寒论》第141条："病在阳，应以汗解之，反以冷水潠之，若灌之，其热被劫不得去，弥更益烦，肉上粟起，意欲饮水，反不渴者，服文蛤散；若不瘥者，与五苓散。寒实结胸，无热证者，与三物小陷胸汤，白散亦可服。"

这条条文必须全文观之。

（1）是本来"病在阳，应以汗解之"。病在阳，即病邪在表，必须汗解。

（2）"反以冷水潠之"，以水潠之，这不是正确的治疗方法，所以说"反"。这个方法大概是用冷水浇之、喷之。对邪在表在阳者当然不利于邪从外解。

（3）同时，这个方法与汉时很多物理治疗外治法相类，如火针、烧针、火熏之、灸（大面积的灸）等一样都是仲景所反对的。这些方法其实是一种野蛮的治疗方法，常常超出当时人的心理承受能力和生理承受能力，因此变证穷出。如心悸、惊、狂、奔豚等，而第141条"以水潠之，若灌之"，试想发热的病人"一盆冷水照头淋"会有什么反应？心理上产生一种被"虐待的感觉"。病没有好——"弥更益烦"，发热更重了，"肉上粟起"（起鸡皮）了。即发热恶寒的表证阳证更重了。

而我意以为"意欲饮水，反不渴者"实是一种假象，常见于神经功能紊乱的病人，其感觉往往都是异常的，如《金匮要略》"百合病"之"意欲食复不能食，常默默，欲卧不能卧，欲行不能行，饮食或有美时，或有不用闻食臭时，如寒无寒、如热无热……"的反应是一样的。不要视为与"欲得饮水者，少少与之"等同。

发热而伤阴是有的，故用文蛤散。这就像百合病用百合地黄汤等养阴一样，不过此不如百合病重。仲景用文蛤散共三处，另两处是见于《金匮要略》，一是"消渴小便利淋病"篇："渴欲饮水不止者，文蛤散主之。"另一处是见于"呕吐哕下利病"篇之："吐后，渴欲得水而贪饮者，文蛤汤主之，兼主微风、脉紧，头痛。"这里的"文蛤汤"不同于文蛤散，是大青龙汤减桂。所以文后曰："兼主微风，脉紧，头痛。"

第141条有些注家说成是"文蛤汤"我认为是不对的。也有《金匮要略》注家认为此条"兼主微风……"等字当删也是不对的。文蛤散毕竟是轻方，用于渴的"假象"是可以的。所以"若不差者"，就要"与五苓散"了。

十二、评"加减复脉汤"

　　加减复脉汤等方（包括一甲复脉汤，二甲复脉汤，三甲复脉汤，救逆汤，大定风珠等）始见于叶氏医案中，吴氏于《温病条辨》中冠之以方名，后"化裁"自仲景的炙甘草汤。

　　仲景炙甘草汤治："脉结代，心动悸"。是用桂枝通心阳、治悸结的代表方。《伤寒论》针对各类型"悸"及与"悸"有关的如惊、狂、气上冲、胸满、心下悸、脐下悸、脐上筑等症。桂枝之用有配以重镇者，有配以温阳者，有配以益气者，有配以涤痰者，有配以治饮者……而炙甘草汤配以大剂量的生地黄、麦冬等养阴之品，是考虑到"心"以阴、血为体，以气、阳为用，才能维持其正常之搏动。所以曹颖甫说此方组成是"七分阴药，三分阳药"。唐容川更直截了当地说此方："桂枝入心，变化而赤，然桂枝辛烈能伤血，故重使生地黄、麦冬、芝麻以清润之，使桂枝雄烈之气变为柔和，生血而不伤血。"组方去性取用，可见仲景立方以克病为主，更照顾到方方面面，有法、有方、有药。假若炙甘草汤去了人参、桂枝、大枣、生姜，只成为"有药无方"的一堆养阴药，如何能"复脉"？如何能"救逆"（加减复脉汤加龙骨、牡蛎名救逆汤）？如何能治"心中震震""心中憺憺大动，甚者心中痛"？

再者，仲景炙甘草汤本是桂枝去芍药汤变方。"太阳病，下之后，脉促、胸满者，桂枝去芍药汤主之"。从临床可知，"胸满"很多情况下其实是病人对"心悸"的另一表述。"脉促"更是结代的另一种说法。至于为何去芍药，历代注家众说纷纭。但从仲景桂枝去芍药各方观之，"脉促，胸满"的情况下去芍药是无疑的。而加减复脉汤竟然以为诸养阴药尚且不足，还要加入仲景弃而不用的芍药。

后世治"内风"，始于叶氏，所谓："风阳一症，必须介类以潜之，柔静以摄之，味取酸收，或佐咸降，务清其营络之热，则升者伏矣。"用生地黄等养阴药，配以介类金石重镇，再配以菊花等清肝药，组成平肝潜阳诸方。此法实源于仲景。徐灵胎评《临症指南》中，徐氏有一则话，大意云：初时叶氏见徐灵胎喜用金石药，讥徐用药"杂"乱，后来叶氏得阅《外台秘要》等诸唐前医籍，便向人说，原以为徐生用药无本，其实是有依据的。叶氏也喜用金石介类潜阳，是否与此有关不得而知。事实是《金匮要略》中风篇，除续命汤外，尚有三方，一是重用生地黄的防己地黄汤，一是重用菊花的侯氏黑散，一是集八种金石介类于一方的风引汤。叶氏明个中趣才创育阴潜阳、平肝熄风之法。但他不知《金匮要略》上述三方中，桂枝为不可少之物。

所以，创制加减复脉汤者，实是"私心自用"，把仲景刚柔相济、阴阳兼备、体用结合、面面俱到、结构严谨的"炙甘草汤""化裁"成一队养阴药的堆砌。

余曾治一老领导，80多岁，因胃恶性淋巴瘤、肠梗阻手术后。我往病房探望，见其精神尚佳，但烦躁呼热，空调下仍不停煽扇，口干唇焦，舌红如染，干而无苔。因平素不爱服中药，故只建议她煎花旗参水。讵料晚上家属来电诉我离开后，老人突发心衰，伴房颤。经内科会诊，心衰虽已纠正，但气息奄奄……我即到医院见其六脉散乱，参伍不调，神倦息弱，唇焦舌红如前，即书炙甘草汤原方。连夜煎服。次晨，我往病房视之，脉虽仍结代，但脉率至数，已能分辨，精神恢复，已可言笑。继续再进炙甘草汤数剂而愈，后其家人惊叹此方为"神方"。

十三、阅《温病条辨》第 1～9 条有感

自观易巨荪谓"温病条辨陋书也，银翘散陋方也"一语之后。回顾晚清之后伤寒温病之争至最高潮，新中国成立以后把《温病条辨》视为四大经典之一，争论倒反偃旗息鼓。伤寒学却沦为一"派"，只算中医学的一个支流而已，若临床以使用经方为主进行施治的医生人数而言，更只是一个小小"支流"。中医的主流医学似乎是温病派。易氏虽语近刻薄，但不禁勾起我再读《温病条辨》的一点兴趣。

批评吴鞠通者非只有易氏这两句发人深省的而又近乎刻薄的话，《温病条辨》问世之后较系统地批评该书的还有晚清·叶霖的《增批温病条辨》、近人胡希恕的《温病条辨拾遗》、最近成都何平叔的《点评温病条辨》等，都是以黄帝内经、伤寒论为依归逐条批注。近人柴中元的《老医说医·外感指迷》也有长篇的批驳。此外如王孟英、柳宝诒、陆九芝、恽铁樵、张锡纯、章巨膺、曹颖甫等均对该书的某些问题作过具体、零星的批判。兹就最近读条《温病条辨》有感，撮其前 9 条作简单评论。

吴氏原文《上焦篇》第1条："温病者，有风温、有温疫、有湿温、有暑温、有秋燥、有冬温、有温疟。"

9种温病其临床意义值得商榷。吴氏书中并未有将9种温病的定义、病状细列。而且在上焦篇目下列："风温、温热、温疫、温毒、冬温"五种，是否这五种温病才有上焦证？而上焦篇中仅对温毒单列4条进行论治，那么其他四种温病是否可以混治？

第2条："凡温病者，始于上焦，在手太阴。"吴氏的三焦说与内经三焦的生理不尽相同。如果作为疾病的分部及病邪的浅深。既有六经又何需另立三焦？既有其师叶氏卫气营血又何需另立三焦？况且叶氏谓"首先犯肺"，要知肺与手太阴是不尽相同的。如此立说只有把中医的理论、概念越搞越乱。所以曹颖甫批评吴氏说："变乱六经而主三焦，使近世以来医家，不复能读仲景书，不得谓非鞠通之罪也。"使近世不复读仲景书正是曹颖甫所担心而又不幸言中的。

第3条："太阴之为病，脉不缓不紧而动数，或两寸独大，尺肤热，头痛，微恶风寒，身热自汗，口渴，或不渴而咳，午后热甚者，名曰温病。"

此条的确多处值得注意，用词如"太阴之为病""尺肤热""午后热甚"等先不说。单论其脉象已经是值得商榷的。吴氏意图说温病之脉象既不是太阳中风之"缓"，也不是太阳伤寒之"紧"，而是"动数"。上焦属表，温病初期是否应有脉"浮"，鞠通语焉不详。但是否脉数就是温病？这是会迷惑很多人的。要知道仲景麻黄汤、桂枝汤都可以见数脉，数脉也是麻黄汤、桂枝汤的使用依据之一。"脉浮而数者，可发汗，宜麻黄汤"（52条）、"伤寒，发汗已解，半日许复烦，脉浮数者，可更发汗，宜桂枝汤"（57条）。此外五苓散也有"脉浮数，烦渴"。以仲景条文对照脉书上说"数则为热"实是指"发热"，并不一定是病机属热。而太阳中风之脉缓是相对太阳伤寒之脉紧而言，是指脉形，缓非缓慢，非相对数而言。

第4条："太阴风温、温热、温疫、冬温，初起恶风寒者，桂枝汤主之。但热不恶寒者，辛凉平剂银翘散主之。温毒、暑温、湿温、温疟，不在此例。"

此条恐怕是吴鞠通最为人诟病的一条，批评的人很多，大多集中在温病怎可用桂枝汤。胡希恕则批评他此方不是桂枝汤，实是桂枝加桂汤。

我们要注意吴鞠通此条其实有两大错误，误导后人。我以为温病用桂枝汤未尝不可，有是证用是方也。仲景太阳病用桂枝汤着眼在有汗、脉浮缓。也是必须与麻黄汤、大青龙汤等鉴别的。而吴氏却把"恶风寒"作为唯一的使用指征，或者与下文银翘散"不恶寒"作为鉴别要点，却把仲景"太阳病，发热汗出恶风脉缓""桂枝本为解肌，若其人脉浮紧，发热汗不出者，不可与之也，常须识此，勿令误也"这些关键脉证视而不见，那便大错了。

再者，病邪在表，选用之方更有桂枝汤、麻黄汤、大青龙汤、小柴胡汤等大法。也有桂麻各半、桂二麻一、桂二越一等细法。观其脉证，随证治之，岂能置各法于不顾，以一桂枝汤笼统治之。是鞠通风寒用桂枝，风热用银翘，导人用套方，其咎难辞也。

今"但热不恶寒"用银翘散，自银翘散一出，天下无不以此统治温病。以至当今非典、禽流感官方公布的指导用方都以此为主。

前一条说温病"微恶风寒"，此条说"但热不恶寒"，吴氏前后矛盾，究竟温病在表有无恶寒？但凡邪在肌表，必有恶寒，《伤寒论》："太阳病，或已发热，或未发热，必恶寒。"后世所谓："有一分恶寒，就有一分表证。"温病在表，哪有不恶寒之理？

叶天士谓："在表初用辛凉轻剂"，而吴氏已越之，银翘散已经是辛凉平剂。吴鞠通是否早已虑及此方于厉烈之邪力所不逮。所以在本条后加上："温毒、暑温、湿温、温疟，不在此例。"又在方后又说："今人亦间有用辛凉法者，多不见效，盖病大药轻之故。"

银翘散是解表剂，如真遇到此第 4 条"但热不恶寒"者，又何须用解表？"但热不恶寒而渴"已经是邪热入阳明，银翘散已不济事矣。如果如第 3 条"微恶风寒"，内经谓："其在皮毛者，汗而发之。"叶天士说："在卫汗之可也。"银翘散内只有薄荷、荆芥、淡豆豉，解表之力甚微，又怎能一汗而解？所以，作为辛凉平剂的银翘散只堪用于一些轻浅的感冒风热。

第 5 条："太阴温病恶风寒，服桂枝汤已，恶寒解，余病不解者，银翘散主之，余证悉减者，减其制。"

服桂枝汤后，恶寒解，但头痛、发热、项强等"余病不解"，自然不再用桂枝汤，或许是邪已化热入里？或者是如仲景第 28 条所言："服桂枝汤，或下之，仍头项强痛，翕翕发热，"如果更有"无汗，心下满微痛，小便不利者。"那就要用桂枝去桂加茯苓白术汤了。

服桂枝汤，为什么会"余病不解"？也可能是用之不得其法。仲景早有明训，如桂枝汤证仍在者，与桂枝汤如前法，如果服桂枝汤后有所变证，则只能"观其脉证，知犯何逆，随证治之"。断不宜服桂枝汤不愈就瞀瞀然改用银翘散，毫无法度可言。如仲景第 24 条、25 条、26 条、28 条、29 条都是讲的这个问题。当然，只根据"恶风寒"便用桂枝汤是证据不足，难怪"余病不解"了。

第 6 条："太阴风温，但咳，身不甚热，微渴者。辛凉轻剂桑菊饮主之。"

外感后咳嗽，无痰，往往是咽源性咳嗽，按宣肺止咳之法治之，常不能收满意效果，且病情很长，绝非此方能治。若是咳嗽痰多，更要依证选方，才能收功。

第7条："太阴温病，脉浮洪，舌黄，渴甚，大汗，面赤恶热者，辛凉重剂白虎汤主之。"

此证已化热入里，病在阳明，不是上焦表证，不该在此讨论。

此条也绝非白虎汤证。白虎汤证为脉滑，也非渴甚，"大渴，舌上干燥而烦，欲饮水数升"甚至大汗都是白虎加人参汤证。后人把白虎汤证错误地归纳为"四大证"是受吴氏误导。现今之方剂学、温病学仍以"四大证"为白虎汤辨证要点。谬种流传，使人不复读仲景书也。

第8条："太阴温病，脉浮大而芤，汗大出，微喘，甚至鼻孔扇者，白虎加人参汤主之。脉若散大者，急用之，倍人参。"

此条表面证供已经不是白虎加人参汤证，"汗出而喘，无大热者，麻杏石甘汤主之"。当然，脉浮大而芤、脉散大，或是阳脱，或是气脱，或亡阴之兆。非白虎加人参汤矣。

第9条："白虎本为达热出表，若其人脉浮弦而细者，不可与也；脉沉者，不可与也；不渴者，不可与也；汗不出者，不可与也；常须识此，勿令误也。"

白虎汤是护阴清热之剂。何来达热出表？虽然石膏表证不忌，但也非解表之品。吴氏所设"四禁"，令后人对白虎汤畏之如虎。反正不是白虎汤证则不宜用白虎汤，无须设禁。

第四部分

「亦步亦趋」随想

一、师门对话录——《黄仕沛经方亦步亦趋录》出版后

黄师:《经方亦步亦趋录》已正式出版,对于此书,回想此书编写过程中的诸多不易,你觉得应该如何评价?

何莉娜: 日常带教的"临床实录""现场直播"。

如您所说,如果不是为了我们,您绝对不会写此书,写此书就是为了铺好一条路轨,使我们可以"亦步亦趋",不致迷途。此书的编写其实就是一个教学实验,一种尝试,通过一种教与学互动的方式,在临床中诠释经典,只有这样学生才能真正领会仲景的方证,才有可能用之于临床。

黄师:你将怎样概括此书的写作风格?

何莉娜: 关于此书写作的风格:①书中各案,遣药、组方皆循仲景原意,"有是证用是方";②书中以朴素的言辞,述仲景之意,不尚空谈;③细致描述症状,通篇示人以经方之疗效是可以重复的。世人皆可"仲景步

亦步，仲景趋亦趋"。

　　黄师：说得好，确是吾徒也！

　　何莉娜：本书的每一个医案都是纯用经方，每一个医案都有扼要的描述，此案为何要用此方。希望读到这本书的有心人，可以按图索骥，也能"仲景步亦步，仲景趋亦趋"。

　　黄师：我的师兄陈建新主任讲过他所看到过的广东人写的已经出版的纯经方医案，除清末民初的被称为广东伤寒派"四大金刚"之一黎庇留的《黎庇留医案》之外，第二本就是这本《经方亦步亦趋录》了。（陈伯坛无医案集传世，易巨荪的《集思医案》未刊行）。这恐怕是过誉之辞，不过《黄仕沛经方亦步亦趋录》通过以医案著述的形式出版，希望可以给致力于经方学习和研究的人以启示。

　　何莉娜：2 年多来，每遇一典型病例，您总会细心地跟我们分析，分析对应的方证、条文；分析所含的基方、药证；分析相关的条文，类似的方证。有问有答，直至深夜，乐此不疲。此书可以说是我们师徒花了 1 年多的时间，用手机写成的，书中"师门对话录"部分，就是我、森荣师兄与您的手机短信答问的实录，尤足可贵，恐怕在大学里是没有这种学习方法的。也就是"师步徒亦步"。

　　黄师：《黄仕沛经方亦步亦趋录》已经出版，回首过去的 2 年，我们师徒从相识到相知，你们从经方殿堂的门外到门内，有什么感想？

　　何莉娜：师徒相授是中医的传统，但真正能实现传承并不是那么容易。第一，要有一位愿意将自己毕生所学、所悟教给弟子的老师；第二，要遇到一个有缘人，能够并且愿意去学。所以说能够遇上您，能够步入经方的殿堂，是我此生的幸运，也是一种天意。

黄师：近代以来，民主、科学、西医传入中国以后，国人对中医的科学性提出了质疑。课堂所学与临床所见之间的困惑，使年轻人对中医难拾信心。犹如夜行人无烛。清代伤寒大家柯韵伯说过："仲景之道，至平至易""仲景之门，人人可入"。一部《伤寒杂病论》正好是中医临床疗效与信心彷徨地飘浮于黑夜的大海之时的明灯宝筏。

你曾经说过，开始的时候你们对经方的认识很有限，而且态度是怀疑的。后来，通过跟我查房，特别是在目睹我用《古今录验》续命汤治疗一例多发性硬化病人后，开始对经方产生了好感。你们曾经戏言，我们的师徒结缘，由相识到相知，几乎是和你们对续命汤方证逐渐清晰的理解同步的。续命汤延续了你们的中医生命。

师徒相授本是中医学习的传统办法，也是最好的办法。手把手地传授与学院的批量培养有本质的区别。还记得当日，我们师徒结缘时，我曾经说过："今天我这块朽木遇上充满青春活力的有志者，犹如老马受到鞭策，自然不敢怠慢，我愿倾平生有限的学识，仅当一名向导，带你们进入通向经方殿堂的大门。"

学习必须是"我要学"而不是"要我学"，犹幸你能够好学多问，并能视经方的学习为一种乐趣，从本书的"师门对话录"中就可以看到你的用心。你的成长确实令我感到老怀安慰。

何莉娜：还记得师徒结缘时，师父送给我们的两句出自广东经方大家陈伯坛先生《读过伤寒论·序》的话：①"注伤寒无异删伤寒"，事实也确实如此，经方医学自成体系，以经释论不若以论解论。例如"一日太阳，二日阳明"的问题，就是注家以"内经"释"伤寒"以致谬误流传。② "仲景书必跳出旁门方可读，犹乎段师琵琶，须不近乐器十年乃可授，防其先入为主也"。事实上，仲景制方并非是根据后世升降浮沉理论来遣药的，如果有异于仲景的理念左右着我们思维是永远掌握不了仲景的真谛的。当时我能记住的条文，屈指可数，根本不能理解上面两句话的意思。

直至今日，我终于明白，"仲景之道，至平至易""仲景之门，人人可入"，但要入仲景门就必须跳出旁门。因为，正如章太炎指出，研究仲景之学当"上不取灵枢、内难，下不采薛叶诸家"。要学伤寒必须紧密结合临床，要用经方必须先从"方证"入手。也就是师父常说的"仲景步亦步，仲景趋亦趋"，绝对不能被"南方无伤寒，古方不能治今病"的谬论所困。

黄师：我自幼随父继祖公学习中医，从医四十余载，早年尊父训，读经典并实践于临床。八十年代初，因以大黄䗪虫丸治愈一例疑为席汉氏综合征的消瘦、肌肤甲错、腹胀、闭经患者，此证与《金匮要略》干血痨之大黄䗪虫丸方证暗合，始被经方的组方严谨性及疗效的确切性吸引，并开始领悟到，使用经方无须过多说理，但求方证对应便可。九十年代后，潜心于仲景之学，并有"今是而昨非"之感，故临床主张"方证对应"。

《伤寒论》的方是经方最主要的组成部分，一千七百多年来备受医家推崇，临床上经过无数次反复使用，证实其疗效是可以重复的，是高效的方。经方与时方相比，经方更具有组方的严谨性及疗效的确切性。想得到理想的疗效，必须"方证对应"。"方证对应"是提高中医临床疗效的关键。

常言"辨证论治"是中医学的精华。而目前，中医主流的理－法－方－药的辨证体系，比较忽略经方的"方证辨证"，其实是没有全面了解"辨证论治"，是中医精华的一大缺损。而通过对"方证"的精确把握，使"治"即方药的应用与"证"对应的恰到好处，如同一把钥匙开一把锁，一个按钮对应一种功能一样，即达到"方证对应""仲景步亦步，仲景趋亦趋""方证"既是入仲景之门的敲门砖，精准掌握方证，也是登峰造极境界的要求。故本书取名"亦步亦趋"。

正如"国医大师"邓铁涛在本书的题词中所言"仲景之学并未过时，发扬光大我辈有责"，希望我们每一位"铁杆中医"勇于承担责任，学好经方，用好经方，并能推广经方。使"经方"这一中医亮点，如星星之火，燃亮整个中医界。

黄仕沛　何莉娜

2011 年 6 月 21 日

二、各种养阴剂不可同鼎而烹

2011 年 11 月 1 日，晴。

广州某三甲医院的高干病房里，一群医护人员正在抢救一位 86 岁的老太太。

老太太退休前在广州城区当了 20 年的老区长，现在广州的很多领导都是她的老部下。

因为患有高血压病、冠心病多年，这些年，她早已是医院的常客。更甚的是，今年的中秋，她因为肠梗阻住院，被确诊为"淋巴瘤"，虽然行了手术，解除了肠梗阻，但是又因真菌性肠炎而伴发腹泻，所以她一直气息奄奄，卧病在床。

老太太晨起就觉得气促、心跳、胸闷，简直有一种濒死的感觉。

医生正一边看着床边的监护仪器，一边争分夺秒地抢救。她主要是严重的肺部感染诱发急性心功能不全和严重的心律失常（快速型房颤伴室早）。

一番抢救之后，她的病情终于暂时稳定下来了。

此后的几天，她都不言不语，几乎未进饮食。

儿女们知道母亲此刻的心思，无论曾经如何叱咤风云，但人在面对衰老和死亡的时候，都是很无奈的，与其日日受折磨，不如早日解脱。

他们好说歹说，可母亲半句也听不进去。他们弄的稀粥、营养素，母亲也不肯吃，他们真是无计可施了。

突然女儿想起了一个人，她说："不如请黄医生来看一下，开点中药吧！妈妈虽然不喜欢吃中药，但是她还是很听黄医生的话的，毕竟是多年的朋友。前几天黄医生来，老太太不是很高兴吗？"其他人也连连点头。

2011 年 11 月 5 日，天气较前转冷了。

黄医生一早如约来到病房。

老太太闭着眼睛，高枕而卧，呼吸也比较吃力。

黄医生未免感到一阵唏嘘，当日那个乐观、果敢的老领导，如今变成了这个样子，自己与她也是三四十年的交情了，真不忍见啊！

他定了定神，笑道："老领导，见我来不欢迎吗？我上次叫您饮些花旗参水，可有照做啊？"

老太太只是点点头，眼睛都没睁开。

黄医生又问："您还是很口干吗？还感觉很闷热吗？我上次来看您，见病房开着空调，您还是不断扇扇子，直呼闷热，所以我才叫您饮些花旗参水，现在好些了吗？"

老太太睁开眼睛，又点点头，依然没有说话。

黄医生又让她伸出舌头，上次他来的时候，老太太就已经是唇红焦干裂，舌红干无苔，这次口唇更是干焦开裂得厉害，舌干光红，舌中央仅扁豆大一小片白苔焦干。查其脉象则极为散乱，至数难辨，参伍不调，结代频仍。

黄医生心想："此证不妙，原先就觉她气阴大虚，这次已经是真阴元阳亏损，元气涣散之象了，不可大意啊。但不管怎么说，首先要哄老太太吃药。"

黄医生看了一下四周，见案上放着一碗鱼蓉粥，他便心生一计。他说："老领导，天气这么好，我把您扶起来吧。"他一边摇起老太太，一边说："您看这鱼蓉粥真香，我平时最喜欢吃鱼了，鱼蓉粥最容易消化，见了我都想吃。"他舀起一勺，就准备往嘴里送。

老太太见他一把年纪，还这么想办法来逗自己，不禁一笑。

黄医生趁势说："我记得，您也喜欢吃鱼，您且吃些。"说完他拿起碗，开始喂老太太。老太太见他来，本来精神就好了一些，经他这么一逗，便勉强答应让他喂些粥。

黄医生一边喂粥，一边说："我给您开点中药吃，如何？开些不苦的，吃了便有胃口了。"

老太太点点头。

此证源于术后又加感染，本已是正气大虚，气阴不足，加之急性心衰的打击，最后导致真阴元阳亏损，元气涣散。患者高龄，基础病多，几番抢救之后，仍见脉象散乱，参伍不调的失神之脉。《黄帝内经》谓"得神者昌，失神者亡"，实属险象，治疗不得不慎重。

唇舌红焦干裂，必定是真阴亏损无疑，是否当用复脉汤救之？

试看，《伤寒论》第64条："发汗后，其人叉手自冒心，心下悸，欲得按者，桂枝甘草汤主之。"

再看，仲景治疗：心下悸、心动悸、脐下悸、气上冲、奔豚等"证"之"方"有：炙甘草汤、苓桂术甘汤、苓桂甘枣汤、苓桂味甘汤、桂枝汤、桂枝加桂汤、小建中汤、桂枝甘草汤、五苓散、柴胡加龙骨牡蛎汤、桂枝去芍药汤、桂枝去芍药加蜀漆牡蛎龙骨救逆汤、桂枝加龙骨牡蛎汤、桂枝甘草龙骨牡蛎汤……无不有桂枝。

由此可见，桂枝是治疗心悸的关键药物。

吴鞠通设加减复脉汤，则是于炙甘草汤中除去桂枝、大枣、生姜、人参。变为纯阴无阳之方，无非养阴药之堆砌，试问无桂枝何能复脉？何以治"心中憺憺大动"？

再者，加减复脉汤还加了一味芍药，仲景有："太阳病，下之后，脉促胸满者，桂枝去芍药汤主之。"可见，"心中憺憺大动"，还要加芍药，就更不合仲景之意了。

故用加减复脉汤治"心中憺憺大动"，是大谬也。

见其脉象散乱、参伍不调，便知是"脉结代、心动悸"的炙甘草汤证。曹颖甫《经方实验录》已论及"余用本方，无虑百数十次，未有不效者"。可见炙甘草汤是治疗心律失常的一条高效方。

如要问，此例已是真阴枯竭，如何能耐受人参、桂枝的温燥呢？

炙甘草汤在经方中可算是大方，连同酒在内，共十味，且每味分量都很重，特别是生地黄、麦冬，生地黄一斤，麦冬半升，故有三分阳药七分阴药之说。仲景论及炙甘草汤的条文有3条，除第177条"伤寒，脉结代，心动悸，炙甘草汤主之"之外，另两条分别出自肺痿篇和虚劳篇。由此可见，炙甘草汤本就是为了治疗大虚而设的。方中七分阴药则是为补真阴之虚，缓阳药之烈而设的。

回到此例，我们要顾及真阴枯竭之一面，亦不能忽略心阳不振之一面。故于方中用大量之生地、麦冬、阿胶、甘草，而人参、桂枝仅用10克。服1剂视情况再作进退。处方如下：

生地黄 60克	麦 冬 30克	高丽参 10克（另炖、兑）	桂 枝 10克
大 枣 15克	麻 仁 15克	炙甘草 30克	生 姜 3片
阿 胶 15克（烊化，兑）			

以水 7 碗，煎至 3 碗，放半枝花雕酒入内，再煎至大半碗，温服。复渣放 3 碗水再煎至大半碗。早晚各服 1 次。

若问，炙甘草汤为何要加酒同煎？

此则因酒乃地黄之溶媒，仲景用生地黄的方剂每每加酒同煎。

2011 年 11 月 6 日，天气和昨天差不多。

黄医生昨日电询其女儿，得知饮药顺利，不过他还是不放心，一早便来到病房。

老太太虽没说话，精神已经有些好转了。家属告诉黄医生，昨晚泄泻 5 次，量不多，口仍干。

黄医生察其脉象，虽结代，但已无散乱之象，脉率至数，已能分辨，便嘱加桂枝 10 克，如昨日法煎药。

又过了 2 天。2011 年 11 月 8 日清晨，黄医生再来的时候，老太太一见他便先开口了："黄医生，劳您驾又来看我老婆子，今天我口还干得很，所以把鱼蓉粥都吃了，可没有好吃的款待您。"

黄医生察其脉象，见脉象已缓，1 分钟仅停搏 1 次。再观其唇舌，已无干裂，舌淡红无苔。护工还告知，昨日创口棉垫已无渗液。

心律失常好了，也没有心衰了，怪不得会精神好转，心结也打开了，炙甘草汤真是个好方子。

不过，她第 1 日泻 5 次，第 2 日泻 3 次，该如何是好？

泄泻是生地、麦冬、火麻仁之润下使然，泄利太过，恐又伤津液。故仍取复脉汤意，以云苓易生地黄、火麻仁，增西洋参、五味子，姑作救津之用。处方如下：

茯　苓 30克	桂　枝 15克	麦　冬 15克	花旗参 30克
五味子 15克	高丽参 10克（另炖，兑）	阿　胶 15克（烊化，兑）	
大　枣 15克	炙甘草 30克	生　姜 3片	

2剂。不用放酒，余如前法。

2011年11月9日晚8点30分，其女儿来电称：今天饮药顺利，精神比昨日好多了，还坐轮椅推她下楼晒太阳，并与来探访朋友谈话。

此后，因老太太不喜服中药，故未再服。但她的身体一天天恢复，感染也逐渐好转，未再有心衰和严重的心律失常发作了。

2011年12月15日，已经入冬，天气寒冷

这天，老太太的女儿又来电话找黄医生，诉老太太又开始不吃饭，不说话了。

黄医生连忙来到医院。

黄医生入门便笑道："老领导，您知我喜欢吃鱼蓉粥，又想留给我吃啊？"

老太太低声说："喉咙又干又痛，怎么吃啊？算了，老了，不中用了，何必浪费粮食。"

黄医生听其声音嘶哑，又听她说但觉咽干难耐，便已猜到一二。看其舌象，虽不像上次口唇干焦开裂，舌干光红，但依然是舌红少苔，一派气阴两虚之象，便已经是胸有成竹了。

一派气阴两虚，是否仍用炙甘草汤呢？

炙甘草汤重用生地、麦冬，确实能补气阴之不足，不过，"心动悸，脉

结代"依然是此方的主症。现在是以声嘶、咽干为主，那应该用何方？

"火逆上气，咽喉不利，止逆下气者，麦门冬汤主之。"此方中用麦冬七升以养阴，为仲景诸方中用麦冬最重者，自不用说。

再看方中的半夏，更是仲景利咽之要药，试看少阴篇中的苦酒汤和半夏散及汤。

仲景用半夏，为生半夏，仲景为何不畏半夏之毒？

半夏实利咽祛痰之要药，奈何千百年来，过度炮制，将良药变为渣滓！仲景用半夏从不炮制，只言"洗"，即洗去粘潦，便入煎剂。传半夏有毒，为医者亦均云有毒。其实半夏之毒，无非如"芋头"，芋头、南星、半夏均属天南星科植物，其鲜品之汁液对皮肤、黏膜有刺激作用。犹如生"芋头"，手接触之会红肿痒，煮熟则为美食，何毒之有？故仲景用半夏治咽喉生疮，需去腐生新时，均不会过火煮之，只"三沸"而已，这是为了保留其刺激黏膜的作用。而如今之法半夏、姜半夏等，要求炮制"通透"，轻捏之便碎成废物。无奈医院药房未备生半夏，往往只能以法半夏代之。

若要问，气阴不足，怎耐半夏之燥？这与炙甘草汤三分阳药，七分阴药，其理一也，不一一赘述。

予麦门冬汤，处方：

麦 冬 60克	法半夏 24克	党 参 30克	大 枣 15克
炙甘草 30克			

嘱加米同煎，这次前后服 8 剂而愈。

2012 年 3 月 11 日，寒冬已过，已是春天。

这天黄医生又去看老太太，可是今天老太太看起来情绪不是很高。

黄医生问道："老领导，您想我了？"

老太太苦笑说："是啊，想得睡不着啊，口也疼啊。"

黄医生看其舌象，舌红如猪肝之色，舌苔全无，还兼有口腔溃疡，这次阴虚有热，用何方呢？

"心中烦，不得卧"，当用黄连阿胶鸡子黄汤。

此方以养阴为主，又佐芩连以清热，对真阴大亏、虚火上炎之证治疗效果最好。她又兼舌烂，就更该用黄连阿胶汤了。

甘草泻心汤中亦含芩连，故知芩连为治疗口腔溃疡的要药，阿胶治疗口腔溃疡的效果也不错。处方如下：

黄 连 6克	黄 芩 15克	阿 胶 15克（另外烊化）	白 芍 15克

待药煎成后，另加生鸡蛋黄1枚，与煮沸的药物混合后服用。服药5剂，又愈。

2012年4月31日，已是冬去春来。

老太太的女儿又给黄医生打电话说："我妈今日突然出现语言表达障碍，间有乱语，CT检查说是脑梗死（检查报告不详），您快来看看吧。"

次日晨黄医生即往医院看老太太，家属说，她自己心里明白，但叫不出儿女及来访熟人的名字。黄医生写一首唐诗给她读，她却认不出字。

老太太十分焦躁，口中喃喃说："怎么办……不想活了。"

黄医生便安慰她："您看，我们前些日子不是一起打了3场胜仗吗？心律失常那次是第1场战役，声嘶、咽痛那次是第2场战役，烦躁、不眠那次是第3场战役，我们不是都打胜仗了吗？现在我们共同投入第4场战役，一定能争取胜利，您可信得过我？"

老太太回想了自己的一生曾经遇到过的无数次困难，又回想了黄医生讲的 3 场战役，长叹一口气，点点头。

黄医生又向陪护问了老太太的情况，陪护说："老太太夜间谵语频频，大便稍可，口稍干。"

视其舌象，虽略红少苔，但不如前次如猪肝之色。

这次还是用黄连阿胶汤吗？

黄连阿胶汤虽亦治烦躁、乱语，但实属真阴大虚，虚阳外越。

此证虽有阴血不足，但热象不甚明显。而且明显是卒中后引起的言语障碍，故当用中风篇的防己地黄汤。

防己地黄汤"治病如狂状，妄行，独语不休，无寒热，其脉浮"，此方重用生地黄，开后世育阴熄风的先河，处方：

| 生地黄 90克 | 桂 枝 30克 | 防 己 15克 | 防 风 15克 |
| 甘 草 20克 | 石菖蒲 15克 | 3剂 | |

服药 2 剂后谵语减少，大便如常，无发展趋势，又方合风引法继续。

风引汤也是中风篇的方，重用金石介类，开后世重镇潜阳的先河，对于治疗中风、痴呆和其他一些中风后的精神症状，此两方往往联合使用。处方如下：

生地黄 120克	桂 枝 30克	防 己 15克	防 风 15克
甘 草 20克	石菖蒲 15克	石 膏 60克（包煎）	
石决明、赤石脂、龙骨、牡蛎、滑石、磁石 各30克（包煎）			3剂

服药后，其女儿来电说："今日可以讲出子女名字，原来的老部下来访，对答如常，给一段文字她既能读也能认得了老太太还说：'和黄医生打完这四4场战役，我什么都不怕了，我要养好身体，相期以茶'"

沛按：1. 经方真有"一剂知，二剂已"之效。炙甘草汤为"脉结代，心动悸"之特效方。曹颖甫《经方实验录》曰："此仲景法，不可更变也。"此证脉象散乱，参伍不调，为失神之脉。《黄帝内经》谓"得神者昌，失神者亡"，实属险象，姑以复脉汤救之，复脉汤乃心之阴阳两虚。

2. 此例若执其唇舌红焦干裂，必认定为真阴亏损。吴鞠通设加减复脉汤，于炙甘草汤去人参、桂枝、大枣、生姜，再加白芍。变为纯阴无阳之方，无非养阴药之堆砌，试问何能复脉？何以治"心中憺憺大动"？此例固有真阴枯竭之一面，但更不能忽略心阳不振之一面。心阳不振则心动悸而脉结代。非桂枝无以温壮心阳而复脉。故于方中用大量之生地、麦冬、阿胶、甘草，而人参、桂枝仅用 10 克。不至过于雄烈，于阴血无伤也。正如《血证论》说得好："桂枝入心化气，变化而赤，然桂性辛烈能伤血，故重使生地黄、麦冬、芝麻以清润，使桂枝雄烈之气变为柔和……"服 1 剂视情况再作进退。次日见其唇焦稍解，方再加 10 克桂枝。

3. 综观 4 场战役，均围绕"阴虚"两字。但用方各异。假如只论阴虚阳虚，用药漫无边际，方不对证，效必不应。诚如徐灵胎说："今则以古圣之法为卑鄙不足道，又不能指出病名，惟以阳虚阴虚肝气肾弱等套语概之。"

治疗上不论阴虚、阳虚，都要谨守方证，否则终属无功的。

莉娜按：岭南伤寒"四大金刚"陈伯坛有"吴萸、四逆、理中、真武，不可同鼎而烹"之说。细看仲景书，不难发现，同一病机，也会有不同的方证，如"瘀热在里"就是同一病机，却有抵当汤、茵陈蒿汤、麻黄连轺赤小豆汤等证的不同。其实不同的养阴剂也是一样的，一方有一方的主症，不可同鼎而烹。

《经方实验录》中佐景也有类似论述："自小青龙至泽泻汤凡五方，皆治痰饮。小青龙汤以心下有水气为主，射干麻黄汤以喉中水鸡声为主，苓桂五味加姜辛半夏杏仁汤以吐涎沫为主，皂荚丸以胶痰为主，泽泻汤以眩目为主，以其大较也。"佐景同样告诫我们，同一类方里面的不同方剂，也是要仔细区分，随证选用的。

徐灵胎曾说："自宋以还，无非阴阳、气血、寒热、补泻诸肤笼统之谈，某一病之主方，茫然不晓。"一个人可能会偏向某一种体质，但是不是说辨出某人的体质，确定某个类治法，不辨主病，不辨方证，随便选一个方就可以的，更不能把某种功效的某类药物堆砌组方。"方证对应"，必须是仔细辨证，根据具体的病，具体的证，选择对应的方。

三、经方医案赏析

如徐灵胎所说"仲景之学，至唐而一变"，唐宋以后，便唯案可读了。许叔微的《伤寒九十论》、曹颖甫的《经方实验录》便是经方医案集中最为著名的。岭南伤寒四大金刚的医案，并不逊色于前面两者，可惜未能系统注释、整理，故难以广为流传。笔者曾不揣浅陋，在黄仕沛老师的指导下，对其尝试进行整理，编成《梦回伤寒四大金刚》一书。继续对历代经方医案进行收集整理，一直是我们师徒的心愿。

岭南四大金刚之首陈伯坛曾广招弟子，其中不乏经方名家，可惜陈老及弟子的医案存世不多。后幸得友人相助，得陈伯坛座下弟子程祖培《红杏草堂医案》一册，笔者尝试对其中一些医案进行了评析。历代医案中，散在的经方验案，亦甚多，笔者亦希望对之进行整理。因工程浩大，文中暂选其中三位极具代表性的医家的医案进行赏析，与同道共飨。

（一）《红杏草堂医案》赏析

程祖培先生是广东中山人，是岭南伤寒"四大金刚"之首陈伯坛的弟子，也是广东本土的一位经方大家。程老存世医案多则，其中39则被其弟子彭若铿先生整理成《红杏草堂医案》，彭若铿先生并将程老的医话、验方一并总结成《程祖培先生医学遗著》一册，由中山市中医学会刊印。由于年代久远，该书已难以寻觅。笔者有幸得友人相助，拜读程老医案，获益良多，不揣浅陋，将学习中的一些感悟记录下来。

1. 桂枝别解

李观达，邑之城内人，在吾乡南萌圩业屠。忆武昌起义前一年，岁次庚戌，余肄业广东陆军军医学堂，适暑假归乡，观达缠绵床笫，群医束手，病在弥留。友人与余面善者，谓余负笈羊垣有年，必能以奇方妙术，拯救沉疴。群邀往诊，一决死生，诊其脉象浮弱而虚，来去不整，头痛，发热，汗出，恶风，四证仍在，尤以恶风一证为甚。当时酷暑，犹衣棉袄，瑟缩之态，气息权属，此乃太阳中风，寒邪已罢，标阳尚未归经之候也。夫太阳初得病时，莫不现此四证，因中风而然，不因中风亦然，无如阳过于浮，尚未荣阴，阴阳不谐，归经奚自？亟当收回阳浮之热，即荣阴弱之汗，则头痛恶风等证自除。与桂枝汤一剂（桂枝、白芍、生姜各九钱，炙草六钱、大枣十二枚），其家人以余年轻，初颇疑虑，友辈谓余确有师承，劝令服之，服已，病愈过半，只余头痛发热，病态不甚了了。余曰：未尽桂枝之长，仲师非云"当二三服"乎？再投两帖，元神渐复，调养十余日，竟能举动如初。

沛按：此案值得回味，与乃师陈伯坛治两广总督谭钟麟案如出一辙。谭某初夏得病，证见反复低热，汗出浗浗，陈伯坛力排众议，予桂枝汤，桂枝用至九钱，而告愈。

此患者发于暑假，缠绵床笫，病在弥留，群医束手。程老拨草寻蛇，紧抓"脉象浮弱而虚，来去不整，头痛，发热，汗出，恶风，四证仍在"，而用桂枝汤，所谓"方证对应"是也。陈伯坛师徒医案，与曹颖甫《经方实验录》中桂枝汤各案，及《吴鞠通医案》中鞠通四十岁时的自医案相映成趣。虽程祖培、陈伯坛与曹颖甫、吴鞠通，在阐释病机方面，各有主张。但临证掌握，仍是以方证为依据。

上述诸案，都发于夏季，曹颖甫在《经方实验录》中说："大约夏季令汗液大泄，毛孔大开，开窗而卧，外风中其毛孔，即病中风，于是发热自汗之证，故今日桂枝汤方独于夏令为宜。"可见南方温暖潮湿，夏天出现桂枝汤证的情况是很多见的，"南方无伤寒""夏天无伤寒"之说，实谬也。

此案更有妙者，在于桂枝汤服已，病愈过半，但仍不甚了了，程老又点出如按仲师第12条所言，一日之内"当二三服"，则不用再拖时日矣的桂枝汤服法之妙。

莉娜按：桂枝汤用在夏天其实是很多医家的共识，《经方方证纵横》中亦有一则祝谌予的医案："骆某，男，50岁，时届盛暑乃着棉衣棉裤，云极畏风寒，自汗时时，越出汗越畏风，脱去棉衣即感风吹透骨，遍身冷汗，因而虽盛暑亦不敢脱去棉衣，深以为苦。其人平素纳食少，乏力倦怠。我诊为正气虚弱，营卫失调。予桂枝汤5剂。5天后来诊，已无畏风，能骑自行车来，且已脱去棉衣改穿夹衣，汗也减少，嘱再服3剂，痊愈。"夏天无伤寒之说实谬也。桂枝证是有别于麻黄证发热、恶寒、汗出的一个特例，而这种特殊情况不一定只发生在虚羸体弱之人身上，夏天本就"汗液大泄"，所以就算不是虚羸之人，也很容易出现营卫不和的桂枝汤证。

2. 热厥治验

余炳照，年十五，身体壮实，中山师范学生也。丁丑年夏，初得温病，治失其宜，热势日深，渐至手足厥冷，谵语神昏。家人惊恐失措，竟日延数医与治，追延余到诊，尚有两医者在，与之会诊，彼两医者，余某主清宫，陈某主清营。予既至，亦与诊之，望其面部微红，闻其口气臭秽，抚之，四肢厥冷，诊得脉沉而滑，舌苔黄干，齿燥唇焦，因问其家人，数日未得大解乎？答曰：已三日许。小溲短赤乎？答曰：然。据此脉症，予断为热入阳明，胃腑燥实而成热厥之证也。诊毕，陈同业问曰：尊意断为伤寒耶？温病耶？予对曰：无须斤斤计较于伤寒与温病，今病已入里，伤寒用承气，温病亦有用承气者，然选方用药，舌象可凭，舌虽紫绛而满布黄苔，因其仍在气分，作阳明热病治之可也。遂订小承气汤（川朴四钱，枳实六钱，生大黄八钱）。

翌日，又来邀诊，予至问其已服昨日之方否？答曰：事因昨日三位医生所处之方，各不相同，病本严重，为审慎计，又延敝戚刘先生与治，断为热入心包，所开方药，与余先生者同，故配与服。惟是今日，症以更甚，彼等既非，当以先生为合，敢请再诊。按脉沉实，其人如狂，叫骂不绝，手足厥冷比昨日更甚，遂拟大承气汤（枳实六钱，芒硝四钱，生大黄六钱，川朴八钱，清水两碗半，先煎枳朴，后纳生大黄，芒硝冲服）1 剂，以急下存阴。若得大解，可望转危为安。

再诊，谓服药后一时许，腹中雷鸣，频转矢气，腹痛难忍，呼叫之声不绝，未几下粪便如泥浆，臭气袭人。视病者神志已清，按脉浮大，舌苔仍黄转润。云：口渴心烦，身尚有热。此乃胃中燥实已泄，余热留经未尽而然。而竹叶石膏汤2剂，热已退尽，惟觉心烦，夜难入寐，脉细数。盖热久伤阴，病经泻下，津液未免亏损，今心烦不卧，必因阴气不足，为未尽之余邪潜于少阴而然，肾者水脏，乃津液之源，津伤故令虚也。急急泻南补北，以交通心肾，黄连阿胶汤（川黄连四钱，阿胶三钱，黄芩一钱，白芍二钱，鸡子黄二枚，清水一碗半，先煎芩连芍，去滓，纳胶烊尽小冷，鸡子黄搅令相得，温服）最为合拍。

进汤一帖，霍然而愈。前后共投经方4剂，病获全瘳。嗟夫！经方不可用治温病乎？

莉娜按：此证原为阳明三急下证，故用承气汤，《伤寒论》第254条："伤寒六七日，目中不了了，睛不和，无表里证，大便难，身微热者，此为实也，急下之，宜大承气汤。"此证为阳明腑实，郁热在里，甚则出现神志改变。所谓"热深厥亦深"的概念出自《伤寒论》厥阴篇，该篇中共55条条文，有32条提及厥，《伤寒论》第337条有："凡厥者，阴阳气不相顺接，便为厥。厥者，手足逆冷者是也。"热厥是厥证的其中一种，《伤寒论》第335条："伤寒一二日到四五日，厥者必发热，前热者后必厥，厥深者热亦深，厥微者热亦微。厥应下之，而反发汗者，必口伤赤烂。"这一条所说的热邪深闭于内，手足逆冷之证，也应是大承气汤证，所以"应下之"。

泻下后，仍有明显的热象，兼有不寐、口渴心烦，故先后选用竹叶石膏汤和黄连阿胶汤。

上述三方，均出自《伤寒论》，仲景对其方证早有细致的论述，虽吴鞠通在《温病条辨》中又有阐发，亦不过"羽翼伤寒"而已。程老此案，虽说"发热而渴，不恶寒"，应为温病，但却用伤寒方，以"方证对应"的原则治愈。诚如程老所说"无须斤斤计较于伤寒与温病"。

3. 妇产科医案五则

《红杏草堂医案》中有五则医案是涉及妇人和产后的，从程老遣方用药的思路可以看出，其深谙仲景《金匮要略》妇人杂病篇及妇人妊娠篇的用药之道，兹录如下。

（1）经水适来

石岐十八间，生隆洋货店，区炳之尊正，经水适来，头痛发热，胸胁痛满而喜呕。一医谓其食滞外感，投以平胃散加砂仁、木香，不效；又投香砂六君子汤，痛益剧。医谢不敏，乃召余，看毕，谓区炳曰：女子善怀，每多郁病，征诸两手脉弦紧而浮，知为肝木不舒，而兼太阳病也。此因少阳之枢不转，太阳之标热，困于太阳署之里，太阳之本阴，又困在阳明署之表，至太阳不开，阳明不合也。况胸乃三阳都会，胁乃少阳范围，有不影响及之乎！仲景于太阳病，经水适来之妇人，有投柴胡之义例。前医不察，误用消导或补气等，药不中窍，宜其太阳愈不能开，阳明愈不能合，两阳之机关相阻，故发热头痛喜呕等证仍在。然幸太阳柴胡证未罢，少阳之枢不转，仍以小柴胡汤主之。即与汤一剂。果然药到病除，诸恙不作，二剂已，饮食如故。古方之中病，有时贤所不及者，借举一端为例，以作三隅之反。

莉娜按：此患者发热，有两个特点，一个是"经水适来"，另一个是"头痛""胸胁痛满"和伴有呕吐。《伤寒论》第 96 条用 18 个字概括了小柴胡汤的主症"往来寒热，胸胁苦满，嘿嘿不欲饮食，心烦喜呕"，再者《伤寒论》第 379 条"呕而发热者，小柴胡汤主之。"可见此患者根据方证对应的原则，是应该选用小柴胡汤的。

关于经水适来的发热，仲景认为此乃"热入血室"，"血室"指胞宫。我们可以分两层理解，第一，月经来潮时，体虚血弱，再感受外邪而发病，正虚邪盛的表现更为明显，而且往往会缠绵难愈，故以小柴胡汤治之。第二，女子在月经期，不慎感受外邪，在出现恶寒、发热不适的同时，还会影响月经来潮，或者月经突然停了，或者淋漓不断。其实也有不少人在月经周期出现各种不适，如头痛、低热等。当然这种情况也是应该用小柴胡汤的。

在《伤寒论》143 条~145 条，以及《妇人杂病脉证并治》的第 1 条、第 2 条、第 3 条中论述颇详。

《伤寒论》第 143 条："妇人中风，发热恶寒，经水适来，得之七八日，热除而脉迟身凉，胸胁下满如结胸状，谵语者，此为热入血室也。"第 144 条："妇人中风七八日，续得寒热，发作有时，经水适断者，此为热入血室。其血必结，故使如疟状，发作有时，小柴胡汤主之。"第 145 条："妇人伤寒，发热，经水适来，昼日明了，暮则谵语，如见鬼状者，此为热入血室。无犯胃气及上二焦，必自愈。"

许叔微《伤寒九十论》中亦有一则"热入血室"案兹录如下："辛亥二月，毗陵学官王仲景妹，始伤寒，七八日，昏塞，喉中涎响如锯，目瞑不知人，病势极矣。予诊之，询其未昏塞以前证。母在侧曰：初病四五日，夜间谵语，如见鬼状。予曰：得病之初，正值经候来否？答曰：经水方来，因身热病作而自止。予曰：此热入血室也。仲景云：妇人中风发热，经水适来，昼日明了，夜则谵语，发作有时，此为热入血室。医者不晓，例以热药补之，遂致胸膈不利，三焦不通，涎潮上脘，喘急息高。予曰：病热极矣，先当化其涎，后当除其热，无汗而自解矣。予急以一呷散投之，两时间，涎定得睡，是日遂省人事。自次日以小柴胡汤加生地黄，三投热除，无汗而解。"

小柴胡汤也可以用于调经，特别是与精神紧张相关或者受其他精神因素影响的月经不调。仲景调经多用当归、芍药，如温经汤、胶艾汤、归芍散，都是用的当归、芍药。我们用小柴胡汤调经，也可以加当归、芍药，疗效也是很好的。

（2）血崩治愈

西门口全真摄影店，方逢仙先生乃弟升伟，其夫人梁氏，天赋薄弱，善怀多病，月事不调，或迟或早。一日，血崩如注，头眩心悸，气喘汗出。方君与余比邻而居，即请诊治。按其两尺尤大，应指中空，盖因失血亡阴，下元虚惫，阳不维阴，以血海不温，血崩症也。征诸气喘汗出，治其阳将脱未脱，急予大剂四逆汤加人参，回阳养阴，温固下元。服药一盏，气平汗敛，惟血崩汩汩未止。是夜又投大剂附桂理中、加蕲艾以温经守血。明日延诊，血崩不作，惟精神恍惚，头眩心悸，旧态依然。余忖思阳回阴复，血海初温，元神未复，恐再崩下之虞。改用胶艾汤再加炮姜五钱，服药十余帖，不外当归养血；蕲艾温血，黄芪固气；肉桂温肾；似此变化加减，不逾月而病获安。

莉娜按： 月经不调，究其病因，不外乎"寒""虚""瘀"三端互为因果。经方中治疗月经不调的主要包括：温经汤、胶艾汤、桂枝茯苓丸、归芍散等，其组方皆源于此。临床上视"寒""虚""瘀"的不同程度，根据温通、养血、活血的不同侧重选方。

胶艾汤出自《金匮要略》。师曰：妇人有漏下者，有半产后因续下血都不绝者，有妊娠下血者，假令妊娠腹中痛，为胞阻，胶艾汤主之。偏重于温养活血止血，如条文所说治疗"续下血都不绝者"。

对于崩漏的患者，出现如此例"头眩心悸，气喘汗出"，并见严重贫血、肢冷，甚至休克的不在少数，四逆加人参汤、真武汤也是可选之方。

我也曾以真武汤治疗数例崩漏的患者，皆为形态肥胖、头面微肿，面白唇暗，手足冷，间有头晕，反复调理不效，最终以真武汤取效。

（3）产后郁冒

朱丹溪治产后，谓："当大补气血，虽有他症，以末治之。"一偏之见，安可为法。观余治愈陈占鳌尊正产后郁冒一症，可证其非。陈占鳌，顺德人，世居铁城尊仁里，与西门口全真摄影店方逢仙先生连襟也。其尊正梁氏，年将四十，荏弱堪怜，分娩之余，两脚臃肿，面部虚浮，头痛发热，大便坚，头汗出，呕吐不止。先延本城保育会女医调治，医谓其体虚失补，投以西药，愈服愈甚，反增气喘。召余往诊，证系产后郁冒，血虚致厥，故产妇喜汗，以亡阴血虚，阳气独盛，此阴虚孤阳上冒之小柴胡证也，况脉微弱，更凿凿可凭乎。即投方一剂，柴胡用至八钱，其余药只三钱而已。服后汗喘呕吐发热诸症悉退，惟大便未下。改用大柴胡汤，即日更衣。及后改投当归建中汤、当归生姜羊肉汤，调治月余，而脚肿面浮渐次消退。

莉娜按：此案与仲景《金匮要略·妇人产后病脉证治》的"产后郁冒，其脉微弱，呕不能食，大便反坚，但头汗出"之证是基本一致。原因是产后"亡血"，血虚是必然存在的。再加上汗出，所以更加"亡阴血虚"会更加明显。产后多虚，但多不光是"亡阴血虚"，此患者"两脚臃肿，面部虚浮"，明显就有阳气不足，水液代谢异常的表现。其实妊娠期，往往就会出现面肿、肢肿、羊水过多、羊水过少等水液代谢异常的症状。所以产后以虚为根本，阴虚阳虚皆有，且兼血虚、血瘀、水停。此时感受外邪，必会"孤阳上越"，至头痛发热，但头汗出。又因此时体虚，反复不愈，加重其虚，成恶性循环。

对于"产后郁冒"，仲景还提出与"寒多"有关，对于血虚与寒多并见之证，仲景在妇人妊娠篇还提出了《千金》内补当归建中汤："治妇人产后虚羸不足，腹中刺痛不止，吸吸少气，或苦少腹中急，摩痛引腰背，不能食饮。产后1个月，日得服四五剂为善，令人强壮宜。"当归生姜羊肉汤也是仲景治疗血虚有寒的一则方药。程老在"产后郁冒"患者热退后选用这两方，也是深谙仲景用药之道的。

（4）产后寒饮

李蓬湘先生，世居城内仁厚里，本邑中学教师也。其夫人产后，咳逆气喘，发热而渴，小便不利。医辈谓产后新虚，感冒风寒，太阳阻碍少阳之枢不转，肝木郁抑，乃木侮肺金之病，屡用小柴胡汤，欲转移少阳以解半表半里之邪，投药数日，势状不减。乃邀余诊之，诊其两寸浮紧，此属太阳伤寒，表证未解，水停心下。水气射激太阴，阴寒故咳喘；水气反逼标阳故发热；无非水气隔断太阳之标阳本阴，魄汗不和，故三焦决渎之令不行，所以小便不利；水气浸淫于土，上而手太阴，下而足太阴，被其横流拦截，故太阴与太阳等于秦越，太阳之标阳本阴亦等于秦越。是表邪袭入太阳之府，以水为域，太阳升降之机关不灵，表邪茫无出路，非小青龙主之不为功也。盖小青龙汤，最能行水，水中一掉则水去，水去则邪自解也。本方主用细辛为龙首，打通其尾闾，为注水地步，而后尾以诸药，所以浪息波平也；五味能收敛其天气，为输水地步，而后收其敛于麻桂，有邪而解邪，无邪亦化精布汗；在伤寒为逐水之神剂，在金匮为涤饮之通剂。投药数帖，诸恙悉退。及后寒饮未除，食欲缺乏，知其脾土不能健运，水气变为水饮矣。改用真武，加姜辛味以崇土制水，连服数剂而愈。此条妙解，得自英畦先师之启示，故表而出之。于以足一灯之传授，自有渊源之继承云。

莉娜按：《灵枢·营卫生会》则提出"夺血者无汗"，在大失血的情况下是禁忌使用汗法的，所以对于一般的医家，产后新虚，自然不敢用麻桂之类。

先看一下徐灵胎在《洄溪医案》中的医案：松江王孝贤夫人，素有血证，时发时止，发则微嗽。又因感冒变成痰喘，不能著枕，日夜俯几而坐，竟不能支持矣。是时有常州名医法丹书。调治无效，延余至。余曰：此小青龙证也。法曰：我固知之，但弱体而素有血证，麻桂等药可用乎？余曰：急则治标，若更喘数日，则立毙矣。且治其新病，愈后再治其本病可也。法曰：诚然。然病家焉能知之，治本病而死，死而无怨；如用麻桂而死，则不咎病本无治，而恨麻桂杀之矣。我乃行道之人，不能任其咎。君不以医名，我不与闻，君独任之可也。余曰：然，服之有害，我自当之，但求先生不阻之耳。遂与服。饮毕而气平就枕，终夕得安。然后以消痰润肺养阴开胃之方以次调之，体乃复旧。法翁颇有学识，并非时俗之医，然能知而不能行者。盖欲以此求名，故毅然用之也。凡举世一有利害关心，即不能大行我志，天下事尽然，岂独医也哉。

雄按：风寒外束，饮邪内伏，动而为喘嗽者，不能舍小青龙为治。案中云：感冒是感冒风寒，设非风寒之邪，麻桂不可擅用。读者宜有会心也。

徐灵胎此案患者也是体弱素有血证，徐灵胎也是有是证用是方。首先，麻桂并不是只有"发汗"一种用途，在小青龙汤中，麻黄、桂枝主要是平喘的。前面也说过，若不是有表邪，需要发汗解表，用麻桂也未必会有汗出。

《伤寒论》第40条："伤寒表不解，心下有水气，干呕，发热而咳，或渴，或利，或噎，或小便不利、少腹满，或喘者，小青龙汤主之。"此例"咳逆气喘""发热""渴""小便不利"，寒饮所致，自当为小青龙汤证，虽为产后，仍应有是证用是方。对此张锡纯也有精辟的评论："凡遇外感喘证可治以小青龙者，莫不投以小青龙汤。"而且仲景用辛温药还会用大枣、甘草来调和，甚至会用石膏调和药性的温燥。其实一味畏惧麻桂的辛温疏散，见小青龙汤证而不敢用小青龙汤，实无必要。

张锡纯还提出："而临证细心品验，知外感痰喘之挟热者，其肺必胀，当仿《金匮要略》用小青龙加石膏，且必加生石膏方效。"又云："平均小青龙之药性，当以热论。而外感痰喘之证又有热者十之八九，是以愚用小青龙汤三十余年，未尝一次不加生石膏。即愚所遇之证分毫不觉热，亦必加生石膏五六钱，使药性之凉热归于平均。若遇证之觉热，或脉象有热者，则必加石膏两许或一两强……盖如此多用石膏，不惟治外感之热且以解方中药性之热也。"《金匮要略》言："肺胀，咳而上气，烦躁而喘，脉浮者，心下有水，小青龙加石膏汤主之。"此条文说得很清楚了，小青龙汤，再加石膏，主要是因为烦躁，烦躁是郁热引起的，其实石膏的药性只是微寒，以畏惧石膏寒凉为由，而不敢用之，也是毫无必要的。

小青龙汤如第40条注里面所说，全赖"麻黄主喘"，不到万不得已，不能去麻黄。不用麻黄，自然制约麻黄副作用的桂枝（如第64条所说，桂枝是制约麻黄致心律失常的副作用的）也可以不用了。对于折中的办法，仲景也是早有安排的。《金匮要略·痰饮咳嗽病脉证并治》第35条到第40条讲小青龙汤的变证，宛若一个医案，告诉我们不能用麻黄的怎么办。不能用小青龙汤可以改予苓甘五味姜辛汤或苓甘五味姜辛夏仁汤。

（5）妇人脏躁

邑之隆镇安堂乡，林友杜君，余之挚交也。夫人郑氏，体质素虚，时患脑病，发则如惊痫，昏愦不知人事，无论亲疏，恣其詈骂，延医服药，未中肯綮，时愈时发，迫至戊午仲夏，旧恙复作，比前更甚，乃邀余落乡诊治。按脉沉涩而微，断非狂热，何躁扰乃尔？病发时，竟以剪刀断髻，虽削去三千烦恼丝，而烦躁如故，知其脏腑有不安者在也。审查久之，乃悉病原，实由血海不温，奇恒之府失常，偶尔感受风邪，或因恼怒，木火上炎，冲动心包，故症发如狂，在《金匮》为脏躁。考脏躁，近人释为子宫病，大抵妇人以胞为血海，肝木火郁，消烁阴血，变成脏躁。余即仿《金匮》甘麦大枣汤，加入枣仁、茯神、麦冬、远志等养心补阴之品，盖治本清源之药也，嘱服数剂，俟其效果。

再诊，人神清醒，帖然就范，改用归脾汤、人参养营汤、温经汤等，轮流与服，不逾月而恙获安矣。

莉娜按：“妇人脏躁，喜悲伤欲哭。像有神灵所作，数欠伸，甘麦大枣汤主之。”脏躁一症，究其发病原因，与情志密切相关。《医宗金鉴》曰：“若为七情所伤，则心不得静，而神躁扰不宁也。”《金匮要略浅释》载：“脏躁病的确切原因，各家所见不一。但本病属于情志方面的病变，则认识基本一致。”

大家可参考岳美中在《岳美中医案集》中的一则医案：“1936年于山东菏泽县医院诊一男子，年三十余，中等身材，黄白面色，因患精神病，曾两次去济南精神病院治疗无效而来求诊。查其具有典型的悲伤欲哭，喜笑无常，不时欠伸，状似‘巫婆拟神灵’的脏躁证，遂投以甘麦大枣汤。甘草9克，淮小麦9克，大枣6枚。药尽7剂而愈，追踪3年未发。”

对于“脏躁”的“脏”，有认为是子宫的，如尤在泾；有认为是心脏的，如吴谦；有认为是肺的，如刘完素、陈士铎；有认为是五脏的，如陈修园。程老在此案中，也曾提到这个问题，程老更倾向于脏躁与子宫和肝相关。

其实，陈修园在《金匮要略浅注》中的说法应该更为合理：“妇人脏躁，脏属阴，阴虚而火乘之则为躁，不必拘于何脏……”关键是方证对应，纠结于是何脏意义不大。

（二）吴棹仙医案赏析

谈及四川名中医吴棹仙，大家都会想起他的《子午流注说难》，吴老1955年曾作为“特邀代表”参加全国政协会议，把他的《子午流注环周图》

献给毛主席。其实，吴棹仙在经方使用上，也有很高的造诣，笔者有幸拜读吴老的《吴棹仙医经精义》，兹录数则医案，以飨同道。

1. 附子泻心汤案

"民国"十二年炎夏，正值渝州发生二刘战事。一军人暴病，遣人飞舟迎余过江北往诊。余见其拥被蜷卧，以手扪之而热气熏腾，脉呈不足之象。询其病源，因知暑天六月出征，枕戈露外，以至寒侵骨髓，热淫肌肤，故身大热而反欲近衣，乃疏仲景附子泻心汤与服。专煎附子以敌伏寒，清渍三黄以解浮热，一剂而愈。生附子一枚（先煎），黄连一钱（3克），黄芩一钱（3克），大黄二钱（6克），上药三黄泡开水渍之须臾，绞去渣，纳附子汁，分温与服。

莉娜按：这是一则真寒假热的医案，《伤寒论》第11条："病人身大热，反欲得衣者，热在皮肤，寒在骨髓也；身大寒，反不欲近衣者，寒在皮肤，热在骨髓也。"

吴老此案以附子泻心汤治疗，此方为附子加三黄泻心汤，《伤寒论》第155条："心下痞，而复恶寒汗出者，附子泻心汤主之。"吴老用此方非为治痞，是以三黄泻心汤解浮热，以附子回阳救逆。

细观此案，吴老作为蜀中名医，他对附子的使用，却仍依仲景之法。仲景用附子，急救回阳则生用，用量少，急煎急服；温阳则用熟附子，用量大，且煎煮得更久。吴老此案，寒盛于内，阳浮于外，急需回阳救逆，故遵仲景之法，用生附子一枚。以"三黄泡开水渍之须臾，绞去渣，纳附子汁"，亦同样是仲景此方的煎煮法。

从此案，可见吴老深谙仲景之道，对经方使用游刃有余。

2. 麻黄升麻汤案

1939年，时值抗日战争，余居渝。一军人转战沙场，备受风雨寒热，一病而唾脓血，西医误用凉药，以致大下不已，滴水不饮，命在旦夕，余诊之，手足厥冷而胸中灼热，两手寸脉沉缓不现，下部趺阳、少阴脉不至，舌红赤。因思仲景有云："伤寒六七日，大下后，寸脉沉而迟，手足厥逆，下部脉不至，喉咽不利，唾脓血，泄利不止者，为难治，麻黄升麻汤主之。"正与此证一一吻合。盖外感风寒，内伏积热，医反下之，以致表邪内陷，中气大伤，胸中积热依旧，津气虚而胁迫血热上行也。因投仲景原方：麻黄四钱，升麻四钱，当归三钱，茯苓、白术、白芍、天冬、石膏、干姜、桂枝、甘草各一钱，黄芩、知母、葳蕤各三钱。上药十四味，按法先煎麻黄，去浮沫，内诸药同煎，分温三服。一剂而病除，重返前线，胜利归来，专程谒于渝之医庐，谈当时病笃，为余所救，九死一生，不胜感激之至云。

此证余五十余年仅见一例耳。

莉娜按：麻黄升麻汤证为《伤寒论》第357条："伤寒六七日，大下后，寸脉沉而迟，手足厥逆，下部脉不至，喉咽不利，吐脓血，泄利不止，为难治。麻黄升麻汤主之。"此方证首先有"喉咽不利，吐脓血"，应与现代医学的感染、脓毒血症的表现相类似，所以才会有"寸脉沉而迟，手足厥逆，下部脉不至"这样的休克表现，因为其证有"吐脓血"，不排除存在DIC（弥散性血管内凝血）。"泄利不止"，考虑存在胃肠功能紊乱。所以麻黄升麻汤证应该是一个寒热错杂的急危重症，如吴老此案。

此方由麻黄、升麻、当归、知母、黄芩、天冬、玉竹、石膏、白术、干姜、芍药、桂枝、茯苓、甘草组成。全方以麻黄为主药，用至二两，振奋沉阳，配合桂枝制约麻黄的副作用。此方用升麻争议最大，我认为升麻主要为了解毒、利咽，并非如后世臆测所云，为了升清阳。从《神农本草经》载升麻"解百毒，辟瘟疫、瘴邪、蛊毒"可证。方中并拟黄芩汤（黄芩、芍药）、理中汤（干姜、炙甘草、白术）的方意，调整胃肠功能。配合白虎汤清热补津，治疗"热深厥亦深"。

可见，仲景组方无论是大方还是小方，都极为严谨，有些看似难以解释，但还原到临床，从"方证对应"的角度去理解，总能体会到仲景的本意。

纵观此案，应该是我见过诸多麻黄升麻汤案中最贴近仲景原意的，可见吴老确实是一位经方大家。

3. 越婢汤案

张妇，病一身悉肿，寝于床笫，紧闭窗棂，深锁帐帏，以其恶风殊甚故也。又自汗出，汗出而肿不消，知其病风水无疑。因思《金匮·水气篇》曰："风水恶风，一身悉肿，脉浮而渴，续自汗出，无大热，越婢汤主之。"按法而治，效如桴鼓。尝考越婢汤名，越者超越也，婢者取其两面周到之意。今名越婢汤者，以单用石膏名白虎，主乎降，单用麻黄名青龙，主乎升。二药合用，不升不降，相互为制，其听使唤，则超越过婢也。

麻黄一两二钱（40克），石膏两半（50克），甘草四钱（12克），生姜六钱（20克），大枣十二枚，麻黄先煎去浮沫，纳诸药同煎，分温三服。

盖石膏欲入里，使麻黄欲达表，由石膏以收引之；两相流连于肌腠之间，复得生姜之辛以达其气于表。甘枣之甘而和胃气于里，表里同治，共奏消水退肿之功也。

莉娜按： 此案以"恶风""一身悉肿""汗出而肿不消"为主症，"恶风殊甚"证明表证还是很明显的，与越婢汤的方证丝丝入扣。越婢汤本为发汗而设，原方用麻黄六两，是仲景诸方中麻黄用量最大的。吴老此案，麻黄用至40克，可见其用药大刀阔斧。

（三）《诊余集》经方医案赏析

孟河医派是清代以及民国鼎盛一时的中医流派。余听鸿在孟河学派最鼎盛的时期，游学孟河，师承孟河名医费兰泉。细观余听鸿存世的《诊余集》，其中并不乏经方验案。《吴鞠通医案》中尚有多则经方验案，那么孟河医家善用经方，其实也不足为奇。可见并非"南方无伤寒""古方不能治今病"。

1. 肺痈
常熟鼎山高渭荣。

春初咳嗽，至仲春痰中带血，味兼腥秽。延他医治之，进牛蒡、豆豉、枳壳、厚朴等，服后逾甚。邀余诊脉，细数无力，咳嗽痰血味臭，曰：肺痈将成。胸有隐痛，络瘀尚未化脓，尚有壅塞，肺叶所坏无几，急速开提，使脓外出，不致再溃他叶，拟桔梗甘草汤、金匮旋覆花汤合千金苇茎汤。因其脓成无热，用芦头管干者一两，煎汤代水。服三剂，每日吐血脓臭痰一茶盏，至四日脓尽而吐鲜血，臭味未减，未尽。将前剂去桃仁、桔梗，加枇杷叶、绿豆皮等，服五六剂，血尽。再进以金匮麦门冬汤、千金甘草汤等，加沙参、石斛、百合等清肺养胃而愈。再以甘凉培土生金，调理一月，强健如故。

莉娜按：此案皆用《金匮要略·肺痿肺痈咳嗽上气病脉证治》中的方剂。"咳而胸满，振寒脉数，咽干不渴，时出浊唾腥臭，久久吐脓如米粥者，为肺痈，桔梗汤主之""治咳有微热，烦满，胸中甲错，是为肺痈，《千金》苇茎汤主之""大逆上气，咽喉不利，止逆下气者，麦门冬汤主之"。此案所用诸方，皆循"方证对应"的原则，不再赘述。

2. 腹痛肝厥

常熟西弄徐仲鸣幼女杏宝，年八岁。

始以寒热腹痛痉厥，经某医以牛蒡、豆豉、枳实、槟榔等味，无效。又经一医以石斛、珠粉、羚羊、石决明等味，腹痛痉厥更甚，腹痛至厥而痉，痛平则痉厥亦止，一日夜三四十次，症已危险。黄昏邀余过诊。其脉细而微弦，舌心焦黑，舌边干白，目眶低陷，神倦音暗，两目少神，腹痛痉厥，时作时止，身无寒热。余细思热病者痉厥，当神昏而腹不痛。若是寒厥，四肢厥冷，只有转筋而无痉。此乃腹痛痉厥并见，定是寒热阴阳杂乱于中。夫温病之厥，关乎手厥阴者，多宜寒凉。寒病之厥，关乎足厥阴者，多宜温凉并进。此症皆不离厥阴一经。先煎仲景乌梅丸三钱，连渣灌下，越一时即吐出白痰半碗，再服，又吐白痰半碗，再服再呕，约服药汁三分之二，而腹痛痉厥亦止，即能安寐。明日复诊，舌黑亦润，喜笑如常，惟腹中略痛而已。余即进以乌梅丸原法，再服小剂一剂，即饮食如常矣。

莉娜按："厥"是连贯厥阴病篇诸方的一条主线。此案与寒热错杂的乌梅汤证，实属桦之与卯。"伤寒脉微而厥，至七八日肤冷"为寒，"腹痛""吐蚘"，又兼有热象。辨准方证，便能一剂而瘥。

3. 戴阳

常熟东门外叶泳泰布行一童子，名锦兰，年约十二三。

吐泻止后，即就余诊。两尺皆伏，惟寸关脉浮，汗多气促。余曰：此症大有变局。进以和中分清芳香淡渗之品。至明日又邀余去诊。汗如珠下，面红目赤，肢厥脉伏，口中要饮井水、雪水，烦躁不休。余曰：此症阳已外脱，若认为热症，一服寒凉即死。若畏其死，即无法矣。病家人曰：听君所为，死不怨也。余曰：吾开方后，不可再请他医，因他医以余方为是，死则归罪于彼，若以余方为非，而更立一方，死则其罪不能辞。症既危险，死生不如余独肩其任。即以干姜一钱，附片一钱，肉桂八分，猪胆汁一钱，童便二两，三物先煎，将汁滤清，和入胆汁、童便，沸一二次冷服。此症本可用白通四逆加人尿、猪胆汁为是，因症已危险，故去参、草之甘缓，恐夺其姜、附之功，加以肉桂之辛，如猛将加以旗鼓，万军之中，以夺敌帜。不料时已在哺，胆汁、童便，便无觅处。病家以姜、附、桂三味煎而饮之，欲将胆汁、童便明晨再饮。余闻而大骇，即送字与其父。曰：

姜、附、桂阳药，走而不收，一误犹可，胆汁、童便阴药，守而不走，再误不可，一服即死。明晨速将原方照服，或可挽回万一。明晨果照方服一剂。至午，余又去诊之，汗止，口渴亦止，面目红色亦退，脉细如丝而已见。余曰：脉已微续，可无虑矣。即进四逆加人参、人尿。再一剂而病霍然。吾友曰：如此酷暑，十余岁小童，服如此热药，倘一挽回不转，其咎何辞。余曰：不然则。为医者当济困扶危，死中求生，医之责也。其惧招怨尤，袖手旁观，巧避嫌疑，而开一平淡之方而塞责，不徒无以对病者，即清夜自问，能不抱惭衾影乎。

莉娜按：观此案，似乎有观十万军中取上将首级之快感。余听鸿为医者的果敢与担当，跃然纸上。酷暑季节，一派热象之中，从肢厥脉伏中辨出"真寒假热"，且敢用姜、附、桂，如此胆大心细实属不易。其用药风格又极似仲景，"甚者独行"，在急危重症的治疗中，小剂急煎。

临床上，疾病危重阶段，固然有表现为阴虚，但往往阳虚更为多见。无论是感染还是其他原因，导致病情急转直下，出现水电解质紊乱，营养状态差，低蛋白，心功能不全，水钠潴留，心律失常，肝肾功能不全，凝血功能障碍等多脏衰的表现，这种情况下，据我临床所见，即便患者本来是明显阴虚，也多会向阳虚转化。出现面色白、唇甲色暗，甚至肢冷，脉微。当然，这时候，往往又会寒热虚实错杂。

比较多见的是阳虚水泛的真武汤证；或者是外热内寒，虚阳外越，面赤，咽痛的通脉四逆汤证，通脉四逆汤仲景用生附子大者一枚，干姜三两，再服，较四逆汤生附子一枚，干姜一两半，用量要大，回阳之力更强，通过急救回阳，以敛外越的虚阳。仲景治疗虚阳外越还有通脉四逆加猪胆汁汤、白通加猪胆汁汤、白通加猪胆汁人尿汤。干姜附子汤的烦躁也是虚阳外越的表现，所以干姜附子汤是干姜一两、生附子一枚，顿服，比四逆汤的干姜一两半、生附子一枚，再服，用量要大；阴阳两虚的情况也很常见，如本案的四逆加人参汤证，"恶寒，脉微，而复利，利止亡血也，四逆加人参汤主之"。以四逆回阳的同时，借助人参养阴液。

（四）《治验回忆录》经方医案赏析

赵守真是建国初期著名的医家，可以说是一位善用伤寒方的泛经方家，著有《治验回忆录》一本，收集其验案一百多例，其中不乏经方验案，兹录数则，与同道共飨。

1. 伤寒变证

王新玉伤于伤寒，发热怕冷，身疼汗出，服表散药未愈。转增腹痛泄泻，舌白润，口不渴，小便清利，一变而为太阳太阴并病。用时方平胃散加防风、桂枝，不惟前证未减，反益心下支结，胸胁满痛，口苦烦渴，再变而为太少二阳及太阴诸病矣。窃思证兼表里，伤寒论中之柴胡桂姜汤，病情颇为切合。其方柴、桂发散和解，可治太少二阳之表；姜、桂健脾止泻，可温太阴之里；牡蛎开结住汗，有利气机之调畅；黄芩清热，蒌根生津，能清内在之烦渴。是一方而统治诸症，方书与之。

否料患者又以病变时延，易医而欲速效。医不详察证情，认为表实里热而迭汗下之，遂致漏汗洞泄，息短偃卧，而势甚危殆。又复邀诊，脉微欲绝，四肢厥逆，汗泻未已，不时转侧手扰，此属阴阳垂绝之象，宜通脉四逆汤挽将绝之阳，配童便敛将尽之阴，以策万全。

附子一两，干姜两半，炙草五钱，浓煎，冲童便少许。

频频灌下，自晨迄暮，尽二大剂，泻汗遂减。当子夜阳回之时，汗泻全止，身忽发热，是阴复阳回之兆。按脉浮缓无力，阴阳将和，邪气外透。乃煎桂枝汤加参续进，益气解肌，二剂热退人安。后以补脾胃和气血调匝月复原。夫是病几经转变已濒于危，虽得幸愈，然亦险矣。

莉娜按：此案用了两条经方，首先"发热怕冷""汗出""腹痛泄泻""心下支结""胸胁满痛""口苦烦渴"，与"伤寒五六日，已发汗而复下之，胸胁满微结，小便不利，渴而不呕，但头汗出，往来寒热，心烦者"的柴胡桂枝干姜汤证丝丝入扣，故用此方。其后出现"脉微欲绝，四肢厥逆"的阳虚，兼"不时转侧手扰"的虚阳外越，故用通脉四逆汤。从此案，我们不难看出，赵守真除了用药精炼之外，他的医案写得也是清晰明了，值得我们细细研读。

如果大家细细研读我摘录的几位医家的医案，不难发现，吴棹仙、余听鸿、赵守真三家，我各摘录了一则用附子的医案，这三个医案附子用量都并不大，仲景回阳亦不过是用生附子一枚、生附子大者一枚，这个是否值得我们深思？

2. 痰厥头痛

刘翁镜人，年古稀，体矍铄，有卢同癖，时吐清涎，每届天候转变，遂发发痛，而以巅顶为烈，服温药则愈。近因家务烦劳，头痛较增，咳剧涎多，不热不渴，畏寒特甚，杂服诸药罔效。昨来迎诊，切脉细滑，舌润无苔，口淡乏味，证同上述，若从其头痛吐涎畏寒等象观测，由于阳气不振，浊阴引动肝气上逆所致。正如《伤寒论》所谓："干呕吐涎沫头痛者，吴茱萸汤主之。"且年高体胖，嗜茶增湿，胃寒失化，水泛成痰，外表虽健，而内虚寒痰凝也。治以吴茱萸汤温中补虚，降逆行痰，颇与证情适合。

党参八钱，吴茱萸二钱，生姜五钱，大枣五枚。

连进三帖，头痛吐涎渐减，而小便清长，较昔为多，此缘阴寒下降，阳气不升，中焦得运，决渎复常耳。药既见效，原方再进四帖，诸症尽失。改用六君子加干姜、砂仁温脾益气，善后调理。

莉娜按：关于吴茱萸汤治疗虚寒头痛，前面已经谈了很多，不再赘述。赵守真此案，首先看出了他作为临床大家，用药精炼，不架床叠屋的风格；再者无论医家从脏腑还是经络去解释，他们用经方用得好，最终还是抓住了方证。如此案"头痛""畏寒""吐涎沫"，就是吴茱萸汤证的关键点。

3. 悬饮胸痛

刘君一，中医也。患胸膈胀满，气促喘急，面微浮肿，自服宽胸调气药不效。转请西医诊治，经诊断为胸腔积液，胸腔积液甚多，曾抽水数百毫升，暂获轻松，但不久又如原状。自觉疗效不高，来我所详述病程，要求研治，按脉弦滑，胸脘胀痛，喘急不安。既经西医诊为胸水，亦即中医之悬饮内痛，病名虽殊，其理则同。此为中阳不振、水不运化，结聚胸膈，因而胀痛，及呼吸转侧，均觉困难。在治疗上，唯当峻攻其水，十枣汤、大陷胸丸，皆为本证方剂，但大陷胸汤适合胸水及胃肠积热而大便不利者。本病仅为水饮结胸肠无积热，则以十枣为宜：甘遂八分，大戟、芫花各一钱，研末，另大枣十枚煎汤送下，分二次冲服。

服竟，峻下四五次，连服二日，胸不胀满，气亦不喘，此又胸腔积液已经逐荡从大便去也。后以外台茯苓饮健脾利水，继服半月，遂告无恙。

莉娜按：十枣汤是仲景治疗悬饮的名方，此案用此方，若桴之与卯，必见桴鼓之效。此案中，赵守真只用寥寥数语，点出了大陷胸汤和十枣汤的区别，可见其临床大家的功力。

临床上，大量胸腔积液，特别是肿瘤晚期的病人，往往进食比较少，下咽困难，所以我们用十枣汤，会让家属用去皮的枣泥，包着其余三味的粉末，放在胶囊里面吞服，减少服药的痛苦。

小结：宋后医书，唯案可读。过去的数年里，我读过的医案集不下数十本，如上述诸案般经典的经方医案并不多见，不知道诸位在阅读这些医案的时候，会不会如我一样，有一种如获珍宝的愉悦。学习中医，想有所成，并无捷径，如果以为得到某名家的几个秘方，就能看好病，实属痴人说梦。路漫漫其修远兮，唯有反复精研经典，兼汲各家医案的营养，再反复验之于临床，方能在上下求索中，逐步前行。

四、仲景辨治心力衰竭六大方证刍议

心力衰竭主要表现为呼吸困难、乏力（活动耐量受限），以及液体潴留（肺淤血和外周水肿）。心力衰竭属中医"心衰""心悸""怔忡""喘证""水肿""痰饮"范畴。关于心力衰竭的病机，《素问·阴阳应象大论》中有"阳化气，阴成形"之说。阳气不运，气化不行，则痰浊、水饮、瘀血之类的有形之邪致病。

在《伤寒论》的太阳病篇、少阴病篇以及《金匮要略》的水气病篇和痰饮咳嗽病篇对心力衰竭的不同临床表现多有描述并列出了对应的方药。对于心力衰竭的病机，仲景在水气篇中提出"阴阳相得，其气乃行；大气一转，其气乃散"，这一思想贯穿于仲景治疗心力衰竭的各个方证中。要推动阳气运行，很多人认为唯有使用四逆辈。其实诚如岭南伤寒"四大金刚"之首陈伯坛所说"吴萸、四逆、理中、真武，不可同鼎而烹"。不同的温阳剂有不同的方证，不可妄投。再者推动阳气运行，也绝非只有四逆辈可以胜任，温通阳气、疏导有形之邪也是有效的治法。还有，温阳必须适度，如赵献可所说"吾有一譬焉，譬之元宵鳌山之走马灯，拜者、舞者、飞者、走者，无一不具，其中间惟是一火耳。火旺则动速，火微则动缓，火熄则寂然不动……"我们必须明白过犹不及的道理。

（一）真武汤证

《金匮要略》水气篇中有："寸口脉沉滑者，有水气，面目肿大，有热，名曰风水。视人之目窠上微拥，如蚕新卧起状，其颈脉动，时时咳，按其手足上，陷而不起者，风水。"又有"脉得诸沉，当责有水，身体肿重""心水者，其身重而少气，不得卧，烦而躁，其人阴肿"。又如痰饮篇中的"溢饮""水饮流行，归于四肢"。

这是心力衰竭发展到晚期，全心衰的表现。"少气""不得卧"，是肺水肿所致的呼吸困难，不能平卧，甚至端坐呼吸；"面目肿""手足上肿""颈脉动"就是对体循环淤血，颈静脉怒张，全身浮肿症状的一个描述。

此证的病机为阳虚气化不行，水气泛溢，阳虚和水饮都明显，治疗上当须温运阳气，"大气一转，其气乃散"。仲景在水气病篇中除了提出"大气一转，其气乃散"之外，还提出"诸有水者，腰以下肿，当利小便"，可见改善全心功能不全，在温运阳气的同时还要利尿，也就是要用温阳利水之法，使水气有出路。

《伤寒论》第82条："太阳病发汗，汗出不解，其人仍发热，心下悸，头眩，身𥆧动，振振欲擗地者，真武汤主之。"第316条："少阴病，二三日不已，至四五日，腹痛，小便不利，四肢沉重疼痛，自下利者，此为有水气。其人或咳，或小便利，或下利，或呕者，真武汤主之。"从方证上看，真武汤治疗心力衰竭引起的气促、尿少、肢肿等证，特别是合并有低蛋白血症、全身重度浮肿的时候，应是丝丝入扣的。由于肠黏膜水肿，此方证往往还可见"自下利"。从药物组成上看，方中以附子温阳，白术、茯苓、白芍、生姜散水，亦与心衰温阳利水的治疗法则相符。

仲景用附子主要有回阳救逆、温阳散水、温阳散寒止痛几种情况。仲景用附子温阳散寒止痛往往会用量比较大，煎煮时比较长，而且用炮附子，其他两种情况附子用量都不大。用于回阳救逆，则用生附子一枚，而且是用少量的水急煎，一则保证温阳药力的适度，二则保证急救的时间。四逆汤、干姜附子汤、通脉四逆汤、白通汤、白通加猪胆汁汤等皆如是。而真武汤本是用炮附子一枚，取水八升，煎取三升。由此可见，此方本不是为回阳救逆而设的，主要作用是温阳散水。

（二）桂枝甘草龙骨牡蛎汤证

《伤寒论》第 118 条："火逆下之，因烧针烦躁者，桂枝甘草龙骨牡蛎汤主之。"第 112 条："伤寒脉浮，医者以火迫劫之，亡阳，必惊狂；卧起不安者，桂枝去芍药加蜀漆牡蛎龙骨救逆汤主之。"这两方药物和方证极为相似，都是以"烦躁""惊狂"为主症，往往被用于治疗失眠、抑郁等神经精神疾病。此证发于"亡阳"之后，我们也可以理解为是阳虚气化不行的另一种表现。心阳既虚，无力推动，而致运动耐量下降、心律失常，所以"烦躁""卧起不安"。而此证的"亡阳"，是指阳气长期的虚损不足，不似真武汤证阳虚之重，水饮泛溢也不甚明显。故此方用桂枝推动阳气、控制心率，再加龙骨、牡蛎镇摄心阳。

除了上述两方，其他桂枝类方在治疗心力衰竭中也是有使用机会的。

《伤寒论》第64条："发汗过多，其人又手自冒心，心下悸，欲得按者，桂枝甘草汤主之。"桂枝甘草汤是桂枝类方的基方，也是仲景治疗心悸的基方。桂枝加桂汤治疗"气从少腹上冲心"；苓桂术甘汤治疗"心下逆满，气上冲胸"；苓桂甘枣汤治疗"脐下悸，欲作奔豚"；五苓散治疗"脐下有悸"；茯苓甘草汤治疗"厥而心下悸"；炙甘草汤治疗"心动悸，脉结代"；柴胡加龙骨牡蛎汤治疗"胸满烦惊"，这些都是不同情况的心功能不全，我们可以根据"方证对应"的原则，辨证选方。

（三）桂枝去芍药加麻黄附子细辛汤证

《伤寒论》少阴篇有"少阴之为病，脉微细，但欲寐"，这是阳虚气化不行的又一种表现。在各方证中，此方证的阳虚是最严重的。可能存在心电传导障碍，心肌收缩无力，有效循环血量不足，所以"脉微细"。可以表现为血压低、尿少、心率慢等。有效循环血量不足，脑部明显的缺血缺氧，故"但欲寐"。可见此证与心源性休克的表现是相类似。

少阴篇此条文有证无方，我们往往会选用麻黄附子细辛汤。很多人认为麻黄附子细辛汤只用于阳虚感冒，其实并非如此。此方除了附子、细辛的温阳作用外，关键在于麻黄。麻黄有兴奋和致心律失常的副作用，在心率慢，心肌收缩无力的时候，恰好可以利用麻黄此种作用。而且麻黄可以振奋沉阳，如《金匮要略》的还魂汤，主治"卒厥暴死，及客忤、鬼击、飞尸，奄忽气绝，不觉口噤"，治疗此证甚为合适。

《金匮要略》水气篇又有："气分，心下坚，大如盘，边如旋杯，水饮所作，桂枝去芍药加麻黄附子细辛汤主之。""水饮"之证多与心力衰竭有关，此方证出自水饮篇，既有肺水肿的气促、胸满、双肺大量渗出之表现，又有体循环淤血的胃肠道水肿、肝大、腹水之表现。桂枝去芍药加麻黄附子细辛汤是麻黄附子细辛汤和桂枝去芍药汤的合方，《伤寒论》第21条，"脉促""胸满"，桂枝汤去芍药是仲景的定例，桂枝去芍药加麻黄附子细辛汤集桂枝汤及麻黄附子细辛汤两方的推动阳气运行的功效于一身，务求做到"大气一转，其气乃散"。

（四）木防己汤证

《金匮要略》痰饮篇有："膈间支饮，其人喘满，心下痞坚，面色黧黑，其脉沉紧，得之数十日，医吐下之不愈，木防己汤主之。虚者即愈；实者三日复发，复与不愈者，宜木防己汤去石膏加茯苓芒硝汤主之。"痰饮篇中还有对"支饮"的描述"咳逆倚息，短气不得卧，其形如肿"。从方证上看，这和肺心病的临床表现是相符的。"喘满""心下痞坚""咳逆倚息"是肺功能差，支气管痉挛所致的呼吸困难，甚至呼吸衰竭的表现；"面色黧黑"因为氧合差，造成发绀；"其形如肿"就是体循环淤血的表现，只是这个时候虽有体循环淤血，但不如真武汤证水钠潴留那么明显。从病机上看，虽也是阳虚气化不行，水饮留滞，但阳虚水泛不如真武汤明显，并有明显的瘀证。

此方由防己、桂枝、人参、石膏四味组成，防己、桂枝、人参三味利水活血强心，尚可解释，石膏一味，用十二枚如鸡子大，却难以解释，这应该是仲景石膏用量最大的好。仲景用药往往难以言喻，却有很好的效果，我们仍可按"方与证相应"的原则用之。

（五）己椒苈黄汤证

《金匮要略》痰饮篇"四饮"中，还有一种是"痰饮""其人素盛今瘦，水走肠间，沥沥有声"，这是肝淤血及胃肠道淤血，肝大，胃肠道水肿，食欲减退，大便秘结的表现。其实腹压升高，往往会加重心力衰竭，所以改善消化道症状，对于治疗心力衰竭有着相当重要的意义。究其病机，同样也是因为阳虚气化不行，而致水走肠间。

痰饮篇中有："腹满，口舌干燥，此肠间有水气，己椒苈黄汤主之。"此方由防己、椒目、葶苈子、大黄四味组成，主要有活血利水通腑之功，通过疏导有形之邪，推动阳气运行。如果腹腔胀气更为明显，腹压增高，腹痛拒按，大便秘结，如《伤寒论》太阴篇所说"膈内拒痛，胃中空虚，客气动膈，短气躁烦，心中懊恼"，则应选用大陷胸汤。此方由大黄、芒硝、甘遂三味组成，利水通腑之力更强。

（六）葶苈大枣泻肺汤证

《金匮要略》四饮中，还有一种是"悬饮"，仲景对"悬饮"是这样描述的，"饮后水流在胁下，咳唾引痛"，这和胸膜炎，胸腔积液的表现相类似。对于心力衰竭的患者，由于肺水肿也会引起胸腔积液。而且，肺部感染是诱发急性心衰发作最主要的原因。所以，"悬饮"的表现在心力衰竭患者中也是很常见的。

治疗上可以选用葶苈大枣泻肺汤，也可选用十枣汤。这两方也是通过疏导有形之邪，而使"大气一转，其气乃散"。

（七）验案举隅

例1：患者，姜某，男性，75岁，既往有高血压病、高血压性心脏病病史，1周前因急性支气管炎，开始稍大运动量后气促，但尚可平卧，伴胸闷，双下肢轻度浮肿，小便减少，每日尿量500mL，查体：心率95次/分，律齐，二尖瓣听诊区可闻及3/6舒张期病理性杂音，心界左下扩大，pro-BNP 3000pg/mL，舌暗淡胖，苔水滑，脉沉细。考虑慢性心功能不全急性加重，证属阳虚水泛，予真武汤温阳利水，并加桂枝，处方如下：

| 熟附子 25克（先） | 桂 枝 30克 | 白 术 30克 | 白 芍 15克 |
| 生 姜 10克 | 茯 苓 30克 | | |

上药取水800mL，煎取150mL，温服，日1剂。

服药4日，患者气促、肢肿症状好转，每日尿量2000～2500mL，守方继服1周后改炙甘草汤。

按：这是一个全心功能不全的患者，以气促、肢肿、尿少为主要表现，治疗上当以温阳利水为主。从方证上看与真武汤证相符，故用之，并加桂枝鼓舞心阳。

例2：患者，李某，男性，78岁，既往慢性阻塞性肺病，肺源性心脏病病史，3天前因肺炎诱发呼吸困难及心功能不全发作。刻诊：面色紫暗，喘促，胸闷，烦躁，肢端发绀，肢体浮肿不明显，小便量少但与平时相仿，500～600mL/天，查体：心率115次/分，心律绝对不齐，第一心音强弱不等，二尖瓣听诊区可闻及 5/6 舒张期病理性杂音，血氧 95%，pro-BNP 3500pg/mL，氧分压 88mmHg，二氧化碳分压 45mmHg，舌紫暗，苔水滑，脉沉细。予木防己汤，处方如下：

防 己 25克	桂 枝 30克	党 参 30克	石 膏 60克

上药取水 800mL，煎取 150mL，温服，日 1 剂。

服药 3 日，患者气促症状有所好转，可高枕卧位，心率：100 次 / 分，每日尿量 500 ～ 600mL，守方继服。1 周后心功能不全基本纠正。

按：这是一个肺源性心脏病的案例，与木防己汤的方证相符，故选用此方。

例3：患者，陈某，95 岁，前壁、下壁急性心内膜下心肌梗死，泵功能衰竭，血压低，靠多巴胺加多巴酚丁胺静滴维持血压 1 周，最后多巴胺用量为 2 ～ 3μg / kg·min，曾几次撤升压药，撤药后血压却难以维持。患者虽精神差，但神清，可完成简单对答，四肢轻度浮肿。舌淡胖，脉沉细。予桂枝去芍药加麻黄附子细辛汤，处方如下：

桂 枝 30克	熟附子 25克（先）	甘 草 10克	麻 黄 20克（先）
细 辛 5克	大 枣 10克	生 姜 10克	

上药取水 800mL，煎取 150mL，温服，日 1 剂。

17 点服药后，患者夜间兴奋，难以入睡，但无明显心律失常。次晨尝试撤升压药，血压可维持在正常范围。

按： 这是一个心源性休克的案例，当需桂枝去芍药加麻黄附子细辛汤振奋沉阳。麻黄剂服药后有明显的兴奋作用，所以患者服药后会兴奋、失眠，如非必须，还是建议下午3点前服药。

五、仲景辨治咳嗽方证刍议

咳嗽主要分为急性咳嗽（2 周以内），迁延性咳嗽（2～4 周），慢性咳嗽（4 周以上）。急性咳嗽主要是急性上呼吸道感染、急性支气管炎、急性鼻窦炎、过敏性鼻炎、慢性支气管炎急性发作、支气管哮喘；迁延性咳嗽和慢性咳嗽，主要是呼吸道感染和感染后咳嗽、咳嗽变异性哮喘、上气道咳嗽综合征（鼻后滴漏综合征）、迁延性细菌性支气管炎、胃食管反流、心因性咳嗽、过敏性咳嗽、耳源性咳嗽、药物诱发性咳嗽。

仲景有《金匮要略·肺痿肺痈咳嗽上气病脉证治》《金匮要略·痰饮咳嗽病脉证并治》专篇论述咳嗽的治疗。麻杏石甘汤、千金苇茎汤、桔梗汤、葶苈大枣泻肺汤、小青龙汤、苓甘五味姜辛汤、苓甘五味姜辛夏仁汤、麦门冬汤等都是治疗咳嗽的名方。本文选其中最有代表性的半夏厚朴汤证和小青龙汤证，进行讨论，与同道共飨。

（一）半夏厚朴汤证

半夏厚朴汤出自《金匮要略·妇人杂病脉证并治》："妇人咽中如有炙脔，半夏厚朴汤主之。"

半夏 一升	厚朴 三两	茯苓 四两	生姜 五两
干苏叶 二两			

上五味，以水七升，煮取四升，分温四服，日三夜一服。

《局方》称半夏厚朴汤为"四七汤"或叫"七气汤"，谓可治七气（寒、热、喜、怒、忧、愁、愤）。可见，此方是治疗精神症状的效方。

所谓"咽中如有炙脔"，即《千金要方》中所说的："胸满，心下坚，咽中帖帖如有炙脔，吐之不出，吞之不下。"《医宗金鉴》称之为梅核气。

半夏厚朴汤可用于治疗热象不显的咳嗽，主要症状为咽喉异物感，咽痒、咽痛，干咳频频，痰少，色白，稍有刺激便引起咳嗽。讲话吸气时，吸入冷空气或者粉尘时，睡眠醒来时，皆会引发咳嗽，甚至由此引起胸闷、失眠等。

很多时候呼吸道感染和感染后咳嗽、上气道咳嗽综合征、胃食管反流、过敏性咳嗽都有可能出现这样的症状，主要是因为上呼吸道，特别是咽喉部黏膜反应性增高引起。

此方治疗咳嗽主要依靠半夏的利咽作用。

第312条："少阴病，咽中伤，生疮，不能语言，声不出者，苦酒汤主之。"第313条："少阴病，咽中痛，半夏散及汤主之。"这两方都是仲景治疗咽痛，咽中溃烂的方剂。

仲景用半夏皆为生半夏，看这两个方的煎煮法；只是将半夏"洗"去粘潺后，煮三沸，只煮三沸，半夏尚未全熟，所以仲景所用的半夏并不是今天所用的，制得性味全无的法半夏。半夏治疗咽痛，咽中溃烂，可能主要就是靠半夏对咽喉局部黏膜的刺激，以达去腐生新的作用，由何得知？试看两方的服法，苦酒汤是"少少含咽之"，半夏散及汤是"少少咽之"，这样做就是要延长药物在咽喉的停留时间。当然这两个方证的"咽中伤，生疮"并非一般之咽喉红肿，要求半夏的作用也与其他方用半夏不同，因此煎法不同。

除了上述几个方外，麦门冬汤治"大逆上气，咽喉不利"，此方中的半夏也有利咽的意思。

黄仕沛老师用半夏厚朴汤的同时多配合桔梗汤和诃黎勒散治疗。《伤寒论》第311条："少阴病二三日，咽痛者，可与甘草汤；不差者，与桔梗汤。"仲师的诃黎勒散是治疗下利的"气利，诃黎勒散主之"。黄师以诃黎勒散治疗咳嗽，主要源于刘河间《宣明论方》的诃子散，此方便是甘桔汤加诃子，治咽痛声瘁，失音不能言语。《丹溪心法》中又有诃子散（诃子、甘草、桔梗、木通），治咳嗽，声不出。

（二）小青龙汤证

《伤寒论》第40条："伤寒表不解，心下有水气，干呕，发热而咳，或渴，或利，或噎，或小便不利、少腹满，或喘者，小青龙汤主之。"

麻黄（去节），芍药，细辛，干姜，甘草（炙），桂枝（去皮）各三两，五味子（洗）半升，半夏（洗）半升。

小青龙汤是仲景治喘的名方，这个不必赘述。此方证最大的特征是咳嗽，痰白量多，起泡。这种咳嗽对于慢性支气管炎来说，还是比较常见的。

《金匮要略·肺痿肺痈咳嗽上气病脉证治》："肺痿吐涎沫而不咳……此为肺中冷，必眩，多涎唾，甘草干姜汤以温之。"此方是仲景治疗分泌物澄澈清冷的主方。小青龙汤含甘草干姜，且干姜用量三两，较甘草干姜汤的二两用量还大，所以治疗痰白量多、有气泡，会收到很好的疗效。

"肺胀，咳而上气，烦躁而喘，脉浮者，心下有水，小青龙加石膏汤主之"。

虽说甘草干姜汤治疗分泌物澄澈清冷，但是长时间咳嗽，往往会有郁热。很多病人虽然痰白起泡，却口干、苔黄，这个时候就要加石膏，起到"偷盗上焦"的作用，小青龙汤还是可以用的。

很多上气道咳嗽综合征（鼻后滴漏综合征）的病人，会出现喷嚏频频，鼻涕清稀量多，咳嗽，痰白，这种情况用小青龙汤也是很合适的。"肺痈胸胀满，一身面目浮肿，鼻塞清涕出，不闻香臭酸辛，咳逆上气，喘鸣迫塞，葶苈大枣泻肺汤主之。小青龙汤亦主之"。如此看来，可以说与此证是丝丝入扣的。

射干麻黄汤是从小青龙汤衍化过来的，为小青龙汤去干姜，加射干、紫菀、冬花、生姜，治疗"咳而上气，喉中水鸡声"，此方与半夏厚朴汤一样有咽喉部的刺激症状，但较半夏厚朴汤证，咳嗽、喘鸣的感觉更加明显，所以用麻黄，而且麻黄用量比小青龙汤还大，用四两。痰液还是有，但是较小青龙汤证少，而且不会清稀、起泡，所以不用干姜。

六、再论《温病条辨》的学术价值和地位

清末民初，岭南伤寒"四大金刚"之一易巨荪曾说"温病条辨陋书也"，此说未免有失偏颇。《温病条辨》是温病学派的经典著作，此书令温病学说得以发展、定型，使世间无人不知"桑菊""银翘"。但是，如果将《温病条辨》提到作为中医"四大经典"之一的高度，此书的学术性和实用性，与这样一个高度是否相符，则需要我们重新评估。

（一）《温病条辨》溯源

仔细研读《温病条辨》不难发现，该书大部分的东西是源于《临证指南医案》《黄帝内经》《伤寒论》和《温疫论》的。

《温病条辨》共有处方 208 首，未经化裁的伤寒方共 36 首，占全书方剂的 17%。经过化裁的伤寒方共 73 首，占全书方剂的 35%，未经化裁和经过化裁的伤寒方占《温病条辨》所有方剂中的 52%。除上面 73 首经化裁的

经方外，源于经方，却被吴氏化裁得面目全非的方有共 22 首，占全书方剂的 10.6%，加上前面的 52%，已经是 62.6% 了。也就是说，《温病条辨》半数以上的方剂源于伤寒。

书中源于《临证指南医案》的方剂大约有 105 首，占全书方剂的 49%，其中 88 条是经过化裁的经方以及源于经方但化裁得面目全非的方，占全书方剂的 45%，占前面所讲的 95 条经过化裁仍似经方或已经面目全非的方剂的 89%。虽然吴鞠通往往没有明确指出，但《温病条辨》中诸多条文是直接抄录叶案，并将叶天士的处方冠以方名而形成的。《温病条辨》的青蒿鳖甲汤、三仁汤、三石汤、三才汤、清营汤、沙参麦冬汤，以及 8 条加减复脉汤、5 条加减正气散的加减法均源于《临证指南医案》。

吴氏在《温病条辨》中曾 22 次批驳吴又可的《温疫论》，但书中的桃仁承气汤、瓜蒂散等方却是源于《温疫论》的。

1.《温病条辨》与《伤寒论》的渊源

《温病条辨》中许多方剂源于伤寒。伤寒方占《温病条辨》所有方剂中的 52%，可见伤寒方在治疗温病中发挥着很大的作用。诚如陶节庵所说"寒温之异，在表证不在里证"，这是相当有道理的。

根据我们的统计结果，在中、下焦篇伤寒方均占一个极其重要的比重（见表 1）。温病和伤寒的区别主要在初期，临床表现有较大差别；到了所谓营、血分，中、下焦临床表现与伤寒类似，所以依证用药时，在中、下焦篇伤寒方便占有这么重要的比重了。此统计只涉及未化裁及经过化裁的经方，化裁得面目全非的暂不统计。

表1　上、中、下三焦经方所占比例比较

	未化裁	经过化裁	经方合计	处方合计
上焦	.5（9%）	8（15%）	13（24%）	54
中焦	16（18%）	39（45%）	55（63%）	87
下焦	15（23%）	26（40%）	41（63%）	65

如果仔细阅读《温病条辨》，我们不难发现吴鞠通写《温病条辨》的时候，并没有另立温病于伤寒之外的意思，吴氏在凡例中说《温病条辨》只是"实可羽翼伤寒"，补充伤寒不足之方证而已。所以，伤寒、温病之争，可能只是后人曲解前人之意而引发的。

2.《温病条辨》与《临证指南医案》的渊源

《温病条辨》以条文分证的形式，列出方证，定出方名，并附自注。使读者有"纲举目张，一目了然"之感，故能成为温病学派的经典。但是，《温病条辨》的许多方证是通过归纳《临证指南医案》中的医案而拟定的。书中提及叶天士共25次，其中《温病条辨·原病篇》13次。

叶天士是善用经方的大家，程门雪认为："天士为善用经方之法者，历来诸家之用经方，当以此翁为最善于化裁。"据张文选在《叶天士用经方》中指出，叶天士常用的经方有108首，其中桂枝汤、炙甘草汤等方，每方的医案多达80余案。《温病条辨》总结了叶案，也承袭了叶氏运用、化裁经方的临床风格。

《临证指南医案》是叶氏日常临床医案的一部流水账式的记录，记录的是叶天士的一人一时一案，所以徐灵胎在咳嗽门下，批叶案"乃逐日之总薄"。此书并非出自叶氏之手，只是后人编辑成书。吴鞠通自己在晚年著作《医医病书》中也说："近代叶氏医案，精详者多，粗疏者少，远胜陶、龚、李三氏等书，今日南方人多喜读之。然不读古书，不能得其要领，但袭皮毛以谓叶派。叶氏之书，本不易读，盖其书用古最多，读之不知其来路，不能领会其用意。而其书集于门人之手，往往有前无后，散金碎玉，不能全备，非其真有天分功夫者，不能读也。且不读内经、金匮，不知其妙不能用也。"但是，吴氏自己也并非叶天士的亲炙弟子，他按《临证指南医案》的文字归纳出来的方证，是否像徐灵胎所说："窥附其门墙，盗取其余论者，事事相反。"或者像他自己所说"有前无后"呢？

吴氏既然是总结叶氏的经验，却在"卫气营血辨证"的基础上，又另立"三焦辨证"，这更使人匪夷所思。吴氏的"三焦"又非《黄帝内经》之"三焦"。故曹颖甫才有"变乱六经而主三焦"之叹。恽铁樵亦曾有文章"驳吴鞠通三焦说之谬"。

《温病条辨》中很可能混入了背离叶天士的临床经验，这些临床经验可能是由吴鞠通推衍得出的东西。

（二）再读《温病条辨》

1.《温病条辨》是吴鞠通初期的著作

吴鞠通生于 1758 年，死于 1836 年（79 岁）。

根据《温病条辨》吴鞠通的自序，他 19 岁丧父后，"慨然弃举子业专事方术"。7 年后，在"检校《四库全书》"时，得明吴又可《温疫论》，"进与病谋，退与心谋，十阅春秋，然后有得，然未敢轻治一人"。36 岁时，北京温疫大流行，死者不可胜数。一般医家沿用伤寒之法治疗温病，常常失败。他在诸友敦促下开始治病，不到 1 个月，"大抵已成坏病，幸存活数十人"。他通过几年的临床实践，"采辑历代名贤著述，去其驳杂，取其精微"，决心写一部温病专著，并创立"三焦辨证"作为温病的辨证方法。（1798 年）41 岁时，在同乡汪瑟庵先生的劝说下，为了'益于民生'，开始苦心孤诣著书。（1813 年）55 岁时，终于写成《温病条辨》并刊行。

吴鞠通虽是 19 岁开始自学中医，但一直到 36 岁才正式行医。他 40 岁开始写《温病条辨》，创立"三焦辨证"也是 40 岁上下。他"进与病谋，退与心谋，十阅春秋"，当时的理论水平毋庸置疑。但是，对于一个真正开始临床实践没几年的医生，他写《温病条辨》时，里面的方，他是否都用过，而且在临床应用中有自己心得呢？《温病条辨》中某些东西可能并不是从不断的临床实践中得来的，而是闭门造车推衍出来的。

2.《温病条辨》与《吴鞠通医案》的比较

《吴鞠通医案》记录了吴氏从 1793 年（癸丑年）（35 岁）到 1827 年（丁亥年）（70 岁）的医案。

《温病条辨》中，白虎汤石膏不用一斤而用一两；麻杏石甘汤麻黄不用四两而用三钱，木防己汤不用鸡子大十二枚用石膏六钱。似乎吴氏继承了叶氏淡薄清灵的风格。

但是观《吴鞠通医案》里面用石膏的医案有 41 则，其中石膏用量超过一两的有 21 则（51.2%）。他用木防己汤，石膏每每用至四两、六两、八两、一斤。最为典型的是，痰饮门吴案前后共服三十余帖，计石膏三百数十两。痰饮门赵案指出"石膏用少，万不见效，命且难保"，此案"前后共用石膏百斤之多"。《吴鞠通医案》的用药风格似乎与《温病条辨》大不相同。

吴鞠通 73 岁时（1831 年）著述《医医病书》，此书多处批评苏派医生用药轻淡的风格，"用药以三分、五分、八分、一钱为率。候其真气复而病自退，攘为己功；稍重之症，即不能了。为自己打算则利，其如人命何？"

并提出："如暑温、痹证、痰饮脉洪者，用石膏每至数斤，数十斤之多，是其常也。"他在绍兴曾治一赵姓友人，"石膏竟用至一百七八十斤之多"，这个所谓赵姓友人应该就是《吴鞠通医案·痰饮》的赵案。

有人提出，吴氏用药风格是否随着他临床经验的增长，有所改变？

吴氏医案大多未标年份，包括前面痰饮门的吴案、赵案，这影响了我们对吴氏用药风格演变的总结。但是标注年份，而石膏用量超过一两的包括：1793年温疫门史案；1802年湿温门王案；1804年温疫门杨案、温毒门王氏案；1812年温疫门梁案；1825年痹门杨氏案、赵案。

试看《吴鞠通医案·温疫》史案："史氏二十七岁癸丑年（1793年）七月初一日，温热误汗于前，又误用龙胆芦荟等极苦化燥于后，致七月胎动不安，舌苔正黄，烂去半边。目睛突出眼眶之外，如蚕豆大。与玉女煎加犀角（现用水牛角代）。以气血两燔，脉浮洪数极故也。"

| 石膏 四两 | 知母 一两 | 炙甘草 四钱 | 犀角 六钱 |
| 粳米 一撮 | 细生地黄 六钱 | 麦冬 五钱 | |

从上述医案看出，吴氏用一两以上石膏的医案，从他35岁（1793年）开始一直到68岁（1825年）都有，而35岁正是吴氏刚刚开始行医的时候，45岁（1802年）则是吴氏刚刚完成《温病条辨》的时候。

也是这个时候，《吴鞠通医案》中记录了吴氏最典型的经方医案，鞠通自医案（桂枝案），吴氏40岁1797年（丁巳年）；肿胀门陈案，吴氏36岁1794年（甲寅年）。

由此看来，吴氏的用药风格，并不是到晚年才改变的，那么我们应该如何理解《吴鞠通医案》与《温病条辨》用药风格的不同呢？吴氏似有为写书而写书之嫌。

3.《温病条辨》中的错讹条文

《温病条辨·上焦篇》第4条："太阴风温、温热、温疫、冬温，初期恶风寒者，桂枝汤主之。"按语中有："按仲景《伤寒论》原文，太阳病（谓如太阳证，即上文头痛，身热，恶风，自汗也）。"此语并非出自《伤寒论》。

《温病条辨·中焦篇》第51条："湿伤脾胃两阳，既吐且利，寒热身痛，或不寒热，但腹中痛，名曰霍乱。寒多，不欲饮水者，理中汤主之。热多，欲饮水者，五苓散主之，吐利汗出，发热恶寒，四肢拘急，手足厥冷，四逆汤主之。吐利止而身痛不休者，宜桂枝汤小和之。"按语中有"奈时医不读《金匮》，不识病源，不问轻重"，其实这些条文并非源于《金匮要略》，而是源于《伤寒论》第386条和第387条。

《温病条辨·中焦篇》第65条，按语中有"《金匮》谓'经热则痹'"，他在《吴鞠通医案·痹门》杨案中未标明出处，而再次引用此语，但此语并不是出自《金匮要略》的。在《临证指南医案·痹门》5次出现此语，如李案、洪案及某案有"《金匮》云'经热则痹，络热则痿'"，另一则某案及又案则有"仲景以经热则痹，络热则痿"之语，所以吴鞠通也认为此语出自《金匮要略》。

《温病条辨·下焦篇》第24至26条，猪肤汤、甘草汤、桔梗汤、苦酒汤的条文，是对《伤寒论》第310条至第312条的篡改，并冠以温病之名。

《温病条辨·下焦篇》第30条："热病经水适至，十余日不解，舌萎饮冷，心烦热，神气忽清忽乱，脉右长左沉，瘀热在里也，加减桃仁承气汤主之。"按语中引邵新甫云："考热入血室，《金匮》有五法。"《金匮要略·妇人杂病脉证并治》中第1～4条及《伤寒论》第143～145条皆论及热入血室，但并未见关于邵氏第5条"明其一证而有别因为害，如痰潮上脘，昏冒不知，当先化痰，后除其热"的论述。

由上述条文可见，《温病条辨》中很多引用《伤寒论》的条文，都是原文错讹。

再看《温病条辨·下焦篇》第31条："温病愈后，嗽稀痰而不咳，彻夜不寐者，半夏汤主之。"按语中有，"《素问》云：'胃不和则卧不安，饮以半夏汤，覆杯而卧'"。"胃不和则卧不安"出自《素问·逆调论》，但半夏秫米汤则出自《灵枢·邪客论》："饮以半夏汤一剂，阴阳已通，其卧立至……故其病新发者，覆杯而卧，汗出则已矣，久者三饮而已也。"对《黄帝内经》原文，张冠李戴，不甚严谨。

这么一本以总结前人方药为主的书，对原文这样随意地引用，使我们对《温病条辨》的严谨性产生疑问。胡希恕也曾批驳此书为"诬古人而误后世"。

（三）历代医家对《温病条辨》的评述

清·叶霖著的《增批温病条辨》痛斥吴氏是"剽窃"。他说："其自条自辨，多剽窃《临证指南》，一字不移，惟捏造方名，以为己撰而欺世，不知《临证指南》，乃叶氏门诊底簿，为其门人汇集成书，是否治效，抑或债事，不得而知，故瑕瑜互见，何可作为后学之矜式哉！"除此之外，亦有多个医家对《温病条辨》加以批驳。除了叶霖以专著批驳吴氏之外，还有胡希恕的《温病条辨拾遗》、何平叔的《点评温病条辨》、柴中元的《老医说医——外感指迷》。此外如王孟英、柳宝诒、陆九芝、恽铁樵、张锡纯、章巨膺、曹颖甫等均对该书的某些问题作过批判。

1.《胡希恕讲＜温病条辨＞拾遗》关于《温病条辨》的评述

经方大家胡希恕认为，"仲景所著《伤寒论》以六经名病，乃述万病一致的病理生理规律""慎勿为后世家言所误，谓仲景书只论寒而不讲温也"。温病对于中医学的贡献，只是增加了一些有效的方证而已。

吴鞠通认为温病最易伤阴，"存得一分津液，即有一分生机"。不过吴氏赖以成名的清热和养阴之法，却源于《伤寒论》。胡老在《胡希恕讲＜温病条辨＞拾遗》中指出，吴氏的"清热法之白虎汤、承气汤、瓜蒂散、栀豉汤、泻心汤辈等多直接来源于仲景书""八首复脉汤加减方就是直接从炙甘草汤加减而成，其他滋阴方亦是直接或间接从竹叶石膏汤、麦门冬汤、百合地黄汤、栝蒌牡蛎散、芍药甘草汤、黄连阿胶汤等加减变化出来"。

2.《经方实验录》关于《温病条辨》的评述

曹颖甫在《论吴鞠通温病条辨》一文中提到"今鞠通之书，重要方治，大率原本《伤寒》《金匮》，而论断大纲，乃变乱六经而主三焦，使近世以来医家，不复能读仲景书，不得谓非鞠通之罪也。"这是曹氏对《温病条辨》一书所有论述的总的概括。曹颖甫及他的徒弟姜佐景在《经方实验录》中，也进一步有理有据地展开了这个观点。

①《伤寒论》中有治疗"太阳温病"的方剂

仲景并非只设温病之门，而未设方，葛根汤是治仲景太阳温病的主方。合"太阳病，发热，而渴，不恶寒者为温病""太阳病，项背强几几，无汗，恶风，葛根汤主之"二条为一。曰："葛根汤主治温病者也。"（葛根汤证封姓缝匠案）

②《温病条辨》的主要方剂源于《伤寒论》

第一，《温病条辨》的辛凉甘润法源于麻杏石甘汤

"辛凉甘润是温热家法也""然则统辛凉甘润法之妙药，总不出麻杏石甘汤之范围""辛凉甘润药系从麻杏石甘汤脱胎，向平淡方向变化，以治麻杏石甘汤之轻证也可，若谓辛凉甘润法为温病家创作，能跳出伤寒圈子者，曷其可哉？"其实，吴鞠通的"桑菊""银翘"之剂，只是脱胎于麻杏石甘汤，只能治轻证。在《温病条辨·上焦篇》第4条，吴鞠通自己也明确提出这一点，"今人亦间有用辛凉法者，多不见效，盖病大药轻之故"。若病情较重，"桑菊""银翘"病重药轻，不能中病，所以《温病条辨·下焦篇》第48条又有："喘，咳，息促，吐稀涎，脉洪数，右大于左，喉哑，是为热饮，麻杏石甘汤主之。"

第二，增液汤并没有通腑行滞之功

"至吴鞠通之增液承气汤，其功原在承气，而不在增液。若其单独增液汤仅可作病后调理之方，绝不可倚为病时之主要之剂"。对此，吴鞠通本人也是有同样认识的，《温病条辨·中焦篇》第11条："服增液汤已，周十二时观之，若大便不下者，合调胃承气汤微和之。"所以说，吴氏也知道增液汤并没有通腑行滞之功。

③《温病条辨》某些方证，用经方的角度衡量，值得商榷

《温病条辨·上焦篇》第8条"太阴温病，脉浮大而芤，汗大出，微喘，甚至鼻孔扇者"，并非白虎加人参汤证，应如《伤寒论》第63条"发汗后，不可更行桂枝汤，汗出而喘。无大热"，选用麻杏石甘汤。

④"变乱六经而主三焦"之举谬也

温病学家认为"温热虽久，在一经不移""初病手经，不当用足经方"。但是伤寒之足经以太阳为首，温病的手经以太阴为首。温病学家又说："三焦不得从外解，必致成里结。"内结就是结在胃与肠，胃不就是足阳明经吗？不就是手经传至足经吗？吴氏在六经辨证外另立三焦辨证，实谬也。

"伤寒温病之争辩，至有清一代为最烈，伤寒家之斥温病，犹严父之逐劣子，认为不屑教诲。温病家之排伤寒，如蛮族之抗敌国，指为不共戴天。"（调胃承气汤证沈宝宝案）由于《温病条辨》及三焦辨证的流传，后世温病与伤寒之争更为激烈。几乎到了曹氏所说"不复能读仲景书"的程度。

不过，如陆九芝所说："温热之病，本隶于《伤寒论》中，而温热之方，并不在《伤寒论》之外。"又如曹氏师徒所说："所谓温热伤寒之分，废话而已，废话而已！"（《经方实验录》白虎汤证江阴缪姓女案）"我将融温热于伤寒之中，而不拒温热于伤寒之外。"（《经方实验录》调胃承气汤证沈宝宝案）

（四）对伤寒和温病进行比较

1. 似乎吴鞠通的所谓"寒温始终不同"，并不成立

①表证一般都伴有恶寒

《伤寒论》第3条："太阳病，或已发热，或未发热，必恶寒，体痛，呕逆，脉阴阳俱紧者，名为伤寒。"第2条："太阳病，发热汗出，恶风，脉缓者，名为中风。"后世又有所谓："有一分恶寒，就有一分表证。"现代，唐亚2008年在《时珍国医国药》曾发表文章，探讨表证与恶寒发热之间的关系，结果表明在123例表证患者中，出现恶寒发热并见的有49例（39.84%），只出现恶寒的有42例（34.15%），只出现发热的有17例（13.82%），无明显寒热者15例（12.20%）。可见表证一般都伴有恶寒。

②温病初起是否会"恶风寒"

《伤寒论》第6条："太阳病，发热而渴，不恶寒者为温病。"似乎是否

"恶寒"是温病和伤寒、中风的鉴别要点。温病初起是否会"恶风寒"？如果说温病"不恶寒"，那么温病就没有表证阶段？

《伤寒论》阳明病篇第182条有，"问曰：阳明病外证云何？答曰：身热，汗自出，不恶寒反恶热也"。第183条，"问曰：病有得之一日，不发热而恶寒者，何也？答曰：虽得之一日，恶寒将自罢，即自汗出而恶热也"。可见，阳明病的但热不寒，只是化热极速，恶寒时间极短，甚至感觉不到。那么《伤寒论》的第6条所谓"发热而渴，不恶寒"，可能也是上面讲的这种情况，甚至有人说，仲景的温病可能是阳明病。

对于温病初起无风寒，温病学派也有类似见解。叶天士在《温热论》中有"温邪则化热最速"，可见在叶氏看来温病初起还是有"恶风寒"的过程，只是迅速化热而已。《温病条辨》第3条的按语，指出吴又可认为："温病之恶寒，肺合皮毛而亦主表，故亦恶风寒。"可见吴又可认为，温病在表证阶段也是会"恶风寒"的。

《温病条辨》对温病初起是否会"恶风寒"的论述则是前后矛盾的。

《温病条辨·上焦篇》第3条："头痛，微恶风寒，身热自汗，口渴，或不渴，而咳，午后热甚者，名曰温病。"就是说，"温病"应该是"恶风寒"的，只是症状不重。

第4条"风温、温热、瘟疫、冬温，初起恶风寒，桂枝汤主之"，紧接着又说"但热不恶寒而渴者，辛凉平剂银翘散主之"。也就是说温病初起，有可能"恶风寒"，有可能"不恶寒"。

第4条的按语中又指出"仲景所云不恶风寒者，非全不恶风寒也，其先亦恶风寒，迨既热之后，乃不恶风寒耳"，但仲景讲的是伤寒，温病是不会如仲景所说"恶风寒"的，"温热之邪，春夏气也，不恶风寒，则不兼寒风可知"，所以"治以辛凉，佐以苦甘"。如此看来，吴氏似乎认为温病初起绝不会"恶风寒",那他桂枝汤主之的是何证?

第 5 条又提出"太阴温病,恶风寒,服桂枝汤已",这与前面又前后矛盾。可见,吴鞠通自己对温病初起是否会"恶风寒"根本拿不准。

虽然吴鞠通对温病初起是否会"恶风寒"的论述是前后矛盾的,但总的来说他还是认为温病初起是会"恶风寒"的。正如吴鞠通在《温病条辨·上焦篇》第 3 条的按语中所说"头痛、恶风寒、身热自汗,与太阳中风无异",不是"温病"和"伤寒"的鉴别要点。

③"脉数""渴""咳""午后热甚"亦非"伤寒""温病"鉴别要点

按语:"头痛、恶风寒、身热自汗,与太阳中风无异,此处最足以相混,于何辨之? 于脉动数,不缓不紧,证有或渴、或咳、尺热,午后热甚辨之。"

吴氏认为温病之脉象既不是太阳中风之"缓",也不是太阳伤寒之"紧",而是"动数"。温病学派大多认为"脉数"是"温病"主要的脉象特征,试看《61 例传染性非典型肺炎患者入院时中医证候分析》中总结出的脉象,脉象浮数 40.98%,滑数 21.31%,濡数 24.59%。

不过要知道,仲景的麻黄汤、桂枝汤都可以见数脉,数脉也是麻黄汤、桂枝汤的使用依据之一。《伤寒论》第 52 条:"脉浮而数者,可发汗,宜麻黄汤。"第 57 条:"伤寒,发汗已解,半日许复烦,脉浮数者,可更发汗,宜桂枝汤。"此外五苓散也有"脉浮数,烦渴"。

其实"数则为热",这里的"热",指的是"发热",并不一定是病机属热。而太阳中风之脉缓是相对太阳伤寒之脉紧而言,是指脉形,缓非缓慢,非相对数而言。以"脉数"作为"伤寒""温病"的鉴别要点,是不成立的。

"渴""咳""尺肤热""午后热甚"亦非"伤寒""温病"的鉴别要点。

仲景的小青龙汤、小柴胡汤、五苓散、猪苓汤、白虎加人参汤等证皆有"渴"，有"咳"的方证就更多了。"尺肤热"也只是发热的一种表现，体温升高，尺肤必热。"午后热甚"也只是发热的一种热型，"伤寒"也会出现这种热型，如"日晡潮热"也是午后发热更甚，见于柴胡加芒硝汤、大承气汤、大陷胸汤。

④ "温病忌汗"是否成立

吴鞠通提出"温病忌汗"，但《温病条辨》中却仍有关于"汗法"的论述。

吴氏在《温病条辨·上焦篇》第4条列桂枝汤为第一方之后，在《温病条辨》中还3次论及桂枝汤。

《温病条辨·补秋燥胜气论》第3条，"伤燥，如伤寒太阳证（头痛、身痛、恶风寒），有汗，不咳，不呕，不痛者，桂枝汤小和之"。《温病条辨·中焦篇》第51条，霍乱"吐利止而身痛不休者，宜桂枝汤小和之"。《温病条辨·下焦篇》第33条，"温病解后，脉迟，身凉如水，冷汗自出，桂枝汤主之"。可见，吴鞠通对桂枝汤的疗效是深信不疑的。吴氏用汗法治疗表证，并不限于暑温，他4次提及桂枝汤，可见风温、温热、瘟疫、冬温，甚至秋燥，都是可以用桂枝汤的。

如此说来，吴氏并不是为了遵从仲景，才把桂枝汤列为《温病条辨》第一方的。

《温病条辨·暑温》"手太阴暑温，如上条证，但汗不出者，新加香薷饮主之""得汗止后服"，也就是说，吴氏认为"暑当与汗皆出，勿止"，暑温表证当从汗解。所以吴氏提出"温病最忌辛温，暑病不忌者，以暑必兼湿，湿为阴邪，非温不解"，并选用辛温的香薷发汗。或因"发汗之后，大汗不止，仍归白虎法"，而改用白虎汤。

由此可见"温病忌汗"也是不成立的。

2. 桑菊饮、银翘散皆为轻剂，治疗"温病"难以取效

名医章次公认为："温病伤寒之争，为清医一大公案……今之俗医以伤寒温病，截然两途，偶有葛根主治之证，偏以葛根性能升发，舍之不用，而用吴鞠通之银翘散、桑菊饮，病轻者幸能为力，重者必火势燎原而后已。"

《内经·阴阳应象大论》有"其在皮者，汗而发之"，《内经·生气通天论》又有"体若燔炭，汗出乃散"。"汗法"是治疗表证的大法，是否取效，关键在于发汗的程度。桑菊饮、银翘散实属轻剂，并不像临床上某些医生认为的，桑菊饮、银翘散是温病初期的唯一大法。如果凡是发热、感冒便用之，必然会病重药轻，不能取效。

吴鞠通自己早就明白这一点，因此他在《温病条辨·上焦篇》第4条首先提出"温毒、暑温、湿温、温疟不在此例"，按语中又说，"盖病大药轻之故"。可见吴氏知道作为辛凉平剂的银翘散发汗的力度不够，对于表证是难以取效的。

《温病条辨·上焦篇》第5条又提出："太阴温病，恶风寒，服桂枝汤已，恶寒解，余病不解者，银翘散主之；余证悉减者，减其制。"吴氏自己知道银翘散发汗解表力弱，所以提出可以作为善后之法，不过如胡希恕说："银翘散药物平淡，用于温病初起尚适，不过多汗渴甚，仍须加石膏。"所以说："银翘散亦非可作善后之策。"

服桂枝汤后，若病不解，当如第25条，桂枝证仍在，"与桂枝汤""若形似疟，一日再发者""宜桂枝二麻黄一汤"。第26条："服桂枝汤，大汗出后，大烦渴不解，脉洪大者，白虎加人参汤主之。"第28条："仍头项强痛，

翕翕发热，无汗，心下满微痛，小便不利者，桂枝去桂加茯苓白术汤。"还有第29条，甘草干姜汤、芍药甘草汤、调胃承气汤、四逆汤。当如第16条所说"观其脉证，知犯何逆，随证治之"，并不是银翘散所能解决的。

《温病条辨·上焦篇》第6条："太阴风温，但咳，身不甚热，微渴者。辛凉轻剂桑菊饮主之。"其实无论是感冒后，以干咳、咽痒、痰少或无痰的半夏厚朴汤证，还是咳喘、痰白起泡的小青龙汤证，亦或是"汗出而喘，无大热"的麻杏石甘汤证，都不是桑菊饮这样的轻剂可治的。

3."温病"也可以用桂枝汤

清代，大多苏派医生认为，"南方无真伤寒"，仲景之麻桂仅施于北方人。但从方证对应的角度看，夏日的表证，与桂枝汤"发热汗出，恶风，脉缓"的方证是相对应的。曹颖甫《经方实验录》中录桂枝汤案6例，其中3例是暑天用的。其门人姜佐景曾叹曰："桂枝汤实为夏日好冷饮而得表证者之第一效方，又岂惟治冬日北地之伤寒而已哉。"曹氏也说："桂枝汤方独于夏令为宜也。"广东经方名家陈伯坛治两广总督谭钟麟暑天恶寒厚衣，发热汗出，月余不愈，陈伯坛以1剂桂枝汤用九钱桂枝，次日痊愈。

吴鞠通、曹颖甫皆为江浙名医，陈伯坛则是岭南经方大家，他们在夏日使用桂枝汤的经验，使"温病忌汗""南方无真伤寒""桂枝下咽阳盛则毙"之说不攻自破。

4.吴鞠通并未能准确把握桂枝汤证

第一，吴氏以桂枝汤通治所有"恶风寒"的表证。

仲景治疗表证，有麻黄汤、桂枝汤、大青龙汤、葛根汤、小柴胡汤、桂麻各半汤、桂二麻一汤，桂枝二越婢一汤等汤，各方各有其方证。《伤寒论》第 2 条："发热汗出，恶风，脉缓者，名为中风。"第 12 条："太阳中风，阳浮而阴弱，阳浮者，热自发，阴弱者，汗自出，啬啬恶寒，淅淅恶风，翕翕发热，鼻鸣干呕者，桂枝汤主之。""恶风""汗出"是桂枝证的关键。而第 4 条仅以"恶风寒"作为桂枝证唯一的辨证要点，岂不是以桂枝汤通治所有"恶风寒"的表证？

第二，《温病条辨》的桂枝汤，实为桂枝加桂汤。

《温病条辨》所列桂枝汤，方中桂枝六钱，白芍二钱，比桂枝加桂汤，桂芍 5：3 的比例还大。桂枝加桂汤当治奔豚，"气从少腹上冲者"，而并非"太阴风温、温热、瘟疫、冬温，初起恶风寒者"。而吴氏这个 6：2 的比例不知是何用意？

由此可见，按吴鞠通所说"初起恶风寒，桂枝汤主之"，来治疗"温病"也是不对的。

综上所述，对于如非典型性肺炎这样的疾病，我们不能见到"发热""脉数"就认为是"温病"，不能见到"温病"就盲目地以银翘散主之。"温病"可以用桂枝汤，像非典这样以发热、恶寒、疼痛为主要表现的疾病，甚至可以用麻黄汤、大青龙汤。当须"观其脉证，知犯何逆，随证治之"。

（五）吴鞠通对其他经方方证的把握

《温病条辨·朱彬序》曰："余来京师，获交吴子鞠通，见其治疾，一以仲景为依归，而变化因心，不拘常格，往往神明于法之外，而究不离乎之中，非有得于仲景之深者不能。"诚然，《温病条辨》诸方，多是吴氏对经方的运用和化裁，吴氏确实是一位在临床中不断运用经方的大家，但这些运用和化裁，有一些是与仲景原意相悖的。

1. 关于加减复脉汤

吴鞠通治疗"心中憺憺大动"的加减复脉汤，是在炙甘草汤的基础上去人参、桂枝、大枣、生姜加白芍而成。吴氏认为："治温病之运用复脉汤，应当'去参、桂、姜、枣之补阳，加白芍收三阴之阴，故云加减复脉汤。在仲景当日，治伤于寒之结代，自有取于人参、桂枝、生姜、大枣，复脉中之阳；今治伤于温者之阳亢阴竭，不得再补其阳也。"此方作为"热邪劫阴之总司"或许尚能取效，但治疗"心中憺憺大动"是完全不符合仲景的用药原则的。

炙甘草汤治心悸的主药是桂枝，其他治悸的方均含桂枝，如：桂枝甘草汤、五苓散、苓桂术甘汤、苓桂甘枣汤、桂枝加桂汤、柴胡加龙骨牡蛎汤等。按《伤寒论》第21条，"脉促、胸闷"是去芍药的指征。

加减复脉汤等方，如此加减，就变成了一派养阴药的堆砌，作为纯养阴液尚可，欲要解决"心中震震""脉结代，甚者脉两至者""脉细促，心中憺憺大动，甚则心中痛"者，除去人参、桂枝无异于痴人说梦，徒有"复脉"之名，断无"复脉"之实矣！其实仲景以复脉汤治疗"脉结代，心动悸"，已经考虑到阴液不足了，故方中七分阴药，三分阳药，在大队养液之品中加人参、桂枝以定悸。正如姜佐景说得好："若疑生地为厚腻，桂枝为大热，因而不敢重用，斯不足与谈经方矣。"

同样，《温病条辨·中焦》第2条以减味竹叶石膏汤，治疗"脉浮而促"之证。《吴鞠通医案·温毒》陈案又云："余一生治病，凡促脉主以石膏，结脉主以杏仁。盖促为阳，属火，故以石膏得肺胃之阳。"吴氏认为脉促（数而时有一止）乃病邪向外之势，当以石膏达热出表，是与仲景脉促胸满用桂枝去芍药相违的。

2. 关于白虎汤"四禁"和"四大证"

《温病条辨·上焦篇》第9条："白虎本为达热出表，若其人脉浮弦而细者，不可与也；脉沉者，不可与也；不渴者，不可与也；汗不出者，不可与也；常须识此，勿令误也。"这就是所谓的白虎汤四禁。张锡纯在《医学衷中参西录》中，对此多有论述，他认为"其汗不出者，若内蕴有实热，正可助以白虎汤以宣布其热外达，是以恒有病热无汗，而其外达之力，亦能引内蕴之热息息自皮肤透出，使内热暗消于无形。且吴氏原谓白虎汤为达热出表之剂，何以又谓无汗禁用白虎乎？"吴氏视白虎汤为辛凉重剂，以其达热出表，不受叶天士"到气才可清气的约束。《内经·阴阳应象大论》有"其在皮者，汗而发之"，《内经·生气通天论》又有"体若燔炭，汗出乃散"。诚如张锡纯所说，作为辛凉发表之剂的白虎汤，怎么会"汗不出者，不可与"？

张氏又提出"又《伤寒论》用白虎汤之例，渴者加人参，其不渴而有实热者，单用白虎汤可知矣。吴氏则谓不渴者，不用白虎汤，是渴者可但用白虎汤无须加入人参也……吴氏欲辨明温病治法，而对于此二方竟混淆其用法如此，使欲用二方者至望其所设禁忌而却步，何以挽回温病中危险之证乎？"吴鞠通提出"不渴者"，不可与白虎汤，其实是混淆了白虎汤和白虎加人参汤。

"脉浮弦而细""脉沉"也不是禁用白虎汤的理由，下面会继续论述。

吴氏很可能根据《叶氏医案存真》中的"脉洪大，烦渴，汗出，阳明中暍，的系白虎汤候也。"而在《温病条辨·上焦篇》另立一白虎汤方证为"太阴温病，脉浮洪，舌黄，渴甚，大汗，面赤，恶热者，辛凉重剂白虎汤主之。"开后人提出白虎汤"四大证"之端，把白虎汤的应用引入歧途。

"大热"也就是高热，这样的表述并未见于《伤寒论》白虎汤的条文，白虎加人参汤明确提出"无大热"。上面所讲的《温病条辨》及《叶氏医案存真》亦均未提及"大热"。所以说，"四大证"中的"大热"是没有根据的。

《伤寒论》中提及"大汗"的有7条，3条是四逆汤证，4条是误汗的后果，如第26条，"服桂枝汤，大汗出后"的白虎加人参汤证。这7条里面，没有一条是白虎汤证。白虎汤方证的汗出，应如第219条所描述的，"发汗则谵语""自汗出"，而白虎汤证属阳明，其汗出也可能如第188条"伤寒转系阳明者，其人濈然汗出也"，也就是说绵绵不断地汗出，这样的汗出未必是"大汗"。

还要提出的一点是，发热与汗出往往被相提并论，但关于发热与汗出正确的关系应该是，高热时没有汗出，汗出则热随之便退。"大热"与"大汗出"是不可能同时并见的。

"大渴"见于《伤寒论》中白虎加人参汤的全部5条条文，却未见于白虎汤的条文。白虎汤发热不高，汗出不多，水分蒸发不严重，不应该出现"大渴"。

"脉洪大"也是白虎加人参汤的脉证，《伤寒论》第26条，"服桂枝汤"，本不该"大汗出"，却不慎"大汗出后"，引致阴液大伤，才会出现"脉洪大"。以"洪大""浮洪"作为白虎汤之脉，也是张冠李戴。白虎汤的脉象应该是"脉浮滑""脉滑"，同样用大量石膏的大青龙汤是"脉浮紧"，木防己汤则是"脉沉紧"。

3. 吴氏运用经方时的方证不相应

《吴鞠通医案》中用加减木防己汤的医案，用大量石膏，是因为"脉洪滑""脉洪大""脉洪数"，而不是因为这些病人的临床表现符合木防己汤的方证。而木防己汤的脉象却是"脉沉紧"，即便单从脉象而言，方与证都是不相应的。

鞠通自医案，"先暑后风，大汗如雨，恶寒不可解"，吴氏用桂枝汤治疗，桂枝用至八两。但此案其实并不是桂枝汤证，应该是《伤寒论》第20条："太阳病，发汗，遂漏不止，其人恶风，小便难，四肢微急，难以屈伸者，桂枝加附子汤主之。"

许叔微《伤寒九十论》就有一则类似的医案"有一李姓士人，得太阳，因汗后汗不止，恶风，小便涩，足挛曲而不伸，予诊其脉，浮而大"，用的就是桂枝加附子汤，三投而汗止，可见吴氏此案同样是方与证不相应的。

《温病条辨》中很多方证，用经方的角度衡量，值得商榷。

胡希恕在《胡希恕讲＜温病条辨＞拾遗》中指出，对于热闭神昏，吴氏最喜欢使用的"凉开三宝"，对于很多种情况是不适用的，而应该用大承气汤、大柴胡汤、抵当汤、桃核承气汤等活血通腑的方剂。又如，《温病条辨·中焦篇》第45条是五苓散证，无须四苓加厚朴秦皮汤；第46条是茵陈五苓散证，无须四苓加木瓜厚朴草果汤；第65条是麻黄连翘赤小豆汤证，无须中焦宣痹汤，这样的情况还有很多。

如前所述，姜佐景在《经方实验录》中提出《温病条辨·上焦篇》第8条"太阴温病，脉浮大而芤，汗大出，微喘，甚至鼻孔扇者"，并非白虎加人参汤证，应如《伤寒论》第63条"发汗后，不可更行桂枝汤，汗出而喘，无大热"，选用麻杏石甘汤。（调胃承气汤证沈宝宝案）

4.《温病条辨》的药味、药量加减

（1）《温病条辨》列桂枝汤为第一方，却实为桂枝加桂汤。

（2）《温病条辨》中白虎汤，大、小、调胃承气汤，茵陈蒿汤等均未按原方比例。白虎汤石膏只有一两、知母五钱，并不是《伤寒论》中石膏一斤、知母六两。《伤寒论》中大承气汤是大黄四两、厚朴半斤，《温病条辨》则改为大黄六钱、厚朴三钱。吴氏的茵陈蒿汤用茵陈六钱、栀子三钱、大黄三钱，而仲景则是茵陈六两、栀子十四枚、大黄二两。吴氏在《温病条辨》中，似乎秉承叶氏淡薄轻灵的风格，药量明显轻于仲景用量，而且比例也做出了改变。

仲景组方严谨，药量加减之后，就已经变成其他的方了，如小承气汤加六两厚朴、两枚枳实，变成了治"痛而闭"的厚朴三物汤。吴氏对药量的加减，违背了仲景严谨的组方原则。

（3）《温病条辨·上焦篇》的瓜蒂散，比《伤寒论》中多了一味栀子，而且是水煎服，并不是《伤寒论》中的以香豉一合，煮作稀糜。《温病条辨·中焦篇》的附子粳米汤则是以人参易大枣。药味加减后，这些方虽沿用《伤寒论》中的方名，但已经不是原方。

（4）《温病条辨》76%的方剂是从经方和前人的方化裁而来的，从半夏泻心汤化裁过来的有9首，从炙甘草汤化裁过来的有8首，从乌梅丸化裁过来的有7首。这么多的化裁，是否体现了吴氏在使用经方时的随意性？

试看半夏泻心汤的加减方，如半夏泻心去干姜、甘草，加枳实、杏仁；半夏泻心去人参、干姜、大枣、甘草，加枳实、生姜。仲景用药，加减一药必有加减一药的道理，半夏泻心去干姜、甘草，甚至去人参、干姜、大枣、甘草，这样还能叫半夏泻心汤？更不用说杏仁滑石汤、人参泻心汤、黄连白芍汤、加减人参泻心汤、泻心汤、加减泻心汤等，这些方已经加减得完全没有半夏泻心汤的影子了，还能治痞吗？

　　由此可见，《温病条辨》诸方平均6味，《伤寒论》平均5味，从味数上看，吴鞠通对经方的运用和化裁，依然具有如仲景方一般严谨的组方原则。但由于他对仲景的某些方证、药证并未能完全把握，这些运用和化裁也就难免会出现一些随意性，甚至可能出现一些脱离临床实际、缺乏可重复性的情况。

七、读《东周列国志》，感悟经方临床

　　《东周列国志》是明·冯梦龙的作品，此书再现了春秋战国时期的历史。春秋战国最突出的特点就是礼崩乐败，周王朝的礼乐制度已经无法控制野心勃勃诸侯国。诸侯们争相占据更大的地盘，获取更大的权势。怀有经世治国之才的士人们，不甘心原来的地位，他们在各个诸侯国，取得了诸侯的信任，在内改革国政，在外征讨列强。俗话说"春秋无义战"，春秋战国的历史，处处是战争和权谋，君不君、臣不臣、父不父、子不子、背信弃义、淫乱宫闱。但是这段历史，却是中华民族发展史上最值得研究的。

　　"以铜为鉴，可以正衣冠，以人为鉴，可以明得失，以史为鉴，可以知兴替"，在我们重温这段历史的时候，看到的不应该只是其中的战争与权谋，从中也可以悟出许多经方临床的道理：

（一）从纸上谈兵，谈用经方当以临床为依归

赵国名将赵奢之子赵括，自少喜谈兵法，家传《六韬》《三略》之书，一览而尽；谈论兵法，指天画地，目中无人，连赵奢也辩不过他。但赵奢死后，赵括领兵击秦，结果一败涂地，这就是著名的纸上谈兵的故事。

学富五车，不等于就能学以致用，正如陆游的《冬夜读书示子聿》所说："古人学问无遗力，少壮工夫老始成。纸上得来终觉浅，绝知此事要躬行。""实践才是检验真理的唯一标准"，医学更是如此。医学存在的意义在于治病救人，要治病救人，要用好经方，就必须以临床为依归，绝不能纸上谈兵。

西门豹为邺都守时，当地有为河伯娶妇，以保年丰岁稔，雨水调均之俗，为此乡里百姓人人自危。西门豹知道这只是欺骗和压榨善良百姓的骗局，于是具衣冠亲往河上，把巫师和主张为河伯娶妇的官吏投进河里，让他们亲自到河里向河伯通报。结果投进水里的人杳无音信，从而揭穿所谓河伯娶妇，只是巫师和官吏编造来蒙骗乡里，从中获利的骗局。

或者很多人说，是因为当时的人愚昧、迷信才会相信"河伯娶妇"这样的无稽之谈？其实，"河伯娶妇"这样的事，能够有那么多人相信，是因为有很多人以讹传讹，所以大家也人云亦云，即使不相信，也不敢提出反对。所以说用经方应以临床为依归，除了不能纸上谈兵，还不能人云亦云。

《黎庇留医案》中的这则医案，里面的老医袁锦明显就是犯了纸上谈兵、人云亦云的错误，"予医学既成，仍未出而问世。先慈偶患腰痛，不能自转侧，因不能起食，即代为之亦不愿，焦甚！试自治之。据伤寒论：风湿相搏，骨节疼烦，用甘草附子汤，其桂枝用至四钱。为药肆老医袁锦所笑，谓桂枝最散，止可用二三分，乌可数钱也？予曰：此未知长沙书为何

物，宜不赞同。袁曰：医人已数十年，卖药亦数十年，从未见有用桂枝如是之重者。予曰：汝尚未悉此为何方，治何病，汝惟有执之而已。于是朝晚服之。其药肆之桂枝，以此而尽。翌日，能起能食，遂愈。

此症据金匮，当用肾着汤。予见高年病重，故不得不用此方也。

过数月，家慈忽患牙痛，不能食。以体质素健，拟白虎汤。市药时，袁医曰：方中生石膏七八钱，而乃用炙草之补，曷不易以生甘草，为一律凉药乎？予曰：白虎之用炙草，汝实未梦见用意之所在，则不可强以不知以为知也。渠又劝用熟石膏。予曰：白虎之石膏，必用生：若煅之则为无用之死灰矣。此物嫌其下坠，故伍以炙草、粳米，使其逗留胃中，以消胃热，不使下坠者，有深旨焉。汝不过见某药治某病，无怪谓炙草为参术苓草之草而以为补也，袁又曰：前数月，服桂枝四钱，日两服，合八钱，即此人乎？予曰：然！袁曰：何寒热相悬也？予曰：前患风湿相搏，今患阳明实热，症不同，药安同哉？"

其实这位姓袁的医生，口口声声说桂枝最散，未见人用过这么大量的桂枝，也就是他自己也没有用过，人家这么说，他也这么说而已。

明清以来，很多医家都视麻桂如虎狼，动则说"南方无真伤寒""桂枝下咽阳盛则毙"。但温病学派的代表吴鞠通却能放胆用桂枝，岂不怪哉？

《吴鞠通医案》中鞠通自医，丁巳六月十三日，时年四十岁。先暑后风，大汗如雨，恶寒不可解，先服桂枝汤一帖，为君之桂枝用二两，尽剂毫无效验。次日用桂枝八两，服半剂愈。

同时，沪上经方名家曹颖甫的《经方实验录》中录桂枝汤案六例，其中三例是暑天用的。其门人姜佐景曾叹曰："桂枝汤实为夏日好冷饮而得表证者之第一效方，又岂惟治冬日北地之伤寒而已哉。"曹氏也说："桂枝汤方独于夏令为宜也。"广东经方名家陈伯坛治两广总督谭钟麟暑天恶寒厚衣，发热汗出，月余不愈，陈伯坛以一剂桂枝汤用九钱桂枝，次日痊愈。

吴鞠通、曹颖甫皆为江浙名医，陈伯坛则是岭南经方大家，他们都有在夏日使用桂枝汤的经验，使"温病忌汗""南方无真伤寒""桂枝下咽阳盛则毙"之说不攻自破。

姓袁的医生恐生石膏寒凉，故劝说黎庇留用熟石膏。虽然当时甚至今天也被很多医家所认同，但可以说也是一种臆测。诚如黎氏所说，石膏"若煅之则为无用之死灰矣"，这在张锡纯的《医学衷中参西录》里面也有详细的论述。

中医理论里面，除了"南人无伤寒""古方不能治今病"，还有许多是与临床实际相去甚远的。如："柴胡劫肝阴""生地败血"等，也是因为很多医生都认同，慢慢成了中医界的定论。

（二）从崤山之败，谈用经方当详察病情

"兵者诡道也"，用兵之道关键在于洞察敌军的心理和战术，熟悉战场的情况。

秦穆公时，秦派百里孟明为首的三帅千里袭郑，蹇叔、百里奚坚决反对。蹇叔提出："此行郑不足虑，可虑者晋也。崤山地险，尔宜谨慎。我当收尔骸骨于此！"蹇叔果然料事如神，秦军袭击郑国，满载而归的时候，途经晋国崤山，秦军远袭归来，辎重多，加上崤山地险，晋军趁秦军疲惫，又据地势之利，大败秦军，死伤无数。幸好蹇叔备下船只接应，三帅才可回秦。

三帅为何会失败，蹇叔为何能早早预言其失败呢？因为蹇叔能清楚地看到崤山地险，而三帅却忽略了。用兵之道，首先了解敌人的兵力部署和

作战特点、周边国家的局势，以及战场的地势以及气候、人文情况。

孙膑的桂陵之战与围魏救赵，就是把握敌情与地势的相当成功的战例。庞涓出车五百乘伐赵，围困邯郸，齐威王拜孙膑为将，孙膑并不引兵救邯郸，他抓住了庞涓的心理，知道只要扬言伐襄陵，庞涓必引兵来救。庞涓果然上当，庞涓的军队与孙膑的军队在桂陵相遇，孙膑以"颠倒八卦阵"大败庞涓。其后，齐国有佯称退了田忌、孙膑不用，诱使庞涓再次攻赵。孙膑采取围魏救赵之策，以减灶之计，使庞涓误以为齐兵溃散。最后把庞涓引入溪谷深隘的马陵道两山之间，孙膑利用地势特点万弩齐发，使魏军大败，逼得庞涓自刎其喉，最后庞涓之首被齐宣王宣示于国门，以张国威。

用药如用兵，用经方首先要详察病情，掌握关键性的症状特点和病人的体质情况、既往史、心理特征，这样才能胆大心细地用药。试看易巨荪《集思医案》中的这一则医案：

"庚寅七月，旧友梁镜秋茂才，有同族叔在都堂园居住，大便微溏，精神胃口如常人恩开新习俗，好食补药，某医顺其所好，用羌附参桂，连投数服，大便下血如注，速延予诊，予察其舌色红黄，手足壮热，口干渴，脉虽细，而有力。拟白头翁加甘草阿胶汤，因其下血过多，借用仲师治产后热利法，变通之也，讵知病家仍以先入之言为主，谓此方寒凉，不可下咽。因循数日。焦渴愈甚。复延予诊，变苦寒为甘寒，用甘草芍药汤加地黄阿胶桑寄。病家喜而服之，虽未收功，然从此糜粥以养，不用服药而愈。天下本无事，庸人自扰之，此之谓也。"

此例虽凶险，但易巨荪能详察病情，没有把热病当寒证，故能力排众议，药到病除。

再看《集思医案》里的这一则，患者因听信不能详察病情的庸医，结果失治身亡："戊子予在吕何肆业，同窗崖州陈寿麟茂才患腹病，大便难，食难用饱，饱则滞满愈甚，或原谷不化吐出，尺脉弦，关脉小弱，断为中寒症，拟吴萸汤、附子理中汤互服十余日愈，后一月，值科期，是年场中酷热异常，又苦思索，精神过用，烦渴引饮，旧病复发，且足微肿。予出场即返舍，不暇为他调治。遂请老城某老医。谓为实症，用攻破之剂，胃口绝无，腹满如故，且增气喘呃逆危症、复延予诊。六脉浮而无根，断为不治。是夜气高不返而逝。同邑叶茂才碧峰，亦同窗、见症与陈茂才相同。惟叶友则坚服予所拟香砂理中汤，数十剂，愈病后仍以生姜白术代茶。近来身体壮盛，且能劳苦。夫同一病情同一治法，信与不信枯菀悬殊。此中殆有数焉。医者亦顺其自然。不能强也。"

（三）从信陵君好士，谈"方证对应"，当熟识药证、方证

孟尝君、平原君、信陵君、春申君皆以好士闻名于天下。孟尝君食客三千，他出使秦国时，得"鸡鸣狗盗"之助脱险的故事流传千古。不过说到慧眼识人，且看信陵君的这个故事。侯嬴年七十，是大梁夷门的门监，信陵君与其结交，并在宴会中，让其坐于首席。侯嬴把市井屠夫朱亥介绍给他，他亦礼遇有加，这让很多人都相当费解。但在秦兵袭赵，魏王不肯出兵救赵之时，侯嬴献出了窃符救赵之计。朱亥乃天下力士，先以铁锤击毙不肯听令的魏将晋鄙，后勇斗猛虎，在退秦、救赵、存魏的战役中立下了汗马功劳。慧眼识英才是步向成功的最关键所在。

要讲慧眼识人，还得讲讲秦穆公和百里奚的故事。百里奚，年七十，有经世治国之才，却流落在楚国饲牛。后楚王见他饲养的牛肥泽，便派他牧马于南海。秦穆公闻其贤名，以羖羊之皮五卷将其赎回，拜其为相。

用经方和用人也是一样的，在诸多方药中，找到于病证相应的，与在

芸芸众生中，找到侯赢、朱亥，找到百里奚，是一样的道理。我们平时必须熟悉每一味药，熟悉每一个处方的性情功效，在临证的时候，才能找到最合适的。

很多药物都有偏性，如麻黄可致心律失常，桂枝辛温，就像侯赢、朱亥隐于市井，百里奚牧马于南海一样。可是瑕不掩瑜，如果我们过分拘泥于药物的某些偏性，天天念叨着"桂枝下咽阳盛则毙""柴胡劫肝阴""生地败血"，那么我们就无药可用了。

每一味药，每一个处方都有其特有的性情功效，就像侯赢、朱亥、百里奚各有其用处一样，不能混为一谈。

对于药证，桂枝定悸，白芍缓急，石膏除烦，正如徐灵胎所说："一药有一药之性情功效，某药能治某病，古方中用以治某病，此显而易见者。然一药不止一方用之，他方用之亦效，何也？盖药之功用不止一端，在此方取此长，在彼方取彼长，真知其功效之确，能曲中病情而得其力。"对于方证，也如陈伯坛所说："吴萸、四逆、理中、真武，不可同鼎而烹。"辨清每一个药证、方证，是辨证施治的过程中最关键的。

试看《集思医案》中的这一则："内兄梁瑞阶，有一姨甥女，患伤寒，往来寒热，心下急，呕不止，大便不通。得病五六日，转而潮热，惟发热之前微有恶寒状，谵语，延予诊视，大柴胡汤二剂痊愈。"易巨荪就是熟知了大柴胡汤"心下急""心中痞硬"的方证，以及柴胡"往来寒热"的方证，才能效如桴鼓。

《黎庇留医案》中的这一则就更明显了："吴涌谭某之妻，新嫁而未落家者也。有病，始回夫家。患少阳证，不足奇。而奇在垂帘诊脉，不欲露面，亦新嫁娘之常情。惟诊其六脉全无！若以脉论：非大虚而何？然予不计也。只据其发热、胸满、口干苦，即与小柴胡加减。一剂，则已退热。将谓其平素脉固如是乎？夫人之体质，各有不同，脉亦有不能一概而论者！乃逾数月后，其人复患病，察之，则固热病；而切诊居然得少阳之脉。志此，此为专论脉者，广知见也。"如果黎庇留不是熟知小柴胡汤的方证，他可能就会拘泥于脉象，而不是抓住"发热、胸满、口干苦"的病证特征了。

再看一个反面的例子，《黎庇留医案》中有："世传麻黄桂枝，为大燥大散之品，相戒不用，即用亦不过三四分而已。不知太阳之麻黄证，俱用三二钱。以汤名证，则必藉麻黄桂枝之力也明矣。然必认证的确，用之方无弊。不然，麻黄证而误用桂枝汤，桂枝证而误用麻黄汤，皆宜有弊。况少阳之小柴胡证，而误用麻黄者哉？

里海豪林里谋某，六十之老翁也。得少阳病，医者不识，而乱投羌独麻桂。谓予常以麻桂而取良效，是以亦乐为之。然翁服其药，由轻而重，由重而危。夫医事关系司命，若习焉不精，遽易为东施效颦哉？予以小柴胡汤加减，数剂而愈焉。"这个医生就是不能熟知方证，所以才会失治误治。